互联网医院管理
理论与实践

主　编｜黄守勤

副主编｜杨秋波　陈　沂

编　者（以姓氏笔画为序）

王小军　杨秋波　邱　洪　陆守坤

陈　沂　林志刚　罗坤金　郑加明

赵　敏　徐光辉　黄守勤　曹　熹

人民卫生出版社
·北京·

图书在版编目（CIP）数据

互联网医院管理理论与实践 / 黄守勤主编 . -- 北京：人民卫生出版社，2025. 7. -- ISBN 978-7-117-37466-8

Ⅰ. R197. 324

中国国家版本馆 CIP 数据核字第 2025ZA4453 号

人卫智网	www.ipmph.com	医学教育、学术、考试、健康，购书智慧智能综合服务平台
人卫官网	www.pmph.com	人卫官方资讯发布平台

互联网医院管理理论与实践

Hulianwang Yiyuan Guanli Lilun yu Shijian

主　　编：黄守勤
出版发行：人民卫生出版社（中继线 010-59780011）
地　　址：北京市朝阳区潘家园南里 19 号
邮　　编：100021
E - mail：pmph @ pmph.com
购书热线：010-59787592　010-59787584　010-65264830
印　　刷：三河市尚艺印装有限公司
经　　销：新华书店
开　　本：787 × 1092　1/16　印张：15
字　　数：365 千字
版　　次：2025 年 7 月第 1 版
印　　次：2025 年 8 月第 1 次印刷
标准书号：ISBN 978-7-117-37466-8
定　　价：65.00 元

打击盗版举报电话：010-59787491　E-mail：WQ @ pmph.com
质量问题联系电话：010-59787234　E-mail：zhiliang @ pmph.com
数字融合服务电话：4001118166　E-mail：zengzhi @ pmph.com

互联网医院新业态在国内发端于 2014 年前后，2016 年互联网医院被定义并开始快速发展。2018 年《互联网诊疗管理办法（试行）》《互联网医院管理办法（试行）》《远程医疗服务管理规范（试行）》颁布，2022 年《互联网诊疗监管细则（试行）》以及线上医保支付相关政策等规范性文件颁布，互联网医院建设发展迎来了关键节点和重大机遇。

福建省重视发展"互联网＋医疗健康"服务，出台政策支持互联网医院建设，鼓励拓展互联网诊疗服务，并将合理的互联网诊疗项目纳入基本社会医疗保险（简称医保）支付范围。2019 年 10 月福建省级机关医院在省内率先获得互联网医院医疗机构执业许可；2020 年初，福建省依托多码融合技术首先使用医保电子凭证实现互联网医院医保在线结算；2021 年，福建省卫生健康委员会、福建省医疗保障局开展以家庭病床为主要服务方式的居家医疗服务试点，实施基于互联网医院的家庭病床远程巡诊；2022 年初，福建省市场监督管理局发布 DB35/T 2046—2021《公立医疗机构互联网医院建设规范》，这是国内目前为数不多的关于互联网医院建设的地方标准。

互联网医院从理论到实践的发展不足 10 年，公立医疗机构大量涉足该领域则仅两三年。调查显示，超过七成受访者所在医疗机构的互联网医院在 2021 年日均访问量不足 50 人次，与线下实体医院繁忙的门诊形成鲜明的反差。全国超过九成互联网医院处于"建而不用"的"僵尸"状态，真正实现有效运营的互联网医院屈指可数。从建设、运营、管理来看，各互联网医院总体规划设计不明晰、建设标准不统一、管理不规范，平台服务界面五花八门，诊疗科目、服务项目设置随意，仓促上马建设的互联网医院存在诸多管理空白、安全隐患以及监管漏洞。此外，还存在医护人员线上诊疗、患者线上就医的习惯尚未养成等问题。

互联网技术在诊疗领域的创新应用是当前的热门话题，但关于互联网医院建设、管理的学术著作近乎空白。适时总结国内外互联网医院建设发展的经验、教训，出版相关专著，对于规范、推动互联网诊疗发展，进一步引导、促进"互联网＋医疗健康"具有重大的意义。

本书作者来自互联网医院建设、管理、运维一线，他们发挥各自专业特长，全面、系统地介绍国内外互联网医院管理领域的最新理论和进展，致力于创新丰富互联网医院管理的理论、方法，力求本书具有系统性、先进性和实用性。

本书以福建省地方标准 DB35/T 2046—2021《公立医疗机构互联网医院建设规范》为蓝本，立足我国互联网医院管理实践，吸收了国内外互联网医院管理的新进展、新经验，主要内容包括互联网医院概论，互联网医院规划、设计、建设，互联网医院运维（医疗质量控制、护理管理、药事管理、检查检验管理、电子病案管理、人力资源管理、财务内控管理），互联网医院安全管理，互联网医院监督管理，互联网医院术语翻译等。

本书得到《公立医疗机构互联网医院建设规范研究》(福建省卫生健康政策创新研究课题,2020B12;福建省财政厅闽财指〔2021〕848号-教育和科研专项资金)、《基于互联网医院廉政风险评估及防控对策研究》(福建省卫生健康科技计划项目课题,2020RK006)、《构建全省"三医联动一张网"惠民就医平台研究》(福建省卫生健康政策创新研究项目,2021B08)、《福建省"互联网+医疗服务"政策调研》(福建省医疗保障研究院2022年立项课题)、《互联网医疗建设困境与法律对策研究》(福建省卫生健康软科学研究课题,2022RKA013)等研究项目资助。

本书出版要感谢福建省级机关医院的医、护、技团队,一起自信前行、从容拓荒,从小地方里开拓出新天地;要感谢几年来一起合作、成长的易联众易惠团队、中信网安团队,大家一起扎根临床医疗一线,共同研究、解决问题;还要感谢福建省信标委员会、地方标准委员会的专家们。

互联网技术日新月异。今天的微小创新突破,可能带动未来的连锁反应;今天的成功实践,在未来也可能被证明无效,甚至是错误的。由于作者水平有限,书中难免有纰漏和不尽之处,敬请同行专家和读者批评指正。

黄守勤

2024年10月于榕城

目 录

第一章

概论

本章重点介绍互联网技术以及互联网技术在医疗健康领域的应用;互联网医院的概念、类型、管理特点,国内外互联网诊疗和互联网医院发展历程、存在问题、未来展望;互联网医院、互联网诊疗管理相关法律法规和互联网医院执业过程中面临的法律问题等。

第一节 互联网技术及其在医疗领域的应用

互联网作为信息基础设施,广泛应用于经济、社会、生活的方方面面,如移动通信、视频通话、网上购物、扫码支付、网络课程、线上就医……互联网技术在医疗卫生领域的应用也十分广泛,从早先应用于门诊收费、取药估价、财务管理,发展到全民健康信息系统建设。现在,使用自助机可以轻松完成预约挂号、充值缴费、报告打印、费用结算、清单查询等操作,人们只需一部智能手机即可实现在线查询、预约、缴费、结算、下载报告等功能。未来,互联网医疗的应用场景将更加丰富,为患者带来日新月异的看病就医体验。

一、互联网的发生发展

(一) 互联网起源

互联网史学家认为,互联网发端于20世纪50年代,电子计算机的发展为互联网诞生奠定了基础。广域网的最初概念起源于美国、英国和法国的几个计算机科学实验室。方兴东等通过梳理互联网概念历史演进,将互联网发展分为4个阶段:酝酿阶段和阿帕网(ARPANET)立项阶段(1972年之前)、联网(internetting)项目阶段(1972—1985年)、美国国家科学基金会网络(NSFNET)阶段以及现代互联网真正确立阶段(1995年之后)(图1-1)。

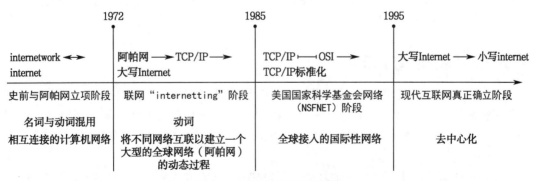

图 1-1 互联网概念演进历程

20 世纪 60 年代,由罗伯特·泰勒指导,劳伦斯·罗伯茨等工程师开发了阿帕网(ARPANET)。1969 年,第一条消息通过阿帕网,从加州大学洛杉矶分校(University of California,Los Angeles,UCLA)伦纳德·克莱因洛克教授的实验室发送到了斯坦福研究所(Stanford Research Institute,SRI)的第二个网络节点。20 世纪 70 年代,美国计算机科学家罗伯特·卡恩和温顿·瑟夫开发了互联网协议套件(TCP/IP)。1983 年 1 月 1 日,阿帕网上的 NCP 协议被更灵活、强大的 TCP/IP 协议取代,标志着现代互联网的开始。20 世纪 80 年代,英国计算机科学家蒂姆·伯纳斯 - 李(Tim Berners-Lee)在瑞士欧洲核子研究中心(Conseil Européen pour la Recherche Nucléaire,CERN)研究创造了万维网,将超文本文档链接到一个信息系统中,该系统可从网络上的任何节点访问;80 年代末,互联网服务商(Internet Server Providers,ISPs)开始出现。

自 20 世纪 90 年代中期以来,互联网已经对文化、商业和技术带来革命性的影响,包括通过电子邮件进行即时通信,以及即时消息、互联网协议语音(Voice over Internet Protocol,VoIP)电话、互动视频通话、万维网及其论坛、博客、社交网络和在线购物网站等。在开放架构网络中,各网络可以单独设计和开发,每个网络有自己的独特接口,可以向包括其他互联网供应商在内的用户提供接口。每个网络都可以根据该网络的具体环境和用户要求进行设计。

(二)现代互联网

第一代互联网(Web1.0)是个人计算机(personal computer,PC)互联网,互联网用户被连接起来,全球信息传输的效率提升,信息获取的门槛降低,其优势在于高效地传输信息,网络新闻、在线搜索、电子邮件、即时通信、电子商务和网页游戏等应用十分普及。但在 Web1.0 时代,用户基本都是被动地接受互联网中的内容,很少能深度参与到互联网建设中。第二代互联网(Web2.0)是移动互联网,将移动通信和互联网两者结合起来,智能手机具备"永远在线"和"随时随地"的特点,线上(online)和线下(offline)紧密交互,社交网络、O2O 服务(线上到线下服务)、手机游戏、短视频、网络直播、信息流服务、应用分发和互联网金融等移动互联网服务成为主流。在 Web2.0 时代,用户可以自主创建互联网中的内容。业界正在研究、定义第三代互联网(Web3.0),尝试将互联网转化为一个泛型数据库,建设跨浏览器、跨平台的信息交换机制,用户将成为互联网真正的创作者与构建者,用户所创造的数据信息与数据资产均归自身所有。未来,互联网将承载巨量的数据,拥有超高速的运算能力以及云计算、边缘计算、区块链、物联网、人工智能、AR、5G、元宇宙等一系列新技术开发应用,构建起一个更加宏大、更加开放的数字新空间。

二、互联网基础知识

互联网是由一些使用公用语言互相通信的计算机连接而成的网络,即广域网、局域网及单机按照一定通信协议组成的国际计算机网络。组成互联网的计算机网络包括局域网(local area network,LAN)、区域网(metropolitan area network,MAN)以及广域网(wide area network,WAN)等。

互联网技术是在计算机技术的基础上开发建立的一种信息技术。互联网技术通过广域网使不同的设备相互连接,加快信息的传输速度,拓宽信息的获取渠道,促进各种不同的软件应用开发,改变了人们的生活和学习方式。互联网技术的普遍应用,是进入信息社会的标志,其硬件主要指数据存储、处理、传输主机和网络通信设备,其软件主要指可用于收集、存储、检索、分析、应用、评估信息的各种应用程序及系统。

以下介绍一些常见的互联网术语:

1. 网络(network) 由计算机或其他信息终端及相关设备组成的按照一定规则和程序对信息进行收集、存储、传输、交换、处理的系统。

2. 第五代移动通信技术(5th generation cellular telecommunication technology) 简称 5G 或 5G 技术,是最新一代蜂窝通信技术,也是 4G(LTE-A. WiMax)、3G(UMTS. LTE)和 2G(GSM)系统的延伸。5G 具有数据传输速率高、延迟少、能源节省、成本低、系统容量大等特性,能够实现更快更高效的网络互联。互联网诊疗、互联网医院的兴起正是基于 4G、5G 移动互联网的创新应用。

3. 以太网(ethernet) 指遵守 IEEE 802.3 标准组成的局域网,其代表性标志是使用水晶头网线连接。当今,家庭、学校、医院等组建的 PC 局域网多为以太网。无数的以太网组成了人们熟悉的互联网。

4. 关系数据库(relational database) 指创建在关系模型基础上的数据库,借助集合代数等数学概念和方法来处理数据库中的数据,如 MySql、Oracle、db2、SqlServer、PostgreSql 等,将现实世界中的各种实体以及实体之间的各种关联均采用关系模型表示,数据保存在不同的二维表里,一个关系型数据库就是由二维表及其之间的联系所组成的一个数据组织。这些数据能以多种不同方式被存取或重新召集而不需要重新组织数据库表格。

5. 大数据(big data) 是无法在一定时间范围内用常规软件工具进行捕捉、管理和处理的数据集合,是需要新处理模式才能具有更强的决策力、洞察发现力和流程优化能力的海量、高增长率和多样化的信息资产,通常具备数据容量大、种类多、获得速度快、可变性大、价值高等特性。大数据技术是指大数据的应用技术,涵盖各类大数据平台、大数据指数体系等,包括数据收集、数据存取、基础架构、数据处理、统计分析、数据挖掘、模型预测、结果呈现等。

6. 云计算(cloud computing) 海量数据的整理、分析很难通过一台计算机完成,为解决这个问题,云计算应运而生。它是分布式计算、并行计算、效用计算、网络存储、虚拟化、负载均衡、热备份冗余等传统计算机和网络技术发展融合的产物,属于一种全新的网络应用概念、新兴的商业计算模型。云计算采用分布式架构,对海量数据进行分布式挖掘、分布式存储(云存储)、管理。其核心概念就是以互联网为中心,在网站上提供快速且安全的计算服务与数据存储,让每一个接入者都可以使用网络上的庞大计算资源与数据中心。

7. 人工智能(artificial intelligence,AI) 是研究、开发用于模拟、延伸和扩展人的智能的理论、方法、技术及应用系统的新技术科学。

8. 机器学习(machine learning) 是一门多领域交叉学科,涉及概率论、统计学、逼近论、凸分析、算法复杂度理论等多门学科。专门研究计算机怎样模拟或实现人类的学习行为,以获取新的知识或技能,重新组织已有的知识结构使之不断改善自身的性能。

人工智能、机器学习、物联网、人脸识别、分布式云计算等是现阶段的前沿技术,这些技术的发展相互关联、相互促进。要实现人工智能,就需要机器学习;让计算机进行学习,就需要海量数据(大数据),需要对数据进行抓取、量化、分析、可视化以及编辑;使用海量数据涉及数据存储、管理、计算,于是出现了各种云产品(包括云计算)。未来,这些前沿技术的互相影响又将衍生出新的互联网技术。

三、互联网技术在医疗领域的应用

(一)"互联网 + 医疗健康"的发展

互联网技术被广泛应用于工业、农业、商务、金融、教育、医疗等诸多民生领域,有力促进了我国经济社会发展。在卫生健康领域,互联网技术已涉及临床诊疗、疾病预防、预约分诊、健康管理、费用结算、出院随访等医疗健康服务的全链条,形成了以"互联网 +"医疗服务、公共卫生服务、家庭医生签约服务、药品供应保障服务、医保结算服务、医学教育和科普服务、人工智能应用服务七大领域为主要内容的"互联网 + 医疗健康"服务体系。互联网医疗服务从医疗辅助领域不断突破,逐步向纵深领域(如远程心电诊断、远程手术指导、早产儿居家监护、孕期居家监护等)发展。借助移动互联网等"互联网 +"应用,医院不断突破医疗服务时空界限,提高了医疗服务供给与需求的匹配度,通过搭建互联网信息平台,开展远程会诊、远程心电、远程影像诊断等服务,实现检查检验结果实时查阅、互认共享,促进优质医疗资源纵向流动。在"互联网 +"的助力下,健康管理更加精准、个性化。通过建立物联网数据采集平台,居民可利用智能手机、平板电脑、腕表等移动设备或相关应用,全面记录个人运动、生理数据。通过建立健康管理平台,依托网站、手机客户端等载体,家庭医生可随时与签约患者进行交流。"互联网 + 医疗健康"在方便群众看病就医、提升医疗服务质量和效率、增强经济发展新动能等方面发挥了重要作用,让老百姓看病就医更省时、省力、省钱、省心,真切地享受到创新成果带来的健康红利。

从当前的实践看,"互联网 + 医疗健康"新业态主要有如下形式:①互联网应用于医疗保健服务,医疗机构或医疗机构、互联网企业联合体应用互联网等信息技术拓展医疗服务空间和内容,发展互联网诊疗,建设互联网医院,实现信息互通、资源共享;②互联网应用于公共卫生体系,提升公共卫生服务效率;③基于互联网的医疗健康信息分发和教育、培训;④通过网络或药品网络交易第三方平台销售药品、医疗器械;⑤利用人工智能等信息技术为医疗健康赋能;⑥医疗大数据汇聚、转化、应用等。

(二)互联网医疗服务模式拓展

2018 年 4 月,国务院办公厅印发关于促进"互联网 + 医疗健康"发展的意见,鼓励医疗机构应用互联网等信息技术拓展医疗服务空间和内容,构建覆盖诊前、诊中、诊后的线上线下一体化医疗服务模式,允许依托医疗机构发展互联网医院。

1. 互联网医院核心业务应用 主要指含有诊疗行为的互联网医疗服务,即利用互联网技术直接为社会公众提供疾病诊断、治疗方案、开具处方和药物配送等服务的行为,包括图文咨询、视频问诊、在线处方、在线结算(医保结算)、药品配送、双向转诊、健康管理、心理咨询、用药咨询、远程会诊等。

2. 互联网医院非核心业务应用 亦称"辅助业务",是指不涉及具体诊疗行为,以提供医疗健康相关信息为主的互联网服务,主要有以下 4 种类型。

（1）辅助就诊类服务：主要指通过小程序（Mini Progarm）、应用程序（application，APP）、公众号、网站等提供预约挂号、检验报告查询、费用查询、在线充值缴费、院内导航、病历复印寄送等就诊相关服务。

（2）健康宣教类服务：主要指通过小程序、APP、公众号、网站等提供丰富、全面、专业的健康保健信息，包括健康知识和健康管理信息等，也可提供医学远程教育。

（3）药械网络销售类服务：主要指在互联网上合法销售非处方类药品、医疗器械等健康类产品等。

（4）健康监测类服务：借助智能、可穿戴医疗设备来测量和记录使用者的运动量、睡眠深度、血糖、血压、心率、血氧等健康指标，将数据实时传输至医疗机构云端数据库，并为使用者提供个性化健康指导，实现使用者与医疗人员、医疗机构之间的互动交流，以及居家（常态）场景下的健康监测。

（三）"互联网 + 医疗健康"展望

"互联网 + 医疗健康"给城市居民带来看病就医的便利，也给偏远地区和医疗资源相对薄弱地区创建新的看病就医途径，有助于优化医疗资源配置。然而，偏远的地区往往互联网技术应用水平相对滞后，数据传输速度相对较慢，这会在一定程度上制约互联网诊疗的发展。老年患者互联网诊疗中也存在类似问题。老年患者行动不便、罹患慢性病多、健康管理需求大，这些都切合互联网诊疗的优势，但互联网诊疗在这一群体中的普及受制于老年人视力较差、操作智能手机以及接受新事物的能力较弱等因素。此外，理论上，互联网医院、互联网诊疗突破了时间、空间的限制，可用信息化手段促进医疗资源纵向流动、打通上下级医院间的双向转诊通道，从而促进分级诊疗的实现，而现实中，市民网上看诊受限少，可能更加趋向选择高级别优质医疗资源，这是否会导致另一种形式的无序就医，加剧区域间资源配置不均衡呢？这些问题值得深入思考，并在实践中探索解决。

未来，随着增强现实（augment reality，AR）、虚拟现实（virtual reality，VR）、三维技术（three-dimensions，3D）、人工智能（AI）等技术的发展，医生为患者做手术前可能会先在虚拟世界进行模拟测试后再实际操作。总之，在全球新一轮科技革命和产业变革中，"互联网 + 医疗健康"具有广阔前景和无限潜力，必将成为不可阻挡的时代潮流。

（杨秋波　黄守勤　陈　沂）

第二节　互联网医院简介

一、实体医院与互联网医院

传统意义上的实体医院是指依照法定程序设立的从事疾病诊断、治疗以及患者照护等活动的医疗机构，对应"线上医院"也称之为"线下医院"，存在形式包括医院、卫生院、疗养院、护理院、门诊部、诊所、卫生所（室）以及急救站等。互联网医院是医疗机构的新形式，亦称为线上医院、虚拟医院、网络医院、云医院等。这里将互联网医院与实体医院并列讨论，强调的正是其作为医疗机构一种类型的本质属性。

互联网医院没有固定的实体场所,主要借助互联网平台和技术手段,为患者提供多种形式的医疗保健服务。互联网医院可实现的线上服务项目包括:医疗服务信息查询、在线预约挂号、在线充值缴费、费用清单查询、在线问诊、远程会诊、手术预约、电子处方查询、慢性病复诊续方、疾病风险评估、健康教育、随访管理、药品配送、病历复印邮寄、检查检验开单预约、检查检验报告查询、家庭病床服务等,有的互联网医院还提供心理咨询、睡眠自测、线上客服等个性化服务。从全国多地的实践情况来看,目前使用较多的线上服务项目仍局限在线上医学咨询、预约挂号、检验报告查询、充值缴费、费用查询等服务,诊疗的核心业务也仅限于部分常见病、慢性病的复诊、续方。

按现行法规,互联网医院应具备以下基本条件:①按照《医疗机构管理条例》《医疗机构管理条例实施细则》《互联网医院管理办法(试行)》等法律法规、部门规章依法设置;②应有基本的房屋和设备设施,按照国家有关法律法规和规定建设有完善的互联网医院信息系统,与省级互联网医疗服务监管平台对接,达到第三级信息安全等级保护要求;③根据开展业务内容设置相应临床科室,并与所依托的实体医疗机构临床科室保持一致,有能力利用互联网技术直接为患者提供部分常见病、慢性病复诊和家庭医生签约服务等;④应有相应的、系统的人力资源配置,包括为患者提供服务的执业医师、注册护士、药师,以及负责医疗质量管理和信息技术服务的行政、后勤人员;⑤建立了互联网医疗服务管理体系和相关管理制度、人员岗位职责、服务流程等。

二、互联网医院基本概念

(一) 互联网医院定义

互联网诊疗作为互联网技术在医疗行业的新应用,是线下医疗服务的线上延伸。在医疗机构注册的医师、护士需要通过一定的载体向患者提供部分常见病、慢性病线上复诊和"互联网+"家庭医生等互联网诊疗服务,这个载体就是互联网医院。医疗机构根据《互联网诊疗管理办法(试行)》规定办理互联网诊疗活动的执业登记申请,在《医疗机构执业许可证》副本服务方式中增加"互联网诊疗",可以不申请设立互联网医院。互联网医院是依托实体医院成立的新机构(或加注第二名称),开展互联网诊疗活动可以使用在本机构注册的医师,也可以使用其他机构注册的医师。互联网诊疗与互联网医院都是基于实体医院的服务延伸与增值,可使医疗资源配置更优化、诊疗服务更便捷、可及,有利于医疗卫生保健服务、管理升级迭代。

DB35/T 2046—2021《公立医疗机构互联网医院建设规范》提出,互联网医院是以实体医院为基础,经卫生健康行政部门审批设置,利用"互联网+"技术提供线上诊疗相关服务的医疗机构。这个定义突出强调了互联网医院应具备的"五要素":①物质基础,即必须以实体医院为基础,无论是哪一种类型的互联网医院,都强调要依托实体医疗机构。②准入条件,即经卫生健康行政部门审批设置,取得《医疗机构执业许可证》或在实体医院《医疗机构执业许可证》加注第二名称。③技术方法,即利用了"互联网+"技术。④服务内容,即提供基于实体医院的线上增值服务。服务的内容与形式多种多样,包括线上诊疗、卫生健康信息查询等,如就诊导航、预约挂号、候诊提醒、报告查询、健康咨询、健康管理、医生论坛、文献提供等。服务内容如果没有涵盖线上诊疗(也就是线上"严肃医疗"),则不可称为互联网医院。⑤机构属性,即属于医疗机构,应符合《互联网医院基本标准(试行)》,达到作为医疗机构的基本条件要求。

从业务角度看,"互联网医院"至少包含两方面的含义:一是线上医疗服务信息平台,二是线上医疗服务机构组织形式。将互联网医院视为信息平台,是因为它具有医疗服务信息系统的重要特点,比如需要配备机房、服务器、网络等信息技术基础设施。为保证医疗服务在合规、安全的前提下正常开展,互联网医院与线下实体医院的信息系统一样,也需要具备诊疗过程信息支持、医患双方身份认证、电子签名等功能,满足电子病历应用、数据安全等管理要求。将互联网医院视为组织机构,意味着需要制订涉及医务人员管理、诊疗规程操作管理、在线处方管理、服务质量评价等多个维度的管理制度。在信息应用方面,需要制订人员保障、应急管理、信息培训等制度;在信息管理方面,需要制订电子病历管理、纠纷投诉处理、患者隐私管理等制度。通过完善的制度,保障互联网医院作为医疗主体的责、权、利落实。

我国互联网医院的发展历程较短,业务模式处在不断探索变革中,从早期提供网上健康问询、在线医疗信息服务逐步向在线诊疗服务拓展,进而建立线上线下一站式服务体系。业界对互联网医院的理解也随着实践探索而逐渐深化。关于互联网医院的定义演进,各家看法不一。以下4种观念比较有代表性:

一是"信息系统说",认为"互联网医院是以实体医院为基础,将部分线下开展的医疗业务,同步或转移至线上开展的信息系统"。这种认识主要产生于互联网诊疗萌芽时期,多见于2018年前的"互联网+医疗健康"相关文献。最初,互联网服务企业有的从医疗内容服务做起,有的从预约挂号做起,有的从信息化服务转型而来,逐步探索提供诊疗服务或试办实体医疗机构。一些互联网企业以及富有创新精神的信息工程师将实体医院的一些服务通过互联网技术延伸到医疗机构实体空间之外,带来了医疗服务的新路径与医疗资源配置的新思路。持这种观念的人多为先期探索的信息工程师或医疗机构的信息管理人员,他们往往将互联网医院建设当作互联网技术(internet technology,IT)项目投资。

二是"服务平台说",认为"互联网医院是指以实体医院为依托,以在线复诊和常规咨询为主,集问诊、处方、支付及药物配送于一体的一站式服务平台"。互联网诊疗是伴随着"互联网+"概念而产生的医疗行业新服务形式,受市场、政策等多种因素影响而获得迅速发展。它将"互联网+"信息技术与传统医院融合起来,连通医疗服务供需双方、药品支付方和提供方,为患者提供分层、协同、联合、全程、连续的医疗保健服务。在这种背景下,互联网医院的内涵大大超越了"信息系统"的范畴,拓展成为"一站式服务平台"概念,平台同时向全社会医师开放,允许依托实体医院外的医师根据个人自愿、以多点执业的形式加入平台提供线上咨询、诊疗服务。

前两种观念基本属于互联网医院的"工具论",强调"互联网+"的工具属性,放大了"系统""平台"的作用,追求短平快运营、快速规模化,对"严肃医疗"的本质关注不足,导致一些互联网医院市场运作过度、业绩浮夸。

三是"服务内容说",认为"互联网医院是集在线咨询、复诊、续方、药品寄送等多种功能于一体的新型医疗服务应用场景,它以实体医院作为支撑,方便慢性病患者线上问诊"。《互联网医院管理办法(试行)》没有明确定义互联网医院,只是指出包括作为实体医疗机构第二名称的互联网医院,以及依托实体医疗机构独立设置的互联网医院。2019 年 7 月发布的《上海市互联网医院管理办法》第三十八条在"其他说明"中指出,"医疗机构或非医疗机构运用信息化技术,只向患者提供诊疗活动以外的卫生保健信息服务,例如就诊导航、挂号预约、候诊提醒、报告查询、健康咨询、健康管理、医生论坛、文献提供等,应按照国家有关规定执行,不在本办法管理范围",以负面清单的形式将普通卫生保健信息服务与互联网医院的诊疗范围"常见病和慢性病患者随访和复诊、家庭医生签约服务"区分开来,进一步明确了互联网医院"严肃医疗"的本质特征,从服务内容(诊疗服务范围)上定义了互联网医院的边界。

四是"五要素说",认为"互联网医院是以实体医院为基础,经卫生健康行政部门审批设置,利用'互联网+'技术提供线上诊疗相关服务的医疗机构"。福建省市场监督管理局发布的地方标准 DB35/T 2046—2021《公立医疗机构互联网医院建设规范》在"术语和定义"中对"互联网医院"作出了上述定义,其中包含物质基础、准入条件、技术方法、服务内容、机构属性 5 个要素。《互联网诊疗监管细则(试行)》中强调实体医疗机构在互联网诊疗中的核心位置,再次强化了互联网医院"严肃医疗"的定位。

(二)互联网医院运营模式

互联网医院运营的常见模式有如下 3 种。

1. 实体医院医疗服务线上延伸模式 主要形式是"线上预诊 - 线下确诊 - 线下治疗 - 线上复诊",服务内容主要包括慢性病在线续方、药师在线审方、药品物流配送、居家用药指导、家庭延续护理、院后在线随访、健康宣教等。

2. 医联体共用线上服务融合模式 在医联体内部通过自建或利用第三方互联网服务平台提供线上问诊,线下服务则依托医联体内的各个实体医院医疗资源。市民通过互联网平台实现本地挂号就医,也可以与其他地区优秀医师进行医疗沟通,医联体内的医院可在网上组织专家远程会诊,并为患者提供转诊服务。

3. 医师资源平台服务集聚模式 多由互联网企业发起建设,以多点执业方式集聚各地医师资源,医师通过互联网医院平台注册,面向全国各地的患者提供在线咨询、复诊等服务。

(三)互联网医院建设方式

无论是哪种运营模式,都离不开信息系统的建设。互联网医院的建设方式一般分为云上建设、本地建设两种方式。

1. 云上建设 即将互联网医院托管于第三方云服务器。以这种方式建设互联网医院时,需要着重考虑应用与数据安全方面的问题。云上建设互联网医院时,基础设施在云端,医疗机构没有大量基础设施建设的烦恼;安全防范由云服务提供方负责,医疗机构只需要维护系统配置数据即可。由于互联网医院处在互联网环境下,随时可能面临未知人员的恶意访问与攻击,且存在线上线下医疗信息互联互通共享的需求,容易导致存储在内网的数据流出。因此,云上建设的互联网医院应当重点监管数据安全,做好数据访问行为的实时监管。

2. 本地建设 即将互联网医院部署于所依托的实体机构当中。以这种方式建设互联网医院时,需要考虑整体网络安全建设和应用数据安全建设。《互联网医院管理办法(试行》》规定"互联网医院信息系统按照国家有关法律法规和规定,实施第三级信息安全等级保护",保障互联网医院可以有效维护和防御自身系统被入侵与攻击,能及时发现并预警安全漏洞,迅速恢复功能、修复故障,确保互联网医院的信息与网络安全。医疗数据具有复杂性与敏感性特点,需要通过详细梳理,发现其中存在的问题;通过数据监管、数据脱敏、数据加密等防护手段,对互联网医院信息系统中的敏感数据进行安全防护,做到事前能预警、事中有防护、事后可溯源。

(四) 互联网医院类型

互联网医院可按照是否独立设置、是否有社会资本参与以及功能定位划分为不同类型。

1. 按机构设置划分　分为作为实体医疗机构第二名称的互联网医院和依托实体医疗机构独立设置的互联网医院(表 1-1)。

2. 按所有制划分　分为公立医疗机构举办的互联网医院、社会资本举办的互联网医院和合作建立的互联网医院。2019 年前,互联网医院以互联网企业为代表的社会资本举办为主,公立医疗机构较少涉足。近几年来,公立互联网医院数量激增,未来还有可能诞生公立机构举办的区域性"超级互联网医院"。

3. 按功能定位划分　分为门诊复诊型、出院随访型、社区上门型、区域总院型和家庭病床型互联网医院。

4. 按建设主体划分　分为政府主导建设型、医院主导建设型和企业主导建设型互联网医院。

(五) 互联网医院命名

互联网医院的名称由识别名称和通用名称依次组成。"互联网医院"是通用名称,识别名称包括所依托的实体医疗机构名称、合作方名称、申请设置方名称、地名等(表 1-1)。互联网医院命名应当遵守《互联网医院管理办法(试行)》《医疗机构管理条例实施细则》等规定,与医疗机构类别、诊疗科目相适应,不得使用有损于国家、社会或公共利益的名称,不得使用侵犯他人利益的名称,不得使用可能产生歧义或者误导患者的名称,不得利用谐音、形容词等模仿或暗示其他医疗机构名称。

主要命名规则:①实体医疗机构独立申请互联网医院作为第二名称的,命名应当包括"本实体机构名称 + 互联网医院";②实体医疗机构与第三方机构合作申请互联网医院作为第二名称的,命名应当包括"本实体机构名称 + 合作方识别名称 + 互联网医院";③独立设置的互联网医院的命名应当包括"申请设置方识别名称 + 互联网医院"。

表 1-1　互联网医院类型及命名规则

设置类型	设置方式	申请人	命名规则	举例
第一类	实体医疗机构独立设置	实体医疗机构	本实体机构名称 + 互联网医院	福建省级机关医院互联网医院
	实体医疗机构与第三方机构合作设置	实体医疗机构	本实体机构名称 + 合作方识别名称 + 互联网医院	上海市徐汇区中心医院贯众互联网医院
第二类	第三方机构依托实体医疗机构独立设置	第三方机构	申请设置方识别名称 + 互联网医院	乌镇互联网医院 三明微医互联网医院

三、互联网医院的发展历程

(一)国外互联网医院发展

全球互联网医疗最早起源于美国,在欧美国家发展已 20 多年,他们倾向于使用"远程医疗"(telehealth)或"远程医学"(telemedicine)来定义互联网诊疗。近年来,随着科技进步,高速网络与智能手机向大众普及,远程医疗的费用逐步降低,患者在家中进行视频远程诊疗日益增多。美国、意大利、法国、新加坡等相继出台政策,支持互联网诊疗发展。

在美国,互联网医疗提供的主要是非急诊服务,如常见病、心理和精神科疾病的互联网诊疗服务。大多数互联网企业医疗平台、医疗保险公司互联网医疗平台和实体医院互联网医疗平台提供的线上服务大致相同。线上诊疗与线下诊疗的医疗保险政策设计相同,患者自付费用(挂号费、免赔额和共付比例)取决于其医保计划。美国《瑞恩海特线上药房消费者保护法》于 2009 年 4 月 13 日生效,司法部下属缉毒局(Drug Enforcement Administration,DEA)发布了同日生效的法规,对线上药房出售管制药品进行专门立法规范。近年来,美国互联网医疗协会等组织正在积极推动 DEA 开放互联网医疗管制药品的特别注册程序,使医疗从业人员无须进行线下医学检查评估,就可以通过互联网医疗平台开出管制药品的处方。《2018 年互联网医疗特殊注册法案》要求 DEA 限期启动特别注册程序,然而,此后 DEA 推进进度几乎停滞。2020 年 3 月,美国对于远程医疗提供服务的分类以及内容进行了细化(表 1-2)。对照我国互联网诊疗管理办法以及相关收费项目内涵,中美两国在互联网诊疗服务的表述、分类以及内涵上存在较大差别。

表 1-2 美国医疗保险制度下的远程医疗服务一览表

服务类型	服务内容	医疗保健通用操作编码系统和 CPT 代码	患者与医疗服务提供者的关系
医疗保险远程医疗访问	医疗提供者与患者之间通过电信系统进行的问诊	常见远程医疗服务: 99201-99215 办公室或其他门诊 G0425-G0427 远程医疗咨询、急诊服务或首次住院 G0406-G0408 在医院或护理院向医保受益人提供后续远程保健咨询 完整列表见网址:美国医疗保险和医疗服务中心官网	适用于新患者或固定患者
虚拟问诊	简短(5~10min)通过电话或电信设备与医生进行问诊,以确定是否需要到医生办公室就诊或进行其他检查,对已确诊患者提交的录像或图像进行远程评估	医疗保健通用操作编码系统,代码:G 2012;G 2010	适用于已建立医患关系的患者
电子问诊	通过患者门户网站在线进行医患沟通	99421、99422、99423、G2061、G2062、G2063	适用于已建立医患关系的患者

备注:CPT 的全称是"通用医疗服务术语"(current procedural terminology)。CPT 代码是美国医疗协会(American Medical Association)于 1966 年制订的"医疗服务"代码,由 5 位数字组成。医疗服务主要分为评估和管理、麻醉、外科、放射科、病理和实验室、内科 6 个类别,还包括质量提升相关服务和医疗服务新技术两个医疗保险不予报销的部分。

(二) 国内互联网医院发展

国内医疗卫生信息化之路始于 20 世纪 90 年代,最初应用于门诊收费、药房估价以及部分财务、统计,以解决工作量日增的估价、收费、财务报表等问题。进入 21 世纪后,医院开始组建内部局域网,纷纷上线医院信息系统(hospital information system,HIS)、实验室信息系统(laboratory information system,LIS)、图像存档和通信系统(picture archiving and communication system,PACS)、电子病历、体检、内部办公自动化(office automation,OA)等各项业务信息系统,但囿于信息传输速率、安全防护以及存储空间等方面的限制,医疗机构管理者对医院信息系统接入政务网、互联网持十分谨慎的态度,医院建立的网站与 HIS 系统之间有物理隔离。卫生部 2001 年发布的《互联网医疗卫生信息服务办法》、2009 年发布的《互联网医疗保健信息服务管理办法》,强调"不得从事网上诊断和治疗活动""非医疗机构不得在互联网上储存和处理电子病历和健康档案信息"。这一时期,医疗卫生机构、新闻媒体或互联网企业通过建网站、设立预防保健类频道等形式向网民提供医疗保健信息服务。这也是早期公立医疗机构很少涉足网上健康问询、在线医疗信息咨询等线上服务的重要原因。

关于我国互联网诊疗、互联网医院发展阶段的划分,业界尚未形成共识。吴昕颖等认为,我国互联网医院起步于 20 世纪 90 年代末,发展历程可以划分为 2015 年前、2016—2018 年、2019 年以后 3 个阶段,分别对应远程医疗阶段、互联网医院生长阶段、监管加强阶段。笔者梳理我国互联网医院发展历程,以国家相关管理办法出台为标志,将其分为试水探索、逐步规范和快速发展 3 个阶段。

第一阶段:试水探索。2014 年,国家印发推进医疗机构远程服务的意见、推进和规范医师多点执业的若干意见,为远程诊疗与医师多点执业问题提供政策依据。2016 年,《银川互联网医院管理办法(试行)》及其实施细则发布,明确互联网医院是依据该办法和实施细则的规定,经市级行政审批服务部门备案登记取得《医疗机构执业许可证》的机构;互联网医院开展互联网医疗服务,参照《医疗机构管理条例》《医疗事故处理条例》执行。2014—2017 年,宁波云医院、广东省互联网医院以"互联网医院"名义设立的线上平台相继上线运营,同时以乌镇互联网医院、银川智慧互联网医院为代表的线上平台也开始涌现。宁波云医院和广东省互联网医院的平台虽然冠以"医院",其业务本质为"医疗保健信息服务",有"医院"之名而无诊疗业务之"实",未形成完整的线上诊疗服务闭环。相较而言,乌镇互联网医院、银川智慧互联网医院则明确了互联网医院平台的医疗机构属性,在实践中开始尝试以互联网医院为实施主体的诊疗服务。

第二阶段:逐步规范。2018 年之前,我国没有关于互联网医院监管的全国性政策和法律规定。互联网医院与其他提供医疗保健信息服务的网络平台在业务定位和监管上缺乏明确的法律界限。2018 年 4 月,国务院办公厅发布促进"互联网 + 医疗健康"发展的意见,允许依托医疗机构发展互联网医院。3 个月后,国家卫生健康委员会《互联网医院管理办法(试行)》《互联网诊疗管理办法(试行)》《远程医疗服务管理规范(试行)》3 个规范性文件发布。2022 年,国家卫生健康委员会发布《互联网诊疗监管细则(试行)》。这些规范性政策文件明确了互联网医院的诊疗范围、准入登记、执业管理、法律监督等诸多问题,互联网诊疗、互联网医院有了明确的法律政策边界。这一阶段对于互联网医院建设发展具有里程碑意义。

第三阶段:快速发展。2019 年之前公立医疗机构较少涉足互联网医院。随着一系列管理规范类文件的发布,并受重大传染病防控期间线上医疗需求量激增的影响,各级各类互联网医院建设加快、数量激增。互联网医院可以线上预约、复诊续方、充值缴费,实施医疗咨询、慢性病配药等"非接触式医疗"服务模式,有助于减少人员流动、防止聚集,因而受到社会各界的重视与支持。据国家卫生健康委员会统计数据,截至2023年底,全国30个省份建成省一级互联网医疗监管平台,全国已批复设置互联网医院2700余家。

(三)我国互联网医院发展存在的主要问题

1. 在互联网医院认知上,存在层次偏低、前瞻性不足的问题。第一,对互联网医院作为医疗行业新兴业态的认识不足。相关行政主管部门以及各级各类医疗机构对互联网医院的理论研究、实践探索不够,特别是大型公立医院由于线下诊疗业务繁忙,对于互联网医院的建设往往停留在"有就可以"的层面。第二,对互联网医院在分级诊疗制度建设中的重要作用认识不足。互联网医院的出现改变了传统的医疗资源配置格局,作为推动优质医疗资源扩容下沉和区域均衡布局的有效手段,互联网医院突破了实体医院的地理区域界限,将有限的医护人力资源整合到一个平台,若纳入乡村全民健康信息化建设,有助于避免标准化村卫生所的重复建设,解决人力资源、医疗业务量双不足的问题,促进"基层首诊、双向转诊、上下联动、急慢分治"的制度落实。第三,对互联网医院"严肃医疗"的本质定位认识不足。要厘清互联网医疗边界,要求互联网诊疗与实体机构诊疗服务"同质化",强调互联网诊疗也要遵循医疗卫生公益性质,审慎对待资本要素对互联网诊疗的驱动。

2. 在互联网医院运营上,存在建而不用、浅尝辄止的问题。国家远程医疗与互联网医学中心等部门联合发布的《2021中国互联网医院发展报告》以及福建省互联网医院的调查均显示,超过七成受访者所在医疗机构建设的互联网医院2021年日均访问量不足50人次,与线下实体医院繁忙的门诊形成鲜明的反差,运营不佳成为困扰管理者、从业者、医院、基层机构的主要问题。究其原因,主要有互联网医院功能定位不够明晰、服务项目单一,建设运营投入不足、复合型人才紧缺,医患双方互联网诊疗习惯尚未养成等。

3. 在行业规范、政策配套上,存在质量监管亟待完善的问题。互联网医疗行业规范建设尚在探索阶段,尚未形成完善的理论框架与规范体系,如慢性病复诊仅允许续方,不允许调整处方,无法与患者病情变化相适应。互联网医院作为医疗服务的新模式,通过改变患者就医的各个环节而冲击着传统医疗,产生更多的不确定因素和风险,也带来了新的医疗质量监管问题。此外,互联网诊疗价格、医保支付政策不尽合理,业界均呼吁进一步开放在线医保结算。互联网医院与实体医院的管理有何异同,能否直接移植实体医院的内控管理制度?如果不能移植,两者有哪些差异,风险如何管控,哪些需要进一步完善?这些均须通过理论研究和实践探索进一步归纳总结。

(四)互联网医院的未来与展望

我国面临着老龄化、慢性病等挑战。第七次全国人口普查数据显示,65岁及以上人口为1.9亿人,占13.50%,全国12个省份进入深度老龄化。慢性病具有"一辈子都治不好、一辈子都需要治疗""反复治、治反复"等特征。未来,医疗服务将呈现"高频医疗 + 持续护理 + 持续用药""联合用药 + 养护照护"并进的需求态势。健康需求的变化决定了医疗服务模式变革的时机,也给拓展互联网医院服务注入了新动力。我国有10.5亿个手机用户,手机购物、学习、社交已经成为人们生活的常态。互联网医院、互联网诊疗切合健康需求的新变化,为实现可及性、规范化的慢性病管理、健康服务,提升人民群众看病就医新体验提供了全新的解决方案。

随着人工智能、大数据、区块链等新技术在互联网医院中的合理应用,数字技术应用潜力进一步激发,互联网诊疗呈现多样化、多元化、智慧化的发展态势。互联网诊疗以互联网为载体,将其优势引入诊疗服务,有效整合医疗资源,改善患者就医体验,正在触发新的经济增长点,带动大数据、人工智能、可穿戴设备、药品配送、保险服务等相关行业的发展,市场规模和产业前景也会愈发光明。未来,互联网医疗应用范围不断延伸,服务对象将扩展至健康人群,提供治未病等新型医疗保健服务。服务对象不断扩大、服务层次不断提升、服务能力不断增强是我国互联网医院发展的必然趋势。

为此,要把"互联网 + 医疗健康"放在国家现代化大框架下去推动,将互联网医院建设作为实现卫生健康现代化的制度性安排,扶持相关医疗机构、互联网企业创新发展。要鼓励"互联网 +"创新应用,在坚守监管和安全底线的基础上,明确互联网诊疗发展的重点领域和支撑体系,鼓励将互联网、物联网、人工智能、元宇宙、星链网等手段创新应用于健康服务。要制订完善互联网医院发展规划,明确不同类型互联网医院的功能定位,通过线上线下相结合的方式,推动用户互联网就医习惯的养成,建立"以健康为中心"的智慧健康维护体系,进而推动互联网医院可持续、健康发展。

四、互联网医院管理基础

(一)管理与医院管理

1. 管理 管理是一定组织中的管理者,通过实施计划、组织、领导和控制来协调他人的活动,带领团队既有效果又有效率地实现组织目标的过程。计划、组织、领导和控制是管理的四大职能,其中确定目标和途径是计划职能所要完成的两大任务。现代管理学分为许多不同的学派,各个学派之间对管理的认识与理解也各不相同。亚伯拉罕·林肯认为,"管理的本质在于用人,统治的根本在于治人,而领导的精髓则在于御人,领导的才干,就是长于识人善用"。管理学大师彼得·德鲁克认为,"管理的本质是为了提高效率,而管理的最高境界是不用管理"。我们可以将管理通俗地理解为管人、理事。在互联网医院管理中,所管的"人"主要是服务对象、服务团队,管理方法以制度、领导为主;所理的"事"包括互联网医院服务内容、服务模式以及一切围绕核心业务展开的事,管理方法以组织、控制为主。

2. 医院管理 医院管理是按照医院自身客观规律,运用管理理论和方法,对人、财、物、信息、时间等资源,通过实施计划、组织、领导和控制来实现以适宜的投入获得最佳综合效益的管理活动。

早期的西医医院大多是由避难所或收治患者的教堂演变而来的。真正意义上的现代医院脱胎于工业化大生产,医院引入大机器工业生产的模式,按照专业化分工协作的思路来构建内部多学科组织运转体系。现代医院有明显的医护分工、医技分工,临床部门细分为内、外、妇、儿等科室,医技部门也随着技术的进步而形成了检验、病理、放射、药剂等相对独立的分科。专业化的分工协作、标准化的操作流程,促进了效率的提高,加快了医院管理规范化、制度化的进程。

医院具有生产单位的属性,其主要产品是医疗保健服务。它通过卫生专业技术人员的分工协作,借助必要的医疗仪器设备,消耗一定的药品和卫生材料以及水、电、气等物资,满足患者医疗、预防、保健及康复等需求。一家企业所应包括的办公、财务、人力资源、后勤、安保、技术、质检、设备、采购、宣传(营销)以及生产部门都可以在医院内部找到影子。企业成立后,推动其运转的是客户的需求。拥有良好口碑、优质产品、周到服务的企业,往往会赢得更多的订单、更多的客户。创新型企业通过创新来满足或开发客户潜在的需求,从而推动企业的持续发展,实现基业长青。相较于企业,医疗需求是刚需。一家功能完备、人才济济、富有人文的医院不缺少来看病的患者。源源不断的患者需求推动着医疗机构持续改进。

(二)互联网医院管理

互联网医院管理是运用现代管理理论和方法,依照有关法律法规建设、运营互联网医院的活动。互联网具有高速、便捷、全球化的特点,在互联网空间里,人与人之间、事与事之间实现互联互通,彼此交叉与渗透。互联网医院管理者必须重新审视市场、用户、产品、企业价值链乃至整个互联网生态,运用以大数据、零距离、更透明、便操作、易分享、惠众生等为特征的互联网思维,不断创新互联网医院管理。

1. 管理主体 互联网医院管理主体具有多元化的特点,包括内部管理、外部监管两大主体。其中,内部管理主体有互联网医院举办者、委托管理者;外部监管主体有政府、行业协会和审计机构等。《互联网诊疗监管细则(试行)》规定,国务院卫生健康主管部门和中医药主管部门负责指导全国互联网诊疗监管工作;地方各级卫生健康主管部门(含中医药主管部门,下同)落实属地化监管责任。行业协会、社区组织和审计机构则分别承担行业自律、社区监督和第三方监管的职责,它们与医院管理团队、卫生健康主管部门各司其职、各负其责,构成互联网诊疗治理的多元主体。

2. 管理对象 互联网医院管理对象具有多样性的特征。互联网、物联网以及大数据等创新技术给医疗服务交互模式带来了巨大变革,以医院为中心的集中式服务供给逐渐碎片化为分布式医疗服务模式。互联网医院管理的医师、护士、药剂师等人员不是传统意义上某个医疗机构的编制(或编制外)人员,而拓展至在平台上提供服务的所有人员,他们可以来自不同地域、不同机构,相较于实体医院更为复杂多样,对他们进行身份确认成为互联网医院管理中十分重要的一项内容。如,严禁使用人工智能等自动生成处方,严禁在处方开具前向患者提供药品,其他人员、人工智能软件等不得冒用、替代医师本人提供诊疗服务。此外,平台、数据和算法作为互联网医院的核心要素,不仅是互联网诊疗创新的手段,更是互联网医院管理的对象。

3. 管理内容 互联网医院打破了传统医疗服务的时间、空间概念,互联网诊疗以一种新型的"非接触式医疗"服务模式,构建起线上线下全流程、闭环的诊疗生态链,为患者提供实体医院地理空间外的诊疗服务,其管理内容具有创新性、虚拟性等特征。除了传统医院管理所涉及人、财、物以及医疗质量安全管理外,互联网医院管理应侧重于服务平台规划建设、人力资源管理、线上服务流程优化、诊疗服务质量控制以及网络数据安全管理等。管理内容还涵盖了由此带来的各种应用场景,以及互联网诊疗伦理问题、医德医风廉洁风险等。这不仅给患者带来全新的诊疗体验,也给医疗机构、医疗保障管理部门、卫生健康行政部门带来全新的管理考验。

4. 管理方式 互联网医院管理方式具有一定的虚拟性,前述的互联网医院管理内容大多以数据的形式存在,国家通过建立互联网诊疗监管平台并与省级互联网医院监管平台对接,收集、研判、分析各地上传的互联网诊疗监管数据。省级卫生健康行政部门通过建立全省互联网诊疗监管平台,将互联网诊疗纳入医疗质量控制体系,组织开展全省医疗机构线上线下一体化监督,确保医疗质量和医疗安全。各级卫生健康行政部门及其卫生监督机构应加强互联网诊疗监管能力建设和技能培训,合理配置监督监测和电子取证装备,建立医疗机构监管档案,定期汇总上报互联网诊疗监管信息。医疗机构应当主动与监管平台对接,及时上传、更新《医疗机构执业许可证》等相关执业信息,并自觉接受监督。医疗机构应当有专门部门管理互联网诊疗的医疗质量、医疗安全、药学服务、信息技术等,建立相应的管理制度,包括但不限于医疗机构依法执业自查制度、互联网诊疗相关的医疗质量和安全管理制度、医疗质量(安全)不良事件报告制度、医务人员培训考核制度、患者知情同意制度、处方管理制度、电子病历管理制度、信息系统使用管理制度等。

5. 管理工具 在现代医院管理过程中,为整合组织的各项资源、实现组织既定目标,管理者会大量使用各类管理工具,其最常使用的是医疗质量管理工具。互联网医院管理也不例外。医疗质量管理工具指为实现医疗质量管理目标和持续改进所采用的措施、方法和手段,常用的有全面质量管理、戴明环(PDCA 循环)、品管圈、疾病诊断相关组(diagnosis related groups,DRGs)绩效评价、单病种管理、临床路径管理等。值得注意的是,信息化既是管理的对象,也是管理的工具,合理运用人工智能、数据治理等数字化工具,如在互联网诊疗监管平台设置异常数据触发报警,有时会取得使用传统质量管理工具难以获得的管理效果。

(三)互联网医院与实体医院管理比较

国家加强互联网医院的顶层设计,适时出台相关管理办法、基本标准,明确互联网医院审批流程、医师准入要求、诊疗范围、诊疗规范以及监督管理等内容。总体来看,互联网医院与实体医院一样,都是医疗机构存在的形式,作为提供医疗服务的机构都有明确的诊疗科目、科室设置、人员、房屋、设备设施以及规章制度等建设基本要求。同时,互联网医疗、互联网医院、远程医疗服务等"互联网 + 医疗健康"作为新业态,运营、服务行为多发生在虚拟空间,参与主体多、涉及领域广,隐私安全风险大,在诊疗范围界定、人员身份识别、信息系统建设、数字伦理审查等方面的要求更为严格。互联网医院与实体医院管理特点比较见表 1-3。

表 1-3 互联网医院与实体医院管理比较

比较项	相同点	不同点	
		实体医院	互联网医院
机构特点	本质是医疗机构,具有公益性、保障性、生产性、经营性等特点	必须有明确的执业地点,由卫生专业技术人员为患者提供疾病诊疗、健康管理等服务	必须依托相应的实体医院,因"互联网+"应用,使得医患双方诊疗活动突破了固有的就诊时间、空间等限制
诊疗科目	业务内容受许可的诊疗科目限制	根据拟开展的业务内容确定诊疗科目	不得超出所依托的实体医疗机构的诊疗科目范围

续表

比较项	相同点	不同点	
		实体医院	互联网医院
诊疗范围	根据批准的诊疗科目提供诊疗服务内容	在确定的诊疗科目范围内,诊疗服务内容、项目一般不受限制	只能提供部分常见病、慢性病患者复诊以及家庭医生签约服务,不允许线上首诊、急诊
人员资质	医务人员依照医师法、护士条例管理,提供医疗服务的医师、护士应进行电子注册,能够在国家医师、护士电子注册系统中进行查询	在身份电子认证方面没有特殊要求	医务人员要求电子实名认证,有条件的互联网医院鼓励采用人脸识别等人体特征识别技术
后勤保障	有必要的房屋、设备以及总务、信息、安全保卫支持	根据业务开展情况建设必要的行政后勤保障支持部门	强调信息系统建设,要求达到第三级信息安全等级保护,对保卫、设备、房屋不作具体要求;多不涉及供水、供氧、保洁、运送、安保等实体医院的后勤支持项目
诊疗记录	所有诊疗活动记录应在规定期限内可追溯	主要通过病历、处方等形式记录诊疗活动	互联网诊疗活动的机构与人员公示信息、登录查询信息、接诊图文音视频信息、检查、检验结果、电子病历、处方审核、处方流转、投诉受理记录等信息应接入省级监管平台,实时上传诊疗活动数据,主动接受监督
伦理要求	强调按照我国医德、医风规范进行设计与管理	保护医患双方合法权益,如患者健康权益、隐私权等;科研伦理等	强调数字伦理,即在数字技术的开发、利用和管理等方面应该遵循的要求和准则,更加关注患者隐私权保护以及数据安全
应急预案	需要制订各类突发事件应急预案	应急预案体系复杂、全面,通常包括突发公共卫生事件、灾害性事故、医院内部突发事件等三大类应急预案	侧重对停电、断网、设备故障、网络信息安全等突发事件的应急预案

(黄守勤　陈　沂　杨秋波)

第三节　互联网医院相关法律法规、规章制度

互联网医院是新生事物。在我国,互联网医院目前被界定为医疗机构,为患者提供常见病、慢性病复诊、续方等服务,因此各类卫生健康管理相关法律法规适用于互联网医院;同时,互联网医院又具有"互联网+"的特性,因此也要遵守信息化技术(特别是互联网)相关法律规章。加强"互联网+医疗健康"技术和服务体系顶层设计,既是落实国家有关决策部署的重要举措,也是当前各地各部门推进"互联网+医疗健康"工作的迫切

需要。互联网医院、互联网诊疗应用技术新、业态形式新、服务方式新、运维机制新,不少领域处在边试点边完善的探索之中,因此需要进行必要的引导和规范,促进其依法、有序、健康发展。

互联网医院的运营模式与传统实体医院的运营模式存在较大差异,简单套用针对实体医院的法律法规、部门规章、管理制度,不利于"互联网 + 医疗健康"业态的可持续、健康发展,必须针对互联网医院的特点"量体裁衣",设计新的管理制度,使其健康发展,更好地为社会提供服务。国家重视"互联网 +"在医疗卫生领域的发展、应用,不断完善相应的法律、法规,从政策法规、标准规范、信息技术等方面保障、支持、鼓励医疗机构应用互联网等信息技术拓展医疗服务空间和内容。国家近年来新制定或修订了《中华人民共和国基本医疗卫生与健康促进法》《中华人民共和国医师法》《中华人民共和国药品管理法》《中华人民共和国网络安全法》等法律,国家卫生健康委员会、国家中医药管理局、国家医疗保障局、国家市场监督管理总局等也相应出台一系列管理办法,为互联网诊疗、互联网医院的建设运营和健康发展提供了基本法律保障。据不完全统计,从 2015 年至今,国家和地方先后发布有关互联网诊疗、互联网医院、远程医疗的政策法规 100 多份,内容涉及医疗、医保、药品监督、信息安全等方面。医疗卫生管理法律法规绝大多数都与医院管理相关,亦适用于互联网医院管理。

在互联网医院、互联网诊疗的监管问题上,一些专家认为,对出现的新业态、新技术,政府部门实施监管重在制定规则、划清底线,要鼓励医院开放创新,大胆探索新模式、新技术、新应用,使之在正确的轨道上健康、合规发展;也有专家认为,在互联网平台上,医师无法执行有效的体格检查和辅助检查,生理检测的传感器类产品还不够成熟和全面,患者提供的自检数据质量无法控制,医师仅靠问诊无法保证诊断的准确性,在此基础上给出的处置方案就难免有所偏差,存在一定风险,若医患双方对线上诊疗意见有争议,易发生医疗纠纷,因此对互联网诊疗应持审慎态度,已开放的诊疗范围应强化监管,以保护医患合法权益。国家目前规定不得对首诊患者开展互联网诊疗活动,就是基于医疗安全的考量。

互联网医院管理相关法律制度是开展互联网诊疗、加强互联网医院监管所必须遵循的行为准则和法律规范,包括医疗主体相关法律规范(互联网医疗机构、医疗卫生专业技术人员管理相关法律规范)和医疗服务行为相关法律规范,一般分为 4 类:一是法律,由全国人民代表大会和全国人民代表大会常务委员会制定、修改并颁布,如《中华人民共和国基本医疗卫生与健康促进法》。二是法规,其中行政法规由国务院制定和颁布,如《医疗机构管理条例》;地方性法规由省、自治区、直辖市人大及其常委会制定和公布。三是部门规章,是由国务院所属各部、委员会根据法律和行政法规制定的规范性文件,如《互联网医院管理办法(试行)》;四是标准,是国家规定的农业、工业、服务业以及社会事业等领域需要统一的技术要求,包括国家标准、行业标准、地方标准和团体标准、企业标准等,如《公立医疗机构互联网医院建设规范》。

一、互联网医院相关法律

在法律层面,《中华人民共和国基本医疗卫生与健康促进法》《中华人民共和国医师法》规范了医疗机构和医师的诊疗行为,《中华人民共和国个人信息保护法》《中华人民共和国网络安全法》规定了医疗活动中患者个人健康信息的保护,《中华人民共和国民法典》规定了医疗损害的责任划分。在互联网诊疗、互联网医院管理调整的社会关系中,涉及民事、行政、刑事三方面法律关系,适用的法律还包括《中华人民共和国广告法》等,若触犯《中华人民共和国刑法》,还将受到刑事处罚。上述法律构成相对完善的互联网医院管理法律体系,对于促进互联网诊疗的有序、规范、健康发展具有十分重要的意义。

(一)《中华人民共和国基本医疗卫生与健康促进法》

这是我国卫生健康领域首部基础性、综合性的法律,共 10 章 110 条,2020 年 6 月 1 日起施行,明确了我国卫生健康领域的多项基本制度和基本原则,包括建立基本医疗卫生制度、医疗机构分类管理制度、基层医疗服务网络体系、多层次的医疗保障体系等,被誉为卫生健康的"基本法"。该法首次以法律形式明确"推进医疗卫生与信息技术融合发展"。其中,第四十九条规定:"国家推进全民健康信息化,推动健康医疗大数据、人工智能等的应用发展,加快医疗卫生信息基础设施建设,制定健康医疗数据采集、存储、分析和应用的技术标准,运用信息技术促进优质医疗卫生资源的普及与共享。县级以上人民政府及其有关部门应当采取措施,推进信息技术在医疗卫生领域和医学教育中的应用,支持探索发展医疗卫生服务新模式、新业态。国家采取措施,推进医疗卫生机构建立健全医疗卫生信息交流和信息安全制度,应用信息技术开展远程医疗服务,构建线上线下一体化医疗服务模式。"第九十二条规定:"国家保护公民个人健康信息,确保公民个人健康信息安全。任何组织或者个人不得非法收集、使用、加工、传输公民个人健康信息,不得非法买卖、提供或者公开公民个人健康信息。"《中华人民共和国基本医疗卫生与健康促进法》对新业态、新模式采取支持探索又有所规制的态度,既理性又有前瞻性,为我国互联网医院、互联网诊疗的发展以及公民隐私、个人健康信息的保护提供了基本的原则。

(二)《中华人民共和国医师法》

2022 年 3 月 1 日起施行的《中华人民共和国医师法》是我国规范医师执业行为的新版法律,共 7 章 67 条,新增"保障措施"一章和 19 个条款。其中,第三十条规定:"执业医师按照国家有关规定,经所在医疗卫生机构同意,可以通过互联网等信息技术提供部分常见病、慢性病复诊等适宜的医疗卫生服务。国家支持医疗卫生机构之间利用互联网等信息技术开展远程医疗合作。"这一规定首次将互联网诊疗上升到法律形式予以规范。作为新增条款,明确规定医师参与互联网诊疗需满足 3 个条件:第一,鉴于普通网民无法在线上核实医师身份,只能依靠执业机构认定,因此医师参与互联网诊疗之前,必须获得所在医疗机构同意;第二,医师的实际执业能力和执业范围要与网上诊疗活动相匹配,保证互联网医疗安全性;第三,并非所有病种和诊疗行为都适合互联网,法律对医师参与互联网诊疗的病种和范围做出了限制。

(三)《中华人民共和国药品管理法》

2019 年 12 月 1 日起施行的《中华人民共和国药品管理法》是在 2015 年修正版的基础上修订而来的,共 12 章 155 条。其中,第六十一条规定:"药品上市许可持有人、药品经营企业通过网络销售药品,应当遵守本法药品经营的有关规定。具体管理办法由国务院药品监督管理部门会同国务院卫生健康主管部门等部门制定。疫苗、血液制品、麻醉药品、精神药品、医疗用毒性药品、放射性药品、药品类易制毒化学品等国家实行特殊管理的药品不得在网络上销售。"第六十二条规定:"药品网络交易第三方平台提供者应当按照国务院药品监督管理部门的规定,向所在地省、自治区、直辖市人民政府药品监督管理部门备案。"此次修订对网络销售药品问题做出了明确规定:疫苗、血液制品、麻醉药品、精神药品等国家实行特殊管理的药品不允许在网络上私自流通、销售。而网络销售处方药没有被明文禁止,只是有待相关监管部门进一步制定更加具体的执行细则、方法来规范该类行为,这意味着互联网医院将成为网络销售各类日常处方药的重要处方源,这一规定加快了互联网医院与线下药店、药械企业、医药电商等的融合发展。

(四)《中华人民共和国个人信息保护法》

这是一部个人信息保护方面的专门法律,解决了既往个人信息层面法律法规不成体系的问题,共 8 章 74 条,2021 年 11 月 1 日起施行。该法规定了个人信息处理规则、国家机关处理个人信息的特别规定、个人信息跨境提供的规则、个人在个人信息处理活动中的权利和义务、履行个人信息保护职责的部门及法律责任等内容。在互联网医院诊疗过程中,医师需要收集患者的个人信息,包括人口健康信息,根据《中华人民共和国个人信息保护法》《中华人民共和国网络安全法》相关规定,网络运营者收集、使用个人信息,应当遵循合法、正当、必要的原则,公开收集使用规则,明示收集、使用信息的目的、方式和范围,并经被收集者同意。互联网医院在收集患者个人信息时,应当明示收集使用信息的目的,并取得患者的同意。互联网医院在存储和传输个人信息时,应采取技术手段及制定相关的管理制度和操作规程,对患者的个人数据和隐私进行保护。根据《中华人民共和国个人信息保护法》《中华人民共和国数据安全法》相关规定,出于对国家安全及社会公共利益的考虑,涉及患者人口健康信息的,互联网医院在我国境内运营中收集和产生的个人信息和重要数据应当在境内存储。因业务需要确需向境外提供的,应当经过安全评估。互联网医院应当采取相应的加密、去标识化等安全技术措施对该类信息实行分类管理,以避免在收集、存储、处理、提供大量患者的电子病历、健康档案、各类诊疗健康数据信息等个人敏感信息时发生泄露,造成重大危害后果。

表 1-4 列举了主要的互联网医院相关现行法律。

表 1-4 互联网医院主要的相关现行法律

法律名称	颁布机关	施行日期
中华人民共和国基本医疗卫生与健康促进法		2020-06-01
中华人民共和国医师法		2022-03-01
中华人民共和国药品管理法		2019-12-01
中华人民共和国广告法	中华人民共和国全国人民代表大会常务委员会	2021-04-29
中华人民共和国网络安全法		2017-06-01
中华人民共和国个人信息保护法		2021-11-01
中华人民共和国数据安全法		2021-09-01

二、互联网医院相关法规

在行政法规层面,《医疗机构管理条例》在规划布局、设置审批、登记、执业等方面规范了医疗机构的活动;《医疗事故处理条例》就医疗事故的范围、鉴定、赔偿和处理作了详细的规定;《医疗纠纷预防和处理条例》明确了处理医疗纠纷的原则、途径和程序,规范了医疗纠纷发生后的即时处置,对维护医疗秩序、处置违法犯罪行为作了规定。

(一)《医疗机构管理条例》

这是为了加强对医疗机构的管理,促进医疗卫生事业的发展,保障公民健康而制定的条例,于 1994 年 2 月 26 日发布,分别在 2016 年 2 月 6 日、2022 年 3 月 29 日两次修订,共 7 章 53 条,涉及医疗机构的规划布局和设置审批、登记、执业、监督管理、罚则等。2016 年版条例在医疗机构的设立审批方面,要求所有单位或个人设置医疗机构必须经过批准,取得《设置医疗机构批准书》。2018 年《关于进一步改革完善医疗机构、医师审批工作的通知》规定卫生健康行政部门不再核发《设置医疗机构批准书》,在执业登记时发放《医疗机构执业许可证》。《关于印发医疗领域"证照分离"改革措施的通知》规定:开办诊所不再向卫生健康行政部门申请办理设置审批,直接办理诊所执业备案。为与上述文件相衔接,2022 年版条例修订了相应内容,在法规层面明确规定诊所全面实行备案制。修订内容缩短了相应类别医疗机构的设置审批周期和执业审查程序,从审批制到审批制与备案制并行,节省医疗机构设置环节的时间、费用及人力成本,为新设医疗机构及社会办医提供有效动力,进一步促进医疗行业发展。

(二)《医疗事故处理条例》

这是为正确处理医疗事故,保护患者和医疗机构及其医务人员的合法权益,维护医疗秩序,保障医疗安全,促进医学科学的发展而制定的,2002 年 9 月 1 日起施行,共 7 章 63 条。该条例第四章第三十五至第四十五条是关于"医疗事故的行政处理与监督"的规定。其中,第三十五条规定:"卫生行政部门应当依照本条例和有关法律、行政法规、部门规章的规定,对发生医疗事故的医疗机构和医务人员作出行政处理。"第六章第五十三条至第五十九条是关于"罚则"的规定。其中,第五十五条规定:"医疗机构发生医疗事故的,由卫生行政部门根据医疗事故等级和情节,给予警告;情节严重的,责令限期停业整顿直至由原发证部门吊销执业许可证,对负有责任的医务人员依照刑法关于医疗事故罪的规定,依法追究刑事责任;尚不够刑事处罚的,依法给予行政处分或者纪律处分。"互联网医院属于医疗机构,涉及医疗事故的行政处理依照该条例相关规定执行。

(三)《医疗纠纷预防和处理条例》

这是为了将医疗纠纷的预防和处理工作全面纳入法治化轨道,保护医患双方合法权益,维护医疗秩序,保障医疗安全而制定的,2018 年 10 月 1 日起施行,共 5 章 56 条。该条例明确提出,开展诊疗活动应当以患者为中心,加强人文关怀,严格遵守相关法律、规范,恪守职业道德。通过加强医疗质量安全的日常管理,强化医疗服务关键环节和领域的风险防控,突出医疗服务中医患沟通的重要性,从源头预防医疗纠纷。该条例中明确了医疗纠纷处理的原则、途径和程序,重点强调发挥人民调解途径在化解医疗纠纷上的作用,并从鉴定标准、程序和专家库等方面统一规范了诉讼前的医疗损害鉴定活动;对于不遵守医疗质量安全管理要求、出具虚假鉴定结论和尸检报告、编造散布虚假医疗纠纷信息等违法行为,设定了严格的法律责任。互联网医院在实施诊疗过程中,若医患双方发生医疗纠纷,也依照该条例相关规定化解纠纷。

表 1-5 列举了主要的互联网医院相关现行法规。

表 1-5 互联网医院主要的相关现行法规

法规名称	颁布机关	生效时间
医疗机构管理条例		2022-05-01
医疗纠纷预防和处理条例		2018-10-01
护士条例	国务院	2020-03-27
医疗事故处理条例		2002-09-01
医疗器械监督管理条例		2025-01-20

三、互联网医院相关部门规章

在行政规章层面,《互联网医院管理办法(试行)》《互联网诊疗管理办法(试行)》《远程医疗服务管理规范(试行)》是互联网医院准入、执业、监管方面最直接、全面的规定。《互联网诊疗监管细则(试行)》提出了更为细化的监管要求,是互联网诊疗未来发展的政策指引。

(一)互联网医院管理办法(试行)

这是国家关于互联网医院准入管理的规范性文件,共 5 章 36 条。该办法明确在执业规则、监管要求,从科室设置、人员要求、技术要求、诊疗行为、电子病历、在线处方、信息安全和患者隐私保护等方面,对互联网医院的执业活动作出规定。该办法确定国家对互联网医院实行准入管理;明确互联网医院包括作为实体医疗机构第二名称的互联网医院,以及依托实体医疗机构独立设置的互联网医院;明确申请设置互联网医院和实体医疗机构拟将互联网医院作为第二名称的准入程序;对医师执业注册有条件的适度放开。互联网医院使用非本机构注册的医师,不用重新注册,进一步激发医务人员通过互联网技术开展医疗服务的活力,有利于缓解医疗资源地域分布不平衡的矛盾。该办法的附件《互联网医院基本标准(试行)》从诊疗科目、科室设置、人员、房屋和设备设置、规章制度等方面,对互联网医院提出基本要求。

根据该办法规定,互联网医院的监督管理主要由国务院卫生健康行政部门和各地县级以上卫生健康行政部门负责。互联网医院监管分为线上监管和线下监管两个层面:①省级卫生健康行政部门与互联网医院登记机关,通过省级互联网医疗服务监管平台,对互联网医院共同实施监管。由于互联网医院主要为线上咨询、慢性病复诊、药品物流配送,所以监管重点为互联网平台的线上监管。②互联网医院依托实体医疗机构设置的,当地卫生健康行政部门在对实体医疗机构进行定期监督管理时,应将互联网医院纳入当地医疗质量控制体系,相关服务纳入行政部门对实体医疗机构的绩效考核和医疗机构评审。

互联网医院的监管围绕诊前、诊中、诊后 3 个环节展开,重点监管内容为互联网医院的人员、处方、诊疗行为、患者隐私保护和信息安全等。监管医护人员执业资格、超范围执业、复诊合规性、常见病诊疗合规性,考察开具的处方是否经过严格审方,处方流转过程是否合规,用药是否遵守国家的相关法律法规以及医院内部规范。

(二) 互联网诊疗管理办法 (试行)

该办法共 5 章 32 条,从国家层面明确了互联网诊疗的定义,即医疗机构利用在本机构注册的医师,通过互联网等信息技术开展部分常见病、慢性病复诊和"互联网 +"家庭医生签约服务。国家对互联网诊疗活动实行准入管理,互联网诊疗活动应当由取得《医疗机构执业许可证》的医疗机构提供。对新申请设置的医疗机构和已执业的医疗机构拟开展互联网诊疗活动,分别规定了准入程序。在执业规则方面,对医疗机构开展互联网诊疗活动的技术要求、人员要求、诊疗要求、电子病历、在线处方、信息安全和患者隐私保护等内容进行了规范,提出医疗机构开展互联网诊疗活动应当符合分级诊疗相关规定,与其功能定位相适应。在监督管理上,对医疗机构自我监督管理、卫生健康行政部门开展行业监管提出要求。

(三) 互联网诊疗监管细则 (试行)

这是国家针对互联网诊疗监管的规范性文件,共 7 章 41 条。《细则》明确了互联网诊疗监管的基本原则,细化规范互联网诊疗服务活动,将互联网诊疗纳入整体医疗服务监管体系,对接省级监管平台,创新监管手段,落实地方各级卫生健康主管部门的监管责任,开展线上线下一体化监管。更多内容详见第六章第一节。

表 1-6 列举了主要的互联网医院相关部门规章。

表 1-6　互联网医院主要的相关部门规章

部门规章 (政策文件)	发布单位	发布时间
互联网诊疗管理办法 (试行) (国卫医发〔2018〕25 号)	国家卫生健康委员会、国家中医药管理局	2018-07-17
互联网医院管理办法 (试行) (国卫医发〔2018〕25 号)	国家卫生健康委员会、国家中医药管理局	2018-07-17
远程医疗服务管理规范 (试行) (国卫医发〔2018〕25 号)	国家卫生健康委员会、国家中医药管理局	2018-07-17
互联网诊疗监管细则 (试行) (国卫办医发〔2022〕2 号)	国家卫生健康委办公厅、国家中医药局办公室	2022-02-08

四、互联网医院相关规范性文件

《国务院办公厅关于促进"互联网 + 医疗健康"发展的意见》在发展"互联网 +"医疗服务、创新"互联网 +"公共卫生服务、优化"互联网 +"家庭医生签约服务等 14 个方面为促进"互联网 + 医疗健康"发展指明了方向。《国家卫生健康委、国家中医药管理局关于做好公立医疗机构"互联网 + 医疗服务"项目技术规范及财务管理工作的通知》《国家医疗保障局关于积极推进"互联网 +"医疗服务医保支付工作的指导意见》等文件对开展互联网医疗活动的价格收费、医保支付等作出了相关规定。

（一）国务院办公厅关于促进"互联网＋医疗健康"发展的意见

为深入贯彻落实习近平新时代中国特色社会主义思想和党的十九大精神,推进实施健康中国战略,提升医疗卫生现代化管理水平,优化资源配置,创新服务模式,提高服务效率,降低服务成本,满足人民群众日益增长的医疗卫生健康需求,2018 年 4 月 25 日国务院办公厅印发《关于促进"互联网＋医疗健康"发展的意见》。该意见主要包括以下内容:

1. 健全"互联网＋医疗健康"服务体系　从医疗、公共卫生、家庭医生签约、药品供应保障、医保结算、医学教育和科普、人工智能应用等方面推动互联网与医疗健康服务相融合,覆盖医疗、医药、医保"三医"协同和治理的诸多方面。

2. 完善"互联网＋医疗健康"支撑体系　及时制定完善相关配套政策,在加快实现医疗健康信息互通共享、建立健全"互联网＋医疗健康"标准体系、提高医院管理和便民服务水平、提升医疗机构基础设施保障能力等方面提出了有关举措。

3. 加强行业监管和安全保障　对强化医疗质量监管和保障数据安全作出明确规定,制定一系列政策措施,表明了支持"互联网＋医疗健康"发展的鲜明态度,突出鼓励创新、包容审慎的政策导向,明确了融合发展的重点领域和支撑体系,划出了监管和安全底线。

（二）国家医疗保障局关于积极推进"互联网＋"医疗服务医保支付工作的指导意见

《国家医疗保障局关于积极推进"互联网＋"医疗服务医保支付工作的指导意见》是国家医疗保障局出台的关于"互联网＋"医疗服务医保协议管理、完善医保支付政策、优化医保经办管理、强化监管措施等政策文件。该意见规定互联网医院医保定点协议应明确医保经办机构和互联网定点医疗机构的权利、义务,内容包括互联网医院医保准入标准、诊疗服务管理、服务范围、费用结算、药品管理、责任义务、协议效力等;明确符合条件的互联网医疗机构可以通过其依托的实体医疗机构,自愿"签约"纳入医保定点范围,"互联网＋"医保支付将采取线上、线下一致的报销政策;明确了"互联网＋"医保支付的范围和方式,依托实体医疗机构的第三方互联网医疗平台的医保支付实现路径;提出统筹地区医保中心建立处方流转平台,意味着互联网医院的处方将同时分发给医保中心和患者,确保电子处方流转中防篡改、防假冒、防伪造、防骗保。利用医保电子凭证,互联网医院验明患者身份更加方便。这些举措将为实现异地就医和门诊直接报销奠定基础。当前,医保支付的"互联网＋"医疗服务主要局限在统筹地区内,下一步将支持地方探索异地门诊费用的直接结算、电子处方的跨统筹地区流转。

表 1-7 列举了主要的互联网医院相关现行部门规章(政策文件)。

表 1-7　互联网医院相关部门规章（政策文件）

部门规章（政策文件）	发布单位	发布 / 实施时间
国务院办公厅关于促进"互联网＋医疗健康"发展的意见(国办发〔2018〕26 号)	国务院办公厅	2018-04-25
关于深入开展"互联网＋医疗健康"便民惠民活动的通知(国卫规划发〔2018〕22 号)	国家卫生健康委员会、国家中医药管理局	2018-07-10
全国医院信息化建设标准与规范(试行)(国卫办规划发〔2018〕4 号)	国家卫生健康委员会办公厅	2018-04-02

续表

部门规章（政策文件）	发布单位	发布/实施时间
国家健康医疗大数据标准、安全和服务管理办法（试行）（国卫规划发〔2018〕23号）	国家卫生健康委员会	2018-07-12
关于全面推广应用医保电子凭证的通知（医保办发〔2020〕10号）	国家医疗保障局办公室	2020-02-25
关于完善"互联网+"医疗服务价格和医保支付政策的指导意见（医保发〔2019〕47号）	国家医疗保障局	2019-08-17
国家医疗保障局关于积极推进"互联网+"医疗服务医保支付工作的指导意见（医保发〔2020〕45号）	国家医疗保障局	2020-10-24
医疗卫生机构网络安全管理办法（国卫规划发〔2022〕29号）	国家卫生健康委员会、国家中医药管理局、国家疾病预防控制局	2022-08-08
药品网络销售监督管理办法（国家市场监督管理总局令第58号）	国家市场监督管理总局	2022-12-01

注：本表仅收录与互联网医院密切相关的部分文件，更多关于医师、护士以及药学、处方管理的规范性文件请查阅国家相关网站。

五、互联网医院相关标准与规范

在行业标准与规范层面，国家及地方出台了相关的行业标准与规范，如福建省《公立医疗机构互联网医院建设规范》规定了公立医疗机构互联网医院的应用功能规划、业务流程设计、信息网络建设、系统运维与质控等内容，紧密结合各地实际，更适宜当地医疗环境，更具可操作性，为互联网医院建设、发展确立了清晰、标准的管理路径。

标准化是信息化建设的基石。信息标准建设是实现医疗卫生业务协同和信息共享的基础，发挥标准的规范、引领和支撑作用，对于推进包括互联网医院、互联网诊疗在内的互联网、大数据、人工智能、区块链、5G等新兴技术与医疗健康行业的创新融合发展具有十分重要的意义。目前，全国现行有效信息标准超过200多项，基本建立了全民健康信息平台标准规范和医院信息化建设标准规范，初步形成了全民健康信息化标准体系。

表1-8列举了主要的互联网医院相关标准/规范。

表1-8 互联网医院主要的相关标准/规范

标准/规范名称	发布单位	发布时间
医院信息平台应用功能指引（国卫办规划函〔2016〕1110号）	国家卫生计生委办公厅	2016-10-18
省统筹区域人口健康信息平台应用功能指引（国卫办规划函〔2016〕1036号）	国家卫生计生委办公厅	2016-09-27
健康档案共享文档规范	国家卫生计生委	2016-07-12
电子病历共享文档规范	国家卫生计生委	2016-08-23
基于电子病历的医院信息平台建设技术解决方案（1.0版）	卫生部办公厅	2011-03-23
基于居民健康档案的区域卫生信息平台技术规范	国家卫生计生委	2014-05-30

标准/规范名称	发布单位	发布时间
居民健康档案医学检验项目常用代码	国家卫生计生委	2014-05-30
慢性病监测信息系统基本功能规范	国家卫生计生委	2014-04-15
基于电子病历的医院信息平台技术规范	国家卫生计生委	2014-05-30
电子病历基本数据集(所有部分)	国家卫生计生委	2014-05-30
卫生综合管理信息平台建设指南(试行)	卫生部办公厅	2011-04-22
GB/T 35273—2020 信息安全技术 个人信息安全规范	国家市场监督管理总局、国家标准化管理委员会	2020-03-06

注:本表仅收录与互联网医院密切相关的部分标准/规范,更多详见国家相关网站,以及国家卫生健康委《关于加强全民健康信息标准化体系建设的意见》附件:1. 卫生健康行业信息化有关文件目录;2. 现行有效卫生健康行业信息化标准目录(截至2020年8月)。

六、互联网医院的法律责任

(一)民事责任

对于在互联网医院注册或备案,以互联网医院的医务人员名义开展互联网诊疗活动的医务人员,互联网医院负有管理职责,应承担相应法律责任。互联网医院及其医务人员在实施互联网诊疗过程中,若违反《中华人民共和国基本医疗卫生与健康促进法》《中华人民共和国医师法》《中华人民共和国传染病防治法》《中华人民共和国药品管理法》《医疗机构管理条例》《护士条例》《医疗事故处理条例》等法律法规,按照有关法律法规处理。

医疗机构在开展互联网诊疗活动过程中发生医疗事故或引发医疗纠纷的,应当按照《中华人民共和国民法典》《医疗事故处理条例》《医疗纠纷预防和处理条例》等有关法律法规处理。医疗机构所在地县级以上卫生健康行政部门应当按照相关法律法规履行相应处理责任。

(二)行政责任

医疗管理法律制度调整的社会关系包括民事法律关系、行政法律关系。互联网医院接受卫生健康执法监督。行政处罚一般有如下几种情况:

1. 发生轻微违法违规行为的,由卫生监督执法部门采取提示性或警示性约谈、下达监督意见书责令改正、报告整改结果等形式对当事人进行教育。及时改正,没有造成危害后果的,可不予行政处罚。

2. 轻微违法违规行为经教育仍不改正,以及违法违规行为已经产生危害后果的,应予立案查处。视情节轻重,对当事人予以警告、通报批评、较小数额罚款等行政处罚。

3. 违法违规行为经多次惩戒教育仍不改正,以及违法违规行为已经产生严重危害后果、违反重大传染病疫情防控应对措施的,应当依法予以从重处罚,对当事人予以较大数额罚款、没收较大数额违法所得、降低资质等级、吊销许可证件、责令停产停业、责令关闭、限制从业等行政处罚。

4. 采取吊销许可证件、责令停产停业、责令关闭等监管措施时,应当及时将相关信息通报通信管理部门。

5. 互联网医院及其医务人员在互联网诊疗过程中发生违法违规行为可纳入不良执业行为记分管理、失信行为管理。

(三) 刑事责任

在刑事法律责任方面,互联网医院与实体医院一样,可能因不当行为或管理而触及寻衅滋事罪、医疗事故罪、非法行医罪等;此外,互联网医院也可能触犯信息网络安全相关法律法规。

七、其他互联网医院相关法律问题

(一) 互联网医院的法律责任主体

取得《医疗机构执业许可证》的互联网医院独立作为法律责任主体;实体医疗机构以互联网医院作为第二名称时,实体医疗机构为法律责任主体。互联网医院合作各方按照合作协议书承担相应法律责任。患者与互联网医院发生医疗纠纷时,应当向互联网医院登记机关提出处理申请,按照有关法律、法规和规定追究法律责任。互联网医院的运营和接入渠道一般包括 PC 端、移动端、应用程序(application program,APP)、公众号和网站等,独立设置的"互联网医院"大多为第三方信息服务机构,而信息系统的运营实体、备案主体有的是独立设置的互联网医院,有的是所依托的实体医院。这里所说的主体涉及协议流、数据流、资金流 3 个方面:一是信息系统的用户协议、隐私协议等协议的签署主体;二是网络系统收集、存储、处理的患者信息和数据的主体(互联网医院内部委托第三方机构提供技术服务支持的,应严格按照第三级信息安全等级保护及《个人信息安全规范》等要求履行数据委托处理相关合规要求);三是用户支付款项及开票主体。若上述主体不明确,极易引发合同、协议纠纷。

第三方机构与实体医院合作,各方之间通过协议、合同等方式明确各方内部在医疗服务、信息安全、隐私保护、医疗风险和责任分担等方面的责权利。根据《互联网医院管理办法(试行)》相关规定,第三方机构依托实体医疗机构共同建立互联网医院的,应当为实体医疗机构提供医师、药师等专业人员服务和信息技术支持服务,通过协议、合同等方式明确各方在医疗服务、信息安全、隐私保护等方面的责权利。这里的协议、合同的效力仅相当于第三方机构设立时的框架性协议,属于内部效力性文件,不作为对抗其他方尤其患者、用户的依据。当然也不能用协议、合同上约定的内部分工(如由第三方机构提供网络系统开发、运维等)来划分互联网医院信息系统的对外法律主体。

(二) 互联网医院的网络安全问题

网络系统是互联网医院的核心"基础设施"。互联网医院依法需要办理通信管理、市场监管、网络安全、药品管理等方面行政许可的,在取得相应许可后方可开展互联网诊疗活动。互联网医院的信息系统应当依法开展等保三级备案、测评及整改,取得相应的许可及备案

（详见第五章）。互联网医院在线诊疗的过程中，可能涉及以下网络信息安全责任。

1. 在民事法律责任方面 《中华人民共和国民法典》侵权责任编是在《中华人民共和国侵权责任法》第六十二条规定的基础上进行了修改，增加了患者个人信息保护方面的规定，从立法层面强化了对于患者隐私和个人信息的保护；删除了"造成患者损失的"的内容，医疗机构及其医务人员泄露患者的隐私和个人信息，或者未经患者同意公开其病历资料的，应承担法律责任。

2. 在行政法律责任方面 《中华人民共和国基本医疗卫生与健康促进法》规定医疗卫生机构、医疗卫生人员应当尊重患者人格尊严，保护患者隐私。对于泄露公民个人健康信息、非法收集、使用、加工、传输公民个人健康信息，非法买卖、提供或者公开公民个人健康信息等行为，明确了行政处罚的法律责任。

3. 在刑事法律责任方面 互联网医院可能涉及网络信息安全相关刑事法律责任。患者隐私和个人信息因为涉及敏感个人信息，一旦被泄露、公开或买卖，相关责任人不仅要受到相应的行政处罚，情节严重的还会被依法追究刑事责任。《中华人民共和国刑法》第二百五十三条之一规定了向他人出售或者提供公民个人信息的侵犯公民个人信息罪的加重情节及法律责任；第二百八十六条之一规定了网络服务提供者不履行法律、行政法规规定的信息网络安全管理义务的拒不履行信息网络安全管理义务罪的犯罪情节及法律责任；第三百三十四条之一规定了非法采集人类遗传资源、走私人类遗传资源材料罪的犯罪情节及加重情形。2021年6月17日，最高人民法院、最高人民检察院和公安部联合发布《关于办理电信网络诈骗等刑事案件适用法律若干问题的意见（二）》，其中规定"非法获取、出售、提供个人生物识别信息"的行为，将以侵犯公民个人信息罪追究刑事责任。《中华人民共和国个人信息保护法》中规定了对于个人信息保护直接负责的主管人员和其他直接责任人员承担民事侵权责任、行政处罚以及刑事责任的情形。

根据《中华人民共和国网络安全法》《个人信息安全规范》及《App违法违规收集使用个人信息行为认定方法》等，结合个人信息保护监管执法实践，当前互联网医院在个人信息保护方面普遍存在的风险包括但不限于：①个人信息收集过程中，未提供隐私政策，未依法取得患者明示同意，隐私政策内容不合规，缺乏用户权益保障条款等；②个人信息存储处理过程中，未将个人信息进行加密安全处理，未采用脱敏后进行存储，未独立于平台其他数据存储于独立的服务器和数据库；③信息展示过程中，未对患者的姓名、手机号、身份证号等个人敏感信息采取去标识化处理；④信息管理和使用过程中，未制定个人信息保护制度并明确安全负责人，未严格采取访问控制措施或建立数据访问审批制度，未对医师、客服、网络维护员等相关人员设置严格的信息访问程序并开展培训，签署保密协议等。

（三）复诊概念的外延界定问题

初诊与复诊间隔时长不明确，导致患者可否成为互联网诊疗对象的标准不统一。在不同互联网医院，对不同疾病初诊与复诊时间间隔的规定应是相同的。但目前没有规范可以依据，由此造成各个互联网医院执行的标准不同。风险更大的是某些互联网医院没有对服务项目和范围进行规范，医师仅凭主观认知，而不是依据标准判断患者可否进行互联网诊疗。目前，根据规定，互联网诊疗业务只限于"复诊续方"，业务类型单一，且线上线下未形成一体化管理，表现为只能简单复制线下处方，这也是导致互联网诊疗业务量匮乏的主要原因。医、患通过互联网进行疾病诊疗，缺乏面对面的信息交流，医生无法近距离观察患者的症状和体征，患者病情信息收集可能不充分。人工智能、可穿戴设备以及实时健康监测的应用弥补了线上诊疗部分的缺陷，在加强管理的情况下，医疗技术风险是可控的。因此，大多数互联网医院管理者希望修订"复诊续方"只能简单复制的管理规定，在不违反慢性病复诊原则的前提下，续方的具体药物选择、用量等应可根据患者病情实际进行必要的适当调整。在严格电子病历、处方、电子签名、过程留痕可追溯等要求基础上，根据不同专科特点，通过直观信息采集或简单的设备即可获得准确诊断的疾病，如某些皮肤科疾病，未来或许可以考虑放开线上初诊。

（四）流量变现问题

互联网医院平台具有显著"电商化"特征，医师不仅可以利用碎片时间进行线上诊疗，还能通过直播、科普等附加综合功能服务患者，提高患者满意度，有效打造医师个人及医院品牌；同时，平台特别是第三方服务机构因为互联网诊疗获取大量的网络流量，在诊疗过程中积累了大量的临床数据。能否在网上卖药、销售健康相关产品，甚至大数据的分析、转化获益等，是未来管理者必须面对的问题。诸如对"能否在互联网诊疗平台上推销健康相关产品（如奶粉、保健品、医疗器械）等形式实行流量变现"的看法，就会引发完全不同的观点。支持者可以认为这是互联网平台的市场行为，是互联网经济的一种新形式，可以反哺医疗投入不足，只要货真价实，应予支持，企业自行负责；反对者则认为这不是诊疗行为，严禁公立医疗机构互联网诊疗平台推销健康相关产品。《互联网诊疗监管细则（试行）》进一步明确了互联网医院"严肃医疗"的本质定位，厘清互联网医疗边界，要求线上、线下诊疗服务"同质化"，也就是强调了互联网诊疗在遵循医疗卫生服务公益性质的要求上是一致。这与互联网企业最初举办互联网医院"实现盈利"的目的有所出入，引发了从社会层面、管理层面、从业层面对互联网医院、互联网诊疗的反思。为此，应审慎对待资本要素对互联网诊疗的驱动，单纯谋求投资回报可能并不适用于互联网医院的运维。

（五）医疗大数据的归属与保护

医师对患者实施诊疗过程中产生的数据，包括患者的基本数据、电子病历、诊疗数据等，成为医疗大数据的主要来源。目前普遍认为，收集、整理和处理数据信息的主体对其收集的数据信息享有合法的权益。我国法律并未对医疗大数据的权属做出明确规定，因此做好患者授权手续极为重要。互联网医院在使用患者信息时，需要获得患者明确的授权。第三方需要利用这些信息时，必须获得互联网医院的明示授权。如果涉及个人信息获取范围的变化，需要超越互联网医院原先获取的患者个人信息范围的，需要再次获得患者的明确授权。通过这三重授权确保相关行为的正当性与合法性。如果互联网医院或经授权的第三方机构通过云计算等技术将收集的患者信息转化成医疗大数据，从而使其具有智力成果或经济价值属性，那么这些数据可以在知识产权等财产化权益的框架下予以保护。但目前法律并未对医疗大数据的保护机制和路径机制予以明确规定，仍待未来做深入探讨。

（黄守勤　徐光辉）

第二章

互联网医院功能定位

本章重点介绍医疗卫生服务体系以及互联网医院在其中的地位,互联网医院的功能定位的概念、定位依据,以及5种功能类型的互联网医院。

一、医院的功能定位

医院具有临床诊疗、预防保健、科研教学、健康教育等一系列功能,核心功能是临床诊疗。不同级别、不同类型、不同所有制形式、不同隶属关系、不同服务对象的医疗卫生机构,其功能各不相同。一般来说,根据医疗服务需求特点,出于经济成本、就近便捷、公平可及的原则,诊疗难度一般、常见多发疾病的服务需求应当在基层医疗卫生机构解决。但是目前我国大量基本医疗服务是由省市级高层次医疗机构提供,乡镇卫生院、社区卫生服务中心、村卫生所等机构的医疗服务功能相对弱化。医疗卫生机构功能定位不清,甚至错位、缺位、越位,进一步加深了医疗服务供需矛盾,不利于医疗卫生资源优化配置,不利于提高医疗卫生的服务能力、可及性和资源利用效率。

(一) 我国医疗卫生服务体系

我国的医疗卫生服务体系主要包括医院、基层医疗卫生机构和专业公共卫生机构等(图 2-1)。医院分为公立医院和社会办医院。其中,公立医院分为政府办医院(根据功能定位主要划分为县办医院、市办医院、省办医院、部门办医院)和其他公立医院(主要包括军队医院、国有和集体企事业单位等举办的医院)。县级以下为基层医疗卫生机构,分为公立和社会办两类。专业公共卫生机构分为政府办专业公共卫生机构和其他专业公共卫生机构(主要包括国有和集体企事业单位等举办的专业公共卫生机构)。根据属地层级的不同,政府办专业公共卫生机构划分为县办、市办、省办及部门办 4 类。

(二) 不同类型医院的功能

1. 公立医院 我国医疗卫生服务体系的主体,应当坚持维护公益性,充分发挥其在基本医疗服务提供、急危重症和疑难病症诊疗等方面的骨干作用,承担医疗卫生机构人才培养、医学科研、医疗教学等任务,承担法定和政府指定的公共卫生服务、突发事件紧急医疗救援、援外、国防卫生动员、支农、支边和支援社区等任务。

2. 社会办医院 我国医疗卫生服务体系不可或缺的重要组成部分,是满足人民群众多层次、多元化医疗服务需求的有效途径。社会办医院可以提供基本医疗服务,与公立医院形成有序竞争;可以提供高端服务,满足非基本需求;可以提供康复、老年护理等紧缺服务,对公立医院形成补充。

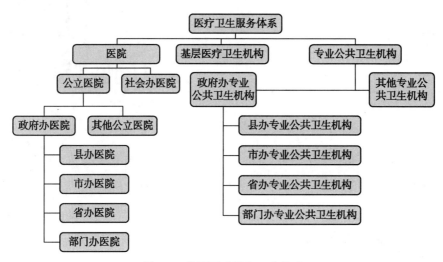

图 2-1　我国医疗服务卫生体系

3. 基层医疗卫生机构　其主要职责是提供预防、保健、健康教育等基本公共卫生服务和常见病、多发病的诊疗服务以及部分疾病的康复、护理服务,向医院转诊超出自身服务能力的常见病、多发病及危急和疑难重症患者。

4. 专业公共卫生机构　主要向辖区内提供专业公共卫生服务,包括疾病预防控制、健康教育、妇幼保健、精神卫生、急救、采供血、综合监督执法、食品安全风险监测评估与标准管理、出生缺陷防治等,并承担相应管理工作。

5. 互联网医院　以往全国医疗服务体系规划、医疗机构设置规划指导原则并没有涉及互联网医院内容。《医疗机构设置规划指导原则(2021—2025 年)》正式将互联网医院设置纳入规划指导,明确要大力发展互联网诊疗服务,将互联网医院纳入医疗机构设置规划,形成线上线下一体化服务模式,提高医疗服务体系整体效能。要强化信息化的支撑作用,切实落实医院、基层医疗卫生机构信息化建设标准与规范,推动人工智能、大数据、云计算、5G、物联网等新兴信息技术与医疗服务深度融合,推进智慧医院建设和医院信息标准化建设,大力发展并规范远程医疗和互联网医疗。

二、互联网医院功能定位

(一)互联网医院定位依据

国家对线下各级各类实体医疗机构诊疗服务均有明确的功能定位,如城市三级医院、中医医院、二级医院主要收治的患者类型和承担的任务,县级医院、基层医疗卫生机构和康复医院、护理院主要提供的服务及其在分级诊疗中的地位,在医疗服务体系规划中都有比较明确的标准与设计。大部分互联网医院虽然依托于实体医疗机构,但其提供的服务项目却五花八门。与线下医疗服务体系规划一样,线上互联网医院的体系也需要有整体规划。首先,要明确什么级别的医院应该有互联网医院以及不同等级的互联网医院功能定位如何?其次,要详细评估是否有必要建设互联网医院?再次,一旦决定建设,应如何规划、设计和建设？这需要从国家层面进行顶层设计、规划,业主层面加强可行性研究、科学设计实施,从而既避免互联网医院发展无序、资源闲置和建设重复的情况发生,又有利于科学引导患者线上就医,让互联网医院真正提高效率、方便患者。

对于实体医院,可以充分考虑经济社会发展水平和医疗卫生资源现状,统筹不同区域、类型、层级的医疗卫生资源的数量和布局,同时根据现有区域内医疗机构布局,结合服务人口半径、疾病谱构成和实际医疗需求,实行宏观调控和动态管理。互联网医院不受实体医院所在地人口总数及其构成、居民的专科疾病发病情况、服务半径、医疗卫生资源状况的影响,关于其功能、定位、数量、布局、规模等的确定是一个新课题,可以从以下几个方面考虑:

1. 所依托的实体医院　参照所依托实体医院的等级规模、诊疗科目、辐射范围,结合医院自身的战略方向、实际情况等来确定互联网医院的功能定位。

2. 慢性病管理的需求　互联网医院目前只允许开展常见病、慢性病复诊。我国有数以亿计的慢性病患者,此类疾病无法治愈且并发症较多,需要长期用药及进行健康管理以控制病情。70%~80%慢性病复诊适合互联网医院问诊,互联网医院的功能定位、布局要满足这种巨大的需求。

3. 经济、社会发展的需求　根据老龄化发展的趋势和适应人口计生政策调整的需要,以及国家分级诊疗的规划布局来明确该区域互联网医院设置的布局、数量、规模。

4. 互联网医院人力资源配置情况　单位时长内每位医护人员线上服务的患者数是可以预估的,因此可以通过互联网医院注册医护人员数,倒推互联网医院相对合适的诊疗规模。

5. 信息技术创新应用的前景　要充分考虑互联网等信息技术发展对线上医疗服务能力、服务效率的影响,客观看待新事物发展进程的利与弊,鼓励、支持创新应用。

(二)互联网医院服务金字塔

互联网医院一般按照浏览、咨询、诊疗三个层次提供线上医疗服务。首先,互联网医院会在网站首页通过文字、语音、视频、直播等形式为客户人群提供医疗服务信息,包括健康科普、就医记录、医院信息、各项查询以及门诊、住院、客服等服务流程、服务内容,促进客户数量快速增长;在此基础上,结合医疗特点,为患者提供疾病咨询、心理咨询、检查检验报告解读等专业服务;一旦复诊患者有需求,即转入诊疗阶段,涵盖在线复诊、处方流转、药品配送、健康管理等医疗健康服务(图2-2)。

医患双方通过互联网医院平台进行诊疗互动,是互联网医院的核心业务。测算互联网医院服务需求时,要注意平台使用高频次与低频次的问题。互联网服务希望受众高频使用,就像打车、吃饭和购物那样反复发生,形成庞大的用户数,进而转化成实际需求;互联网诊疗具有区域性、专业性等特点,即便患者个体使用互联网医院服务的频率并不高,只要努力提升患者(特别是慢性病患者)的就医体验,就能形成长久的黏性。患者提出医疗问题,如症状,提供检查检验结果,医师进行必要的问诊、查阅病历资料等,给予诊疗建议(健康教育、续方等),形成一次线上诊疗活动,统计互联网医院门诊量1人次。以年实名注册用户2万人进行测算,按照慢性病患者6次/(年·人)在线咨询、续方的频率,互联网医院每年将提供不少于12万次的服务,这极大地延伸了医疗服务半径,拓展了服务受众。

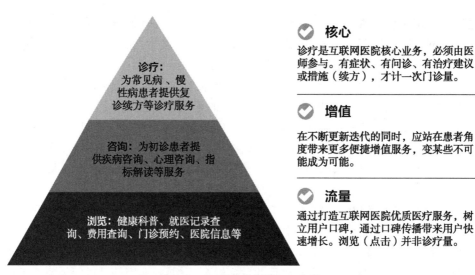

图 2-2　互联网医院服务金字塔

一些互联网医院号称"日均业务量超百万",其实粗算一下就能知道,若每位医生每日工作 8 小时,每 6 分钟接诊 1 名患者,一天最多接诊 80 人次,每日至少要有 1.25 万名医师在线出诊才有可能实现百万线上门诊量,从当前的互联网技术和医生线上出诊情况来看,实现"日均业务量超百万"的难度极大。大多数情况下,这所谓的"业务量"是指客户流量或网页点击量,并不是基于"严肃医疗"计算的诊疗量。再算一道算术题:一家互联网医院如果 6 个月实现诊疗量 200 万人次,按 8 小时线上接诊,每 6 分钟 1 人次,每月 25 日工作制,每日需要近 200 名医生在线。除了医师的工资,互联网医院还要承担系统维护折旧、后勤保障以及行政管理人员经费刚性支出等成本,如果没有好的运营模式,互联网医院极易陷入"叫好不叫座"的两难境地。

互联网医院服务金字塔分析表明,以 C 端流量为核心的互联网企业在进入以 B 端为主的医疗服务领域可能面临较大的困境。近年来,国内外不少互联网医疗企业线上碰壁而转战线下,国内也有一些互联网平台开办诊所的案例,目前来看似乎并不成功。互联网企业若要布局线上医疗业务,需要转变追求短平快、迅速规模化的思路,从互联网医院的核心价值入手,根据医疗保健服务品质讲究长期、稳定、可信任的特点,扎实打磨线上医疗业务,持续改善客户体验,变"轻链接"为"强黏性",形成稳定、忠实的客户流量,带动线上医疗保健相关服务的发展。这才是符合互联网医院服务规律的发展路径。总之,要客观看待互联网医疗的发展,流量不是目的,诊疗才是关键,让线上诊疗更方便、更有效,实现线下原来想做却做不到、做不好的功能,即为价值。

(三)在分级诊疗中找到自身定位

我国医疗卫生服务体系设计了包括基层医疗卫生机构和康复医院、护理院等在内的慢性病医疗机构,主要为诊断明确、病情稳定的慢性病患者、康复期患者、老年病患者、晚期肿瘤患者等提供治疗、康复、护理服务。互联网医院的诊疗范围与这些慢性病医疗机构的功能相近,可以在二级、三级医院与基层乡镇卫生院、社区卫生服务中心搭建互动平台,发挥互联网诊疗的独特优势,方便初诊挂号难或不方便直接就诊的患者咨询,并由专业人员完成病情初步筛查,为下一步治疗提供专业指导。患者在基层完成检查后,上级医院通过互联网医院平台给予远程指导,必要时双向转诊,把优质医疗资源下沉到底,把小病患者留在基层,实现分级诊疗的目标,使得医疗体系中各个组成部分各司其职、各负其责。

然而,医师、患者之间信息不对称。当一个人感到不适时,理性告诉他必须找自己信任的医师看诊;一旦发现自认为患了大病,基于自身利益最大化考量首先产生的往往是找到最好医师看诊的冲动,而非性价比最优的医院、专业水平与疾病最匹配的医师。由于病情复杂或不信任,一些患者在一家医院就诊后,又会到另一家医院"验证",在基层医院诊治后,再到上级医院重复检查、治疗,既浪费资源,还可能耽误病情。从全国来看,目前建设互联网医院的以三级医院为主,提供的是与"县域内常见病、多发病诊疗"一样的慢性病咨询、续方服务,有些医院建设互联网医院的动力在于打破实体医院的边界,扩大医院的市场范围,从基层"虹吸"更多的常见病、多发病患者。总的来看,这些医院并没有结合自身实际情况精准定位所举办的互联网医院功能。

互联网医院建设应以市场需求为导向,发挥自身在分级诊疗中的优势,明确定位,有所为有所不为,实现线上线下的协调、可持续发展。互联网医院如何避免"千院一面"、实现有效运维成为当下一个亟待解决的问题。这是卫生健康主管部门、医疗管理者在规划、设计互联网医院服务体系时应引起注意的。

(四) 互联网医院功能类型

互联网医院新业态萌发之初,线上医疗、护理曾被称为共享医生、共享护士,与共享单车一样作为共享经济的服务新形式,给人们日常生活带来了不少便利。在互联网企业快速规模化的大力推动下,互联网医院发展较快,市场普遍看好,资本大量涌入。经过一段时间发展,弊端显现,资本回报远低于预期,医疗专业技术人员招聘难、线上诊疗鱼目混珠,一些资本助推的共享模式热闹一阵后,却面临被淘汰的局面。在国家"互联网+"政策的推动下,公立医疗机构加入互联网医院建设的行列,依靠自身医护团队、品牌积淀、患者口碑等优势,公立互联网医院"一骑绝尘",走到互联网诊疗的台前。

对应门诊、住院、社区、区域、家庭等不同的"互联网+医疗健康"服务需求,互联网医院一般可分为门诊服务型、住院随访型、社区上门型、区域总院型、家庭病床型5个类型:

1. 门诊服务型互联网医院　这是当前最普遍实行的互联网医院功能类型。老年人慢性病多发、一体多病、行动不便、反复就医等特点,与门诊服务型互联网诊疗切合。借助互联网技术,实现医生诊疗的创新,虽然是慢性病、常见病的复诊,但对于医师而言,将碎片时间充分利用起来,在出行等候时间、班外休息时间都有可能上线提供诊疗服务,还可充分利用如直播、科普等附加功能为患者提供综合服务,改善患者看病体验,有效打造医师个人品牌。独立设置的互联网医院基于人力成本的考虑,若无法提供综合诊疗,一般可以向专科、专病方向发展,打破实体医疗机构地域、级别限制,重新整合医、患资源,实现专科、专病患者精准服务、全流程闭环管理,从而实现互联网医院的独特价值。

2. 住院随访型互联网医院　这是三级医院建设互联网医院应致力打造的功能类型。城市三级医院主要提供急危重症和疑难复杂疾病的诊疗服务,依托其建设的互联网医院如果仅提供常见病、慢性病复诊,并不符合实体医院自身的功能、定位。若打造成住院随访型,互联网医院与实体医院信息系统打通,实现线上线下健康档案、住院与出院后诊疗记录互联、互通、共享,通过平台帮助医师实现同行远程交流,共同探讨疑难病例,必要时在线上完成疑难复杂病例转诊,住院治疗后的康复、随访回到基层医院。外地需要复诊的手术患者亦可先利用平台与主诊医师交流在当地复查的结果,减少远途奔波。以房颤患者射频消融术后随访为例,一般随访时间安排在术后 1 个月、3 个月、6 个月,稳定的患者此后每半年随访一次,每次随访应完成超声心动图、24 小时动态心电图等检查,服用华法林者还要复查凝血指标,服用胺碘酮者还要复查甲状腺功能和 X 线胸片等。患者每次来院随访舟车劳顿不说,各种检查又占用三级医院有限的资源,有时患者还因嫌麻烦而失访。若通过住院随访型互联网医院,患者出院时,随访医师上传随访计划,在线设置提醒,临近随访时间系统自动提醒患者;随访患者在当地就近检查,将结果上传互联网医院平台,并在线上问诊医师,进行药物调整,接受康复指导以及生活质量分析等;若线上随访发现异常、怀疑复发,患者再到施术医院进行复诊治疗。利用线上诊疗进行出院患者随访管理,改变以往线下医师鞭长莫及的困境,患者依从性更好,随访将更加有效,失访率大幅度降低。这些完整、闭环的随访数据均存储在互联网医院数据库中,利于后续分析和临床研究转化。

3. 社区上门型互联网医院 互联网医院与基层医疗机构、社区卫生服务中心可以形成良好的优势互补。互联网医院加入家庭医师签约服务,居民凭医保卡或身份证等身份证件进行"线上签约"。签约居民可在线向家庭医师进行健康咨询,由签约家庭医师予以及时解答,相关诊疗记录纳入居民健康档案,必要时家庭医师上门面诊、检查。这样,家庭医师的工作效率得到提高,居民足不出户即可享受到家庭医师签约服务,同时克服了互联网医院陌生医生咨询、无法面诊的弊端,医患实现共赢。由于互联网医院前期投入较大,需要专业的信息工程师日常维护,单个基层医疗卫生机构独立建设互联网医院平台的难度很大,国内目前多以互联网医院企业组建平台,乡镇卫生院、社区服务中心加盟的形式来实现。

4. 区域总院型互联网医院 这是县级医院(特别是在已经建立紧密型县域医共体的区域)应着力建设的互联网医院功能类型,也是互联网医院未来主要的发展类型之一。县级医院主要提供县域内常见病、多发病诊疗,以及急危重症患者抢救和疑难复杂疾病向上转诊服务,拥有一定的资金、人力,有能力自主投资建设、运营互联网医院。区域总院型互联网医院的功能类似于门诊服务型 + 社区上门型的整合,互联网医院综合平台一般对辖区医共体内所有医疗机构、医务人员免费开放。相关医疗机构、医务人员通过互联网平台主入口注册登录,经审查合格后即可开展常规线上业务。区域总院型互联网医院平台亦可拓展至乡村医疗卫生一体化、全民健康信息化建设中,突破实体医院的地理区域界限,集中有限的医护人力资源于一个平台上,用统一标准、统一流程、统一界面将众多慢性病患者纳入互联网医院统一管理,可有效避免村卫生所重复建设以及人力资源、医疗业务量"双不足"的问题,实现"基层首诊、双向转诊、上下联动、急慢分治"。区域总院型互联网医院不断升级、迭代,将成为实现全民健康服务体系网格化整合的一个主要载体。

5. 家庭病床型互联网医院 这是实现互联网医院住院功能的一个类型,也是社区上门型的升级版。家庭病床的建床对象原则上应为诊断明确、病情稳定、因疾病需要卧床治疗或者身体衰弱、行动不便、生活不能自理,需要医护人员定期上门治疗、护理和康复的患者,以及符合住院条件而因特殊情况需设立家庭病床的高龄(70 岁以上)老人。对于家庭病床,一般医务人员可每周上门巡诊 1 次,亦可通过互联网医院 + 实体医院信息系统(HIS)服务平台进行远程查床,根据患者具体病情开具处方,安排检查检验和治疗项目。对于建床后病情稳定的患者,一般可采取远程视频巡诊方式,通过向患者询问病情、听取患者主诉,在线查看医疗图文信息,提供诊疗服务。建床患者通过互联网医院服务平台中的"一键呼叫"功能,发起语音或视频问诊,在线向医务人员咨询。家庭病床型互联网医院有力地促进了家庭病床服务模式创新和资源合理配置。

6. 其他类型互联网医院 还有一种由政府主导建设、运营的互联网医院类型。例如,贵州省贵阳市将互联网医院平台建设定义为公共产品,作为解决优质医疗资源不充分问题的重要抓手,纳入全市"民生十大实事",2019 年以"政府主导"形式在全市范围内推行互联网医院及数据治理项目,探索"政府 + 医疗机构 + 第三方机构"的政府主导型互联网医院运营模式。又如,2020 年 7 月福州市卫生健康委员会基于健康医疗大数据打造区域互联网医院服务平台。前述模式中的互联网医院平台与监管平台均由卫生健康行政部门主导建设、管理,可能会引发既当运动员又当裁判员的质疑。此外,发生医疗纠纷后如何处置?运营亏损的责任由谁来承担?政府主导建设,运营与第三方合作或直接交由第三方独立运营,公私、权责如何划分?这些问题还有待从合法性、合规性、实践操作层面上进一步探讨。有意思的是,一项关于二三级公立医院建设互联网医院现状调查显示,约 20% 的医院考虑到自身技术能力不足并希望减少投入成本,而选择入驻地方政府主导建设的互联网医院平台,医疗机构一定程度上牺牲了自主性。

（黄守勤）

第三章

互联网医院新基建

本章重点介绍互联网医院新基建与传统基建的差异;介绍互联网医院的规划、设计等基本流程以及建设施工的概念、要点、注意事项等;探讨互联网医院与实体医院总体规划的异同点。

第一节　概　述

一、传统医院建筑

医学建筑是医学专业和建筑专业的结合体,建筑功能、技术空间、建筑流线复杂,有着严格的功能和流程要求。医院建设要从所服务区域范围的人口结构模型、疾病谱以及经济社会发展等着手,依照国家或区域医疗卫生服务体系规划,统筹考虑、科学设置医院的床位规模、空间布局以及专业学科等。

(一)建筑功能

大型综合医院宛若城市综合体,集病房、挂号处、收费处、取药处、放射科、超声科、供应室、静脉用药调配中心等建筑于一身,除了满足医院日常医疗、预防、保健、康复、教学、科研等需求的门诊、住院、手术区域外,建筑还应兼有住宿、饮食、收付费、临床教学、健康教育、院内制剂生产、休息等功能。

(二)技术空间

医院项目涉及专业多、设备多、系统多,前期工作、建筑设计既要考虑水电、空调、消防、网络等常规系统,诊室、病房、办公室、食堂等常规场所,电梯、停车、监控、空调等常规设备,还需要考虑气体供应、专用水系统、负压、蒸汽等特殊系统,手术室、监护室、供应室等特殊场所,以及医疗设备、科研设备等特殊设备。

(三)建筑流线

重点关注人流、物流、车流。人流,包括患者及家属、职工及访客的人员流线,要设置必要的分流措施;物流,包括各类物资、垃圾和废物的横向与垂直运输,要做到人物分流、洁污分离;车流,包括机动车、非机动车以及其他诸如遗体、殡葬运送走向等。如果医院设计有隔离病房、负压病房以及负压实验室等,还要考虑空气流,真正做到医疗功能、服务流线集约、清晰、便捷(图3-1)。

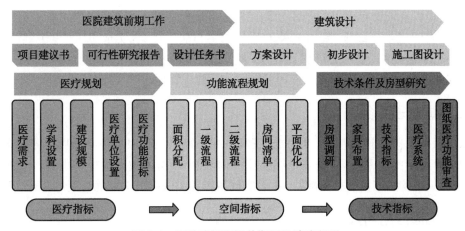

图 3-1　医院建设项目前期及设计流程图

二、新型基础设施建设

新型基础设施建设,简称新基建,是相较于传统基本建设而言的。一般将铁路、公路、桥梁列为过去 20 多年助力中国经济发展的基础设施建设,而将 5G、人工智能、数据中心、互联网等科技创新领域的基础设施,以及医疗、教育、社保等民生领域消费升级的基础设施建设,统称为新基建。新基建包括信息基础设施、融合基础设施和创新基础设施三方面。与传统基建相比,新型基础设施建设内涵更加丰富,涵盖范围更广,更能体现数字经济特征,能够更好推动中国经济转型升级。加快新型基础设施建设,应坚持以新发展理念为前提,面向高质量发展需要,聚焦关键领域、薄弱环节锻长板、补短板。

随着患者对互联网诊疗需求的增加,以及信息技术、互联网技术、安全技术的逐渐成熟,互联网医院建设日渐成为医疗卫生领域"新基建"的重点项目。互联网医院并非独立存在的一个系统或平台,其建设需依托于线下实体的硬件、软件、服务的支撑以及三者逐步融合的过程。未来,互联网医院功能进一步完善后,不仅作为单纯的线上服务渠道,更有可能将线下实体医院信息系统(HIS)的功能逐步线上化,进而发展成为互联网上的云 HIS,或称"云医院"。

(黄守勤)

第二节　互联网医院规划

一、互联网医院建设目标

(一) 实现基本功能

互联网医院利用信息化手段拓展实名就医、在线就诊、数据采集、复诊续方、线上开方、药品配送、在线结算、监管决策、医院资源规划等业务,医疗机构的医师与患者在互联网上便捷沟通,实现以在线诊疗为主的基本功能。基于互联网医院的"电子健康档案＋电子病历"的建设,整合患者线上线下、院内院外的就诊档案与病历档案,实现患者"电子健康档案＋电子病历"的连续性。医师通过患者授权,调阅患者健康档案资料,就能掌握患者的基本健康状况和此前就医情况,从而帮助患者更好地进行健康管理。

(二)助力分级诊疗

以互联网医院建设为基础,助力二、三级医院与社区卫生服务中心(站)、乡镇中心卫生院之间的分级诊疗体系建设,提高基层医疗机构首诊率,努力做到大病不出省、一般的病在市县解决、头疼脑热在乡镇村里解决,从而实现各级各类医疗机构的优势互补与合作双赢。

(三)拓展应用场景

以方便患者就医为根本,在互联网医院平台上不断拓展各类应用场景,逐步实现医疗、医保、医药业务"网上办"。如,进一步优化药品流通供应链,对接院内信息系统、医保结算系统、第三方药品配送机构、第三方物流机构,建立处方流转、共享机制,实现处方用药的在线续方、审核、结算、支付、配送等功能。

互联网医院的建设目标分为 3 个层次:

第一个层次:解决"有与无"的问题。早期互联网医院的探索发展多萌发于互联网企业,在创新与利益的驱动下,互联网企业较早感知到互联网医疗市场的需求,在开疆拓土中实现互联网诊疗"0"到"1"的突破。公立的医疗机构介入互联网领域的动机各不相同,有的由于政策驱动,有的迫于行政命令,也有的出于攀比心态,后二者所建的互联网医院多满足"有"即可,甚至建而不用。

第二个层次:解决"优与劣"的问题。围绕着好用、方便、引流等重点,互联网医院平台不断优化功能应用、细化服务场景,让页面更简洁、流程更便捷、分工更细化、服务更周到。一些优秀的互联网医院精心打磨平台"颗粒度",凭借优质的服务在竞争中脱颖而出,成为行业的佼佼者。

第三个层次:解决"持续改进"的问题。富有情怀、眼界的互联网医院领导者,往往以患者为中心、以医者为主体,不断地发现问题、解决问题,最大限度地同时满足医护人员线上工作需要和患者治疗、康复的健康需求,使得互联网诊疗服务更加人性化,更加切合医疗需求,进而推动医疗服务步入互联网新时代。

二、互联网医院总体规划

做好互联网医院前期规划,对于保障互联网医院的持续、健康发展具有十分重要的意义。互联网医院与实体医院建设虽有共通之处,但由于技术手段、路线的不同,其规划流程差异较大。实体医院规划主要包括建设项目前期工作、建筑设计、医疗规划、技术条件等一系列流程;互联网医院规划主要包括评估立项、资质申请、信息系统 3 个重点环节。互联网医院建设应做好充分的计划准备,明确各环节负责人及其职责,规范流程、序时推进,必要时可并行流程,以加快互联网医院建设进度。

总体规划流程可参考图 3-2。

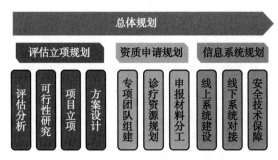

图 3-2 互联网医院建设总体规划

（一）评估立项

要对所依托实体医院现有的科室、医护资源、信息化建设总体水平进行充分、综合的评估，评估是否具备开展互联网诊疗的必要条件。应借鉴参考国内已建成互联网医院的成功经验，必要时组织现场调研，结合所依托医院的专科特色，明确规划建设的方向，采用适宜的建设模式。

评估立项规划可参考图 3-3。

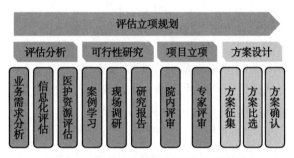

图 3-3 互联网医院建设评估立项规划

1. **业务需求分析** 从互联网医院功能定位、服务区域疾病谱以及目标诊疗人次与医护团队规模的匹配度等角度，并依据医院已开展的线下诊疗业务，综合分析评估开展互联网诊疗的需求。业务需求分析的内容应包括拟开展互联网诊疗的科室、服务内容、服务流程以及处方流转、药品配送等。

2. **信息化评估** 评估信息系统基础条件是否满足互联网医院建设要求，评估重点包括业务软件系统建设、网络安全等级、硬件配备、信息专业技术人员储备等方面。

3. **可行性研究** 项目立项后，还需要进行详细的可行性研究分析，可委托专业咨询公司或成立院内调查研究小组，对互联网医院建设做详细调研，形成调研报告，提交医院领导班子研究决策。

4. **项目立项** 在前期评估、可行性研究的基础上，组织院内评审或第三方专家评审，对项目的可行性进行论证，并通过必要的决策流程决定项目立项。

5. **方案设计** 可通过医院内部或外部信息发布渠道，发布方案征集公告，向业界广泛征集建设方案，通过院内比选方式，选取设计合理、较为符合本院（或投资方）实际需求的方案。

（二）资质申请

互联网医院资质申请包括机构设置与准入。以往将互联网医院认知为信息系统建设，多由分管信息化建设的领导负责，在实际操作中，往往需要院党政班子领导或企业主要负责人牵头，组建包括信息工程师、医疗、护理、质控等多部门参与的建设、运营团队来完成。

资质申请规划应按照《互联网医院管理办法（试行）》以及各地卫生健康行政部门发布的互联网医院管理实施细则、医疗机构互联网医疗服务审核要求等规定，逐项对照、合理安排。在资质申请过程中，需要并行完成开展互联网诊疗的科室、医师、药师等资源的规划。

资质申请规划可参考图 3-4。

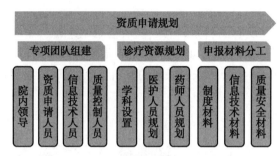

图 3-4　互联网医院建设资质申请规划

1. 组建资质申请团队　可以成立资质申请专项小组，组织专业人员对各项申报要求的内容进行材料准备。团队的任务是向所在地卫生健康行政部门申请互联网医院建设运营资质，负责处理资质申报过程中的各类行政性事务。

2. 组建医护团队　结合实体医院专科特色，确定计划开展的互联网诊疗科目、临床科室，进而组建互联网诊疗医护人员团队。专业组一般要由经验丰富的医务人员组成，人员职称涵盖主任医师、副主任医师、主治医师等，充分发挥医院专科实力，为患者提供优质的线上服务。

3. 组建药师团队　规划院内药师团队资源，负责互联网医院电子处方审核、调剂工作，药师人力资源不足时，可通过合作方式，由具备资格的第三方机构药师进行处方审核。

4. 组建信息技术团队　规划信息技术团队资源，负责互联网医院的技术保障、系统运维，及各类网络安全、技术紧急事件的处理等。

5. 组建质量控制团队　规划互联网医院诊疗质量控制团队，在院长和业务院长的领导下，依据国家法律法规、医疗质量管理、互联网诊疗规范等要求，对互联网运营过程中的总体质量状况进行质量监督、检查、分析、评价，对互联网医院医疗质量提出改进意见、建议，保障互联网诊疗质量与安全。

（三）信息系统规划

互联网医院信息系统部署包括本地化部署、云上部署两种方式，多数情况下宜采用本地化部署方式，并实现与线下应用系统的互联互通。开发宜采用成熟、安全、可靠的"互联网+"技术，按照功能定位，以实现在线诊疗服务最优体验为目标，部署相关应用场景。

信息系统规划可参考图 3-5。

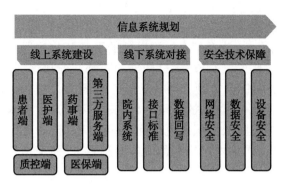

图 3-5 互联网医院建设信息系统规划

1. 线上系统建设 互联网医院信息系统建设应统一数据、交互标准,须配备患者端、医护端、医院质控端功能设计,宜提供医保端、药事端、监管端、第三方服务等功能设计。

2. 线下系统对接 互联网医院信息系统应具备开放性,配备可扩展、可接入、可融合应用标准交互模式,应具备但不限于标准交互接口、数据访问、链接挂接、用户体系互通等。

3. 安全技术保障 互联网医院信息系统安全须按照 GB/T 22239—2019《信息安全技术 网络安全等级保护基本要求》,完成三级等保测评。

(四) 实名认证

为保障互联网诊疗服务质量及监管,互联网医院信息系统须设计建设实名认证功能,应对接省级、市级已经建设的具备卫生健康、医疗保障实名体系的系统,宜结合第三方实名体系实现多重实名认证,可采用自建实名认证系统的方式实现本地化实名认证。

互联网医院信息系统的实名认证体系,应包括患者实名、医师实名、药师实名,涉及在线开处方须具备 CA 电子签名。对于实名认证,应注意处理好以下三类问题:

1. 患者的身份注册是否必须使用本人手机号码 业界有 3 种看法:①患者应使用本人手机号码进行本人身份信息校验,才可使用互联网医院;②应考虑老年人、儿童等特殊人群,不应限制为本人,还应包括亲情账户等;③除使用手机号码外,还需增加人脸识别等方式进行校验。福建省地方标准《公立医疗机构互联网医院建设规范》认为实名就医与实人就医存在较大区别,患者注册登录互联网医院患者端的过程,应支持多种实名认证方式并存,可包括身份证、银行卡、社保卡、医保电子凭证、实名就诊卡等方式,患者应填写实人手机号码获取短信验证码。

2. 人脸识别等生物认证技术是否应用于互联网医院 业界有建议使用与不建议使用两种不同的声音:①根据新颁布的数据安全法,应充分考虑患者的隐私数据保护,使用人脸识别不仅增加成本,也增加风险,不建议采用;②人脸识别对于一些存在心理疾病的患者,会对其精神造成一定影响,不建议使用,或与其他认证方式并存;③人脸识别能有效鉴别使用人身份,防止冒用,也符合医保相关部门要求,建议采用;④人脸识别技术可以用在注册环节,一次识别,永久注册,可以应用。鉴于身份证、银行卡、医保电子凭证、健康码、多码融合等认证方式可以满足互联网医院患者身份识别的功能,目前各家互联网医院普遍的做法是谨慎使用人脸识别方式。

3. 互联网医院是否仅允许本机构的医师注册接诊 对于依托实体医院独立设置的互联网医院,一般都对社会医师开放注册,而对于实体医院举办的互联网医院,特别是公立医疗机构举办的互联网医院,是否对本机构以外的医师开放注册、接诊,目前有以下几种看法:①考虑多点执业等因素,应开放本机构外的医师注册接诊;②互联网医院无法及时为非本机构的医师购买责任险、办理 CA 电子签名等,且非本机构的医师出诊排班无法统一,暂不建议开放;③对于医联体内的医疗机构,完全可以开放非本机构的医联体医师注册。福建省在制订地方标准《公立医疗机构互联网医院建设规范》时采取折中的做法,不对互联网医院注册医师是否为本机构医师做出限制要求,而交由各运营主体在具体执行过程中灵活调整。

(黄守勤)

案例分享

互联网医院"三步、四化"建设

A 医院是省级公立综合医院,2019 年开始规划、设计、建设互联网医院,按照互联网医院管理办法的要求,实施"三步、四化"互联网"新基建"。

一、三步走

第一步:解决互联网医院准入问题。包括完成信息机房标准化、信息安全三级等保测评、互联网医院信息系统、监管平台对接、医师 CA 认证接入、支付对账平台、在线审方、药品配送等信息化基础建设,建立互联网诊疗在线开方、合理用药、电子病历、诊疗规范、应急预案等各项规章制度,2019 年 10 月取得互联网医院医疗机构执业许可证,成为省内第一家在医疗机构执业许可证上加注互联网医院作为第二名称的医疗机构。

第二步:解决互联网医院门诊问题。获得牌照后,互联网医院门诊服务(慢性病复诊、续方、咨询)进入试运行阶段。2020 年初,互联网医院线上诊疗需求激增,医院适时开通线上慢性病专科、发热(呼吸道疾病)专科免费咨询,并在医疗保障、卫生健康部门的支持与指导下,开通医保在线结算,成为全国首家依托多码融合技术、使用医保电子凭证结算的互联网医院。

第三步:解决互联网医院住院问题。2021 年,A 医院被省卫生健康委员会、省医疗保障局确定为开展以家庭病床为主要服务方式的居家医疗服务试点单位,完成各项制度建设,完善相关医疗文书,建成基于互联网医院的家庭病床出入院流程、远程视频查床巡诊系统,研发家庭病床患者居家服务终端——健康小管家,率先在全省开展家庭病床远程巡诊服务试点,日均家庭病床 100 张左右。

二、四化建设

A 医院建设互联网医院从平台到医院遵循独具特色的"四化建设",即线下服务线上化、院内服务院外化、双向转诊闭环化、健康管理智能化。

(一)线下服务线上化

重点聚焦门诊服务(图 3-6)。

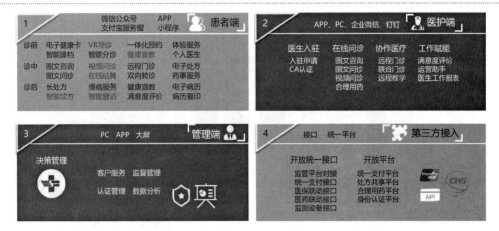

图 3-6　线下服务线上化

1. 以直接服务于患者的各类门户应用作为入口,如手机 APP、微信公众号、支付宝服务窗、小程序,实现院内诊前、诊中、诊后的服务内容线上化,方便患者使用。

2. 医护端以手机、PC 电脑上的微信、钉钉等作为入口,医师入驻审核后,实现在线问诊、协作医疗和工作赋能。

3. 在医院管理端,同样通过 PC 电脑或手机应用,结合信息大屏展示,实现实时分析、决策管理。

4. 通过开放统一接口、开放平台,为第三方服务接入提供便利,让各类第三方服务加入,协同提供优质服务。

（二）院内服务院外化

重点聚焦住院服务,将传统上原本只能在实体医院提供的住院服务,通过"智慧家庭病床服务平台"将服务延伸至院外(患者家庭或常住地),通过一系列系统串联和数据联通,实现患者、医师、护士、医院各方的有效连接(图 3-7)。

（三）双向转诊闭环化

重点聚焦分级诊疗,根据患者病情轻重,对其进行上下级双向转诊的操作,实现优质便捷转诊,引导患者有序流动;帮助卫生健康主管部门、医疗机构搭建分级诊疗体系,合理分流患者(图 3-8)。医师可申请转诊,把患者转诊给对症的专家,具体步骤为:通过医师协作功能在线发起转诊,申请转诊患者,选择符合的转诊医师,在线发起转诊申请,系统自动根据请求自动整合信息,一键生成转诊单。

（四）健康管理智能化

重点聚焦慢性病管理、健康服务,提供多项慢性病健康管理的智能化应用场景,在体征采集方面,患者可通过互联网医院慢性病管理进行体征采集,实时记录血压、血糖、体重、心率、血氧饱和度等数据,实现慢性病管理的有效性与连续性;在睡眠监测方面,为患者提供贴心的睡眠监测服务,记录患者的睡眠情况,开办线上健康教育课堂,及时提供健康宣教及建议;在心理咨询方面,根据咨询者不同心理症状进行科学甄别,及时进行心理疏导;在家庭病床居家健康服务方面,联动居家健康服务终端及互联网医院平台,自动采集上传患者居家体征数据,用于远程巡诊、处方开具、治疗方案调整等(图 3-9)。

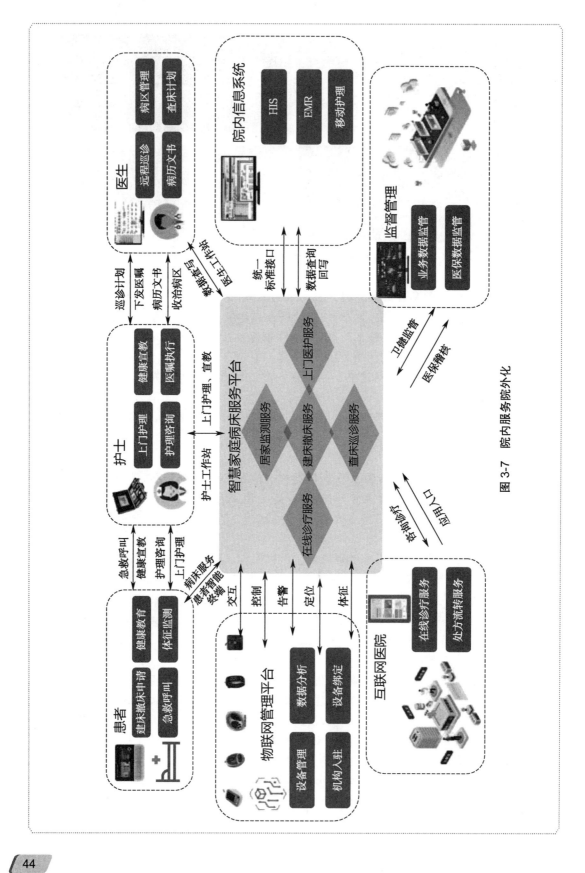

图 3-7　院内服务院外化

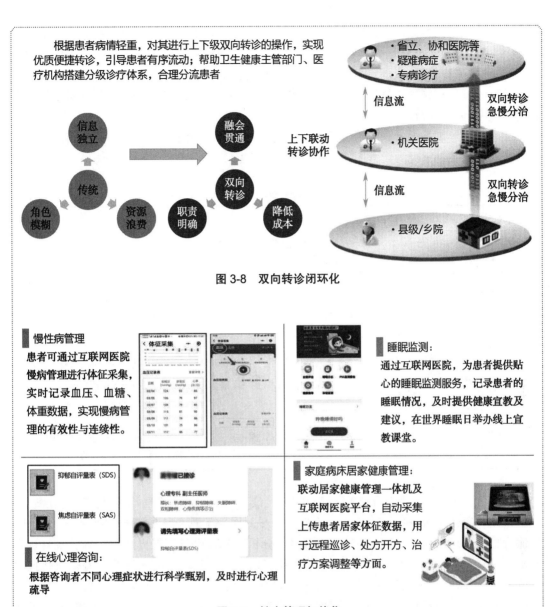

图 3-8 双向转诊闭环化

图 3-9 健康管理智能化

第三节 业务流程设计

一、医院流程概述

无论是医疗服务,还是医疗业务,自始至终要经过一定的步骤,将开始到结束的几个步骤描述、关联起来,即为流程。流程是医院运作的基础,医院各项业务、管理均需流程来驱动。医院的部门之间、医患之间以及不同的供应商之间都是靠流程协同运作。流程运转过程中可能会带着相应的数据流转,包括文档、产品、财务、数据、项目、任务、人员等信息,如果流转不畅,将会导致机构整体运作不畅、效率低下。一般认为,流程管理应该是一个操作性的定位描述,包括流程分析、流程定义与再定义、资源分配、时间安排、流程质量与效率测评、流程优化等。医院流程管理的目的在于分析流程中存在的问题,优化业务流程,帮助医院管理人员提高效率、创造效益。

流程图的绘制是最常见的流程管理方法,医院流程图常用的有上下流程图、矩阵流程图两种类型。以下是常见的流程图符号及其含义(表 3-1)。

表 3-1　常见的流程图符号及其含义

符号	名称	含义
⬭	开始 / 结束	表示一个过程的开始或结束
▭	过程	表示在过程的一个单独的步骤
◇	判定 / 决策	表示过程中的一项判定或一个分岔点,判定或分岔的说明写在菱形内,常以问题的形式出现
→	流线	表示步骤在顺序中的进展,流线的箭头表示一个过程的流程方向
⬓	文档	用来表示属于该过程的书面信息,文件的题目或说明写在符号内
◯	连接	表示流程图的待续。圈内有一个字母或数字。在相互联系的流程图内,连接符号使用同样的字母或数字,以表示各个过程是如何连接的

业务流程再造理论起源于 20 世纪 90 年代,最早应用于企业管理,随后逐渐被医院管理广泛采用。美国的 Stephen L.Waston 等教授最早对医院流程再造的概念进行界定,认为医院流程再造是对医院各部门工作流程的梳理、分析、重新分配,流程再造对加强医院管理十分重要,建议医院成立专门的部门来主持和指导流程再造活动。随着互联网等信息化技术快速发展,互联网与医院管理、医疗业务深度融合,国内医院信息化专家、学者开展了较为广泛的医院流程再造理论研究与实践探索,在患者服务流程再造与优化、医院提质增效、患者满意度和就医体验提升等方面取得一系列成果。流程再造理论指导线上线下医院管理,同时流程再造管理亦愈加依赖信息化技术的应用与创新。

医院功能复杂,决定了其动线复杂。实体医院建设之初的动线设计、设备配置决定建筑的布局,而建筑布局一旦确定,建筑又决定了总体的业务、服务动线,例如某医院采取集中式改扩建模式,以垂直发展的住院主楼与水平延伸的医技裙房组合,并与门诊楼相衔接,实现住院患者、门诊患者医技检查时移动路线最优。这种设计就是基于医院的服务流程而展开的。互联网医院与实体医院同样存在业务、服务流程管理的问题,构建规范的"端"到"端"的流程是互联网医院设计的重点内容,对未来线上服务的体验、管理运营的成效影响很大。

线上服务流程的设计是互联网医院管理者必须重视的课题之一。互联网诊疗对医疗业务流程的变革、重塑,至少表现在以下几个方面:

1. 实现线下医疗业务、服务流程线上化,如慢性病复诊续方、送药到家、线上健康教育等。

2. 将原先需要在实体医院内完成的辅助流程实现在线完成或到达医院前就已完成,如预约挂号、在线充值缴费、检查检验结果查询等。

3. 将原先在院内多个环节才能完成的流程,优化、简化后一部手机即可完成,缩短等候时间,减少人力使用,降低人工差错发生,如办理出入院流程、患者出院后随访等。

4. 新增线下难以实现的医疗业务、服务流程,如检查检验项目线上开单、缴费、预约——线下检查检验——结果线上查询等,减少到医院次数、大幅缩短在院停留时间。

5. 实现服务即时评价,在服务结束时即可对医师、医院、药房等服务结果进行即时、非面对面的评价,这种评价结果更真实、可信,对医院管理决策、持续改善医疗服务具有更高的参考价值。

二、总体业务流程

1. 应用场景　实现线上诊疗以及全程留痕、可追溯是互联网医院为患者提供优质、安全线上医疗服务的第一站,是互联网医院质量控制的核心环节。有线上就诊、咨询需求的患者,前往互联网医院平台(患者端)发起诊疗请求,医护人员在医护端接到请求,经过图文、语音或视频完成线上诊疗,为患者提供诊疗方案建议或续方服务,续方的则由药师审核、调剂,由患者选择到院取药或物流配送到家。整体业务数据需要汇总至医院质控端,确保全流程可追溯。最终,由质控端将数据按标准上传至省级互联网医院监管平台。

2. 流程描述　①应由患者端发起诊疗请求;②医师通过医护端接收到请求后,按秩序接诊;③医师开具的电子处方应通过药事端由药师审核;④应提供到医院或药店自主取药、物流配送方式;⑤医院质控端应对互联网诊疗产生的业务数据进行质控和追溯;⑥医院质控端应按照所在省互联网医院监管平台数据监管接口规范的要求上传互联网诊疗产生的数据至省级互联网医院监管平台。

3. 流程　总体业务流程可参考图3-10。

三、分步业务流程

(一)患者注册认证

1. 应用场景　身份认证是互联网医院诊疗的重要环节。患者首次登录互联网医院平台,必须进行必要的注册,进行身份认证。互联网诊疗实行实名制,仅限已实名认证的复诊患者,不同的互联网医院平台会根据诊疗的具体要求设置相应的注册要求,提交相应的个人信息,患者需提供真实有效的信息,如姓名、手机号、身份证号等。未成年人、不能清晰表达病症的患者,应有家长或成年家属陪伴,其家长或成年陪伴家属应一并提供实名身份信息。拒绝提供实名身份信息的患者,可不提供互联网诊疗服务。

医保电子凭证是全国医保信息平台为医保相关的参保人、经办人员、医护人员、定点医药机构、医药企业等颁发的统一标识信息。参保患者可领取医保电子凭证进行医保身份认证。

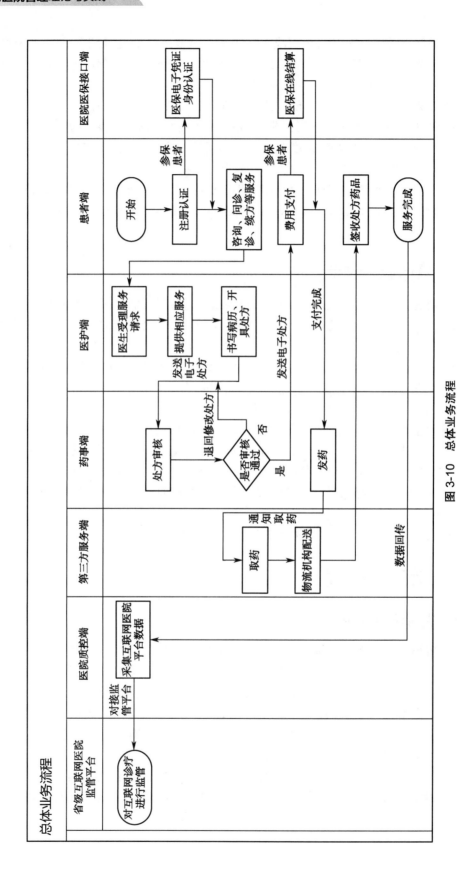

图 3-10　总体业务流程

2. 流程描述 ①患者应填写实名手机号码获取短信验证码;②验证成功后应进行登录密码的设置,登录密码宜由不少于 8 位阿拉伯数字及拉丁字母组合而成;③患者登录后可选择健康码、多码融合、身份证、社保卡、银行卡之一作为实名认证方式;④医保患者可领取医保电子凭证进行医保身份认证。

3. 推荐流程 患者注册认证流程可参考图 3-11。

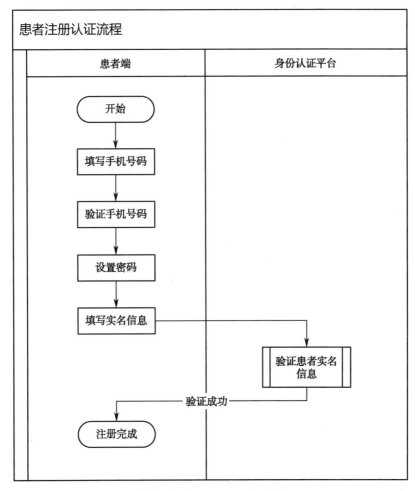

图 3-11 患者注册认证流程

(二) 医务人员注册认证

1. 应用场景 医疗机构应当对开展互联网诊疗活动的医务人员(包括医师、护士、药师等)进行实名认证,确保医务人员具备合法资质。医师接诊前需要进行实名认证,确保由本人提供诊疗服务。

2. 流程描述 ①应采用 CA 认证登录;②应校验本人手机号码;③应设置登录密码,登录密码宜由不少于 8 位阿拉伯数字及拉丁字母组合而成;④医务人员登录后应完善个人信息用于身份验证;⑤应上传执业资格证明、身份证照片等完成注册。

3. 推荐流程 医务人员注册认证流程可参考图 3-12。

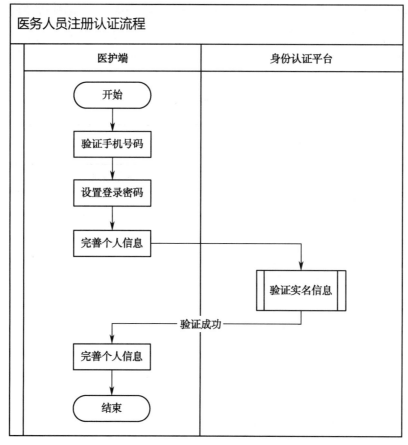

图 3-12　医务人员注册认证流程

（三）在线咨询

1. 应用场景　初次求诊于互联网医院的患者注册认证登录后（已经注册认证的可以直接登录），可根据个人实际情况在线向医护人员发起医疗健康咨询，医护人员在线接收处理请求，给予患者建议，若患者需要进一步接受线下诊疗，则可为其提供相应的导诊服务。

互联网医院医护端一般要设置患者管理功能，支持对线上就诊过的患者及主动关注医师的患者进行统一管理，对人群进行分组并设置疾病标签，便于医师在接受咨询、复诊时了解患者的相关情况，必要时按组推送相关健康教育处方、科普知识等。

2. 流程描述　①应由患者发起咨询，选择咨询方式，支付咨询费用后，等待医护人员接诊回复；②医护人员应根据患者的病情描述或诉求给予正确的指导；③当患者出现病情变化需要医护人员线下面诊时，接诊的医护人员应立即终止互联网诊疗活动，引导患者到实体医疗机构就诊，可通过预约方式引导患者就诊。

3. 推荐流程　在线咨询流程可参考图 3-13。

（四）在线复诊

1. 应用场景　复诊患者选择个人近 3 个月内的有效线下就诊记录，选择图文、语音、视频方式中的一种，支付相应费用后发起在线复诊请求，接诊医师与患者交流，查看患者病历，充分掌握其病情后可为其在线开具电子处方或续方,电子处方由药师审核通过后,患者即可查看处方并选择取药方式,进行在线结算,完成在线复诊。

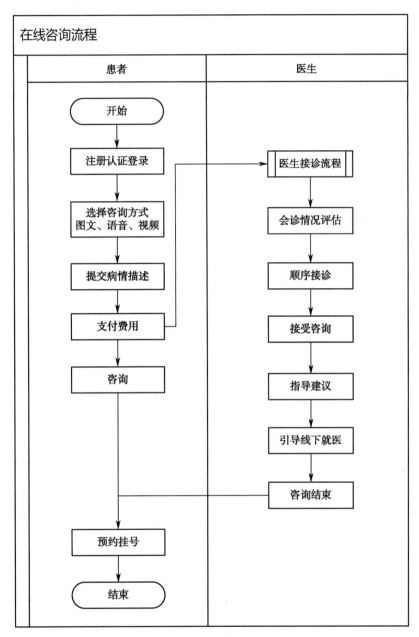

图 3-13　在线咨询流程

2. 流程描述　①复诊患者应提供具有明确诊断的病历资料,如门诊病历、住院病历、出院小结、诊断证明等,由医师根据患者提供的病历资料判断是否符合复诊条件;②符合复诊条件的患者可自主选择复诊问诊方式(图文、语音、视频),支付复诊诊查费用后发起复诊请求,等待医师接诊;③医师接诊前应进行实名认证,确保由医师本人接诊;④医师应根据患者选择的问诊方式提供相应的接诊方式,问诊结束后医师根据病情判断是否开具电子处方;⑤如需开具处方,电子处方应由开方医师本人进行 CA 认证;⑥电子处方应通过药师审核并进行 CA 认证后,经由药事端推送至患者端;⑦应支持患者查看处方及费用明细,确认无误后选择取药方式并进行在线结算。

3. 推荐流程 在线复诊流程可参考图 3-14。

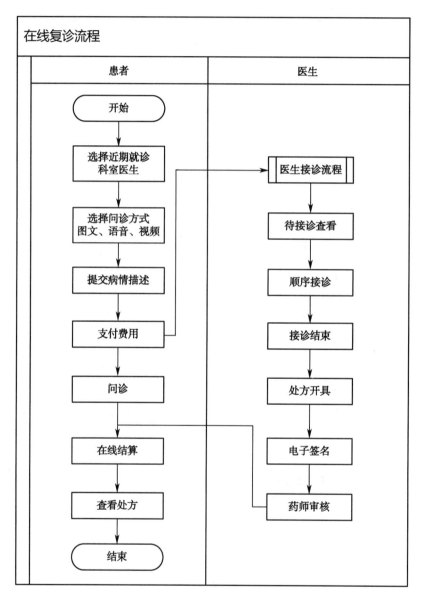

图 3-14 在线复诊流程

(五) 在线续方

1. 应用场景 常见病、慢性病患者登录互联网医院平台后,选择个人历史处方,填写病情描述、续方诉求后提交续方申请。医护人员接收、审核患者续方申请,并将审核后的电子处方发送至药事端由药师进行审核,审核通过后即完成续方过程。

如何处理续方流程与复诊流程的两者关系是互联网医院业务流程设计时常会遇到的一个比较纠结的问题,《互联网医院管理办法(试行)》《互联网诊疗管理办法(试行)》对复诊、续方两者之间的关系、区别没有特别说明,业界有 3 种看法:①复诊流程包含续方流程,两个流程应当合并;②续方不一定涉及问诊,由医生判定患者提供的资料或既往诊断,直接审批续方,两个流程是不同的;③复诊不一定续方,也有可能仅是问诊,所以流程应当区别开来。《公立医疗机构互联网医院建设规范》倾向于第一种看法,认为从逻辑上复诊流程可以包含续方流程,故将两个流程合并。为比较两者关系,本书将 2 个流程一并列出,供读者参考。

2. 流程描述 ①只需线上续方的常见病、慢性病患者登录互联网医院平台后,选择个人历史处方,填写病情描述、续方诉求后提交续方申请;②医师接诊前应进行实名认证,确保由医师本人接诊;③医护人员接收、审核患者续方申请,并将审核后的电子处方发送至药事端由药师进行审核;④电子处方应通过药师审核并进行 CA 认证后,审核通过后即完成续方过程。

3. 推荐流程 患者续方流程可参考图 3-15。

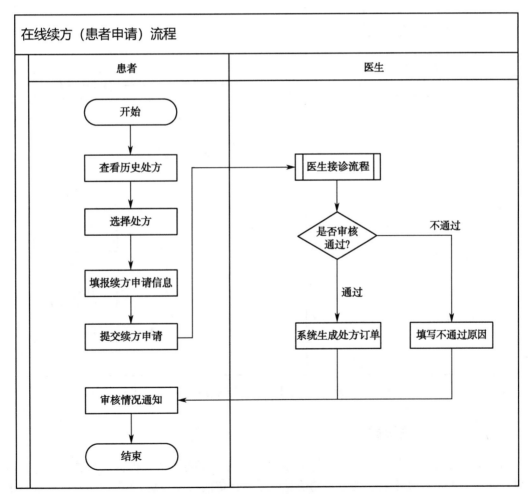

图 3-15　在线续方流程

（六）机构内处方流转

1. 应用场景 医师为互联网诊疗患者开具电子处方后,将处方提交发送至药事端,药事端药师对处方进行审核,审核通过后进入处方调配发药流程。

2. 流程描述 ①医师开方完成后,系统应支持将处方自动流转至药事端(药房);②药事端接收到电子处方后,药师应对处方进行审核,审核无误后进入调剂发药流程;③审核不通过,可由药师将处方退回至医护端;④医师应根据药师的审核批注,重新修改处方。

3. 推荐流程 机构内处方流转流程可参考图3-16。

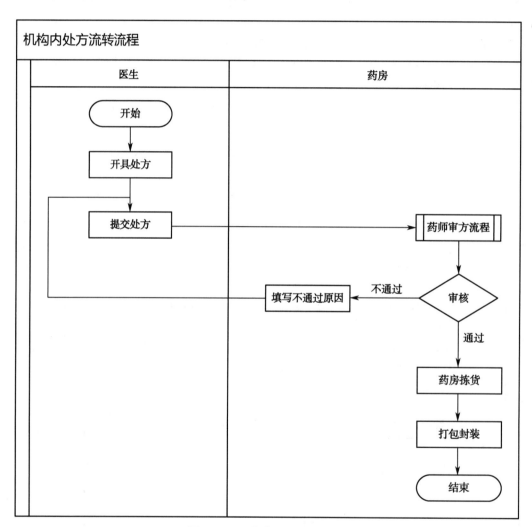

图 3-16　机构内处方流转流程

（七）机构间处方流转

1. 应用场景 院内处方以电子化的形式同步流转至其他医疗机构的药房或指定医药机构,随后患者可通过该电子处方内的信息就近向指定的实体药房、医药机构获取药品或通过物流配送到家,免去排队拿药的不便。同时,让处方流动起来,不仅为患者带来便捷,更有利于推动医药分开,形成更加合理的就诊秩序,也符合"放管服"改革的精神。

2. 流程描述 ①医师开方完成并经由本机构药师审核无误后,系统宜支持将处方在医疗、医药机构间流转;②医疗、医药机构接收到电子处方后,药师应对处方进行审核,审核无误后进入调剂发药流程;③审核不通过时,可由药师将处方退回至开方医疗机构;④医师应根据药师的审核批注,重新修改处方。

3. 推荐流程 机构间处方流转流程可参考图 3-17。

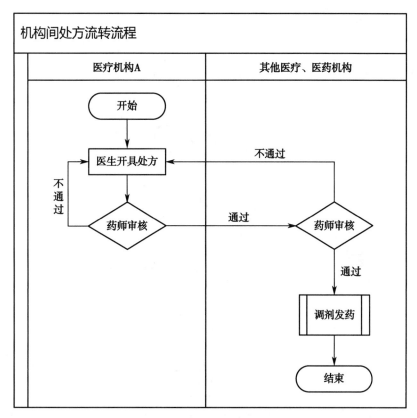

图 3-17 机构间处方流转流程

(八) 药品配送

1. 应用场景 药事端将药品打包完毕后,生成物流订单,物流机构接收到物流订单后,安排配送人员上门取药,配送至患者填写的指定地址,并将药品的签收信息详情同步发送至药事端。

2. 流程描述 ①药品打包完毕后,应由药房人员通过药事端生成物流订单;②物流机构收到取货订单信息后,应指派配送人员到医院或药品销售机构取药;③配送人员取药后生成配送信息,应将配送详情同步至药事端及患者端;④配送人员应根据患者填写的收货信息,将药品配送至相应地点;⑤药品应由患者本人进行签收,由亲属代收的,应通过信息验证;⑥患者签收后,物流配送机构应将签收凭据、代收验证信息(如有)上传至互联网医院平台;⑦患者如未能按预期时间签收药品,可在患者端进行反馈,提醒配送人员、药房人员关注配送情况。

3. 推荐流程 药品配送流程可参考图 3-18。

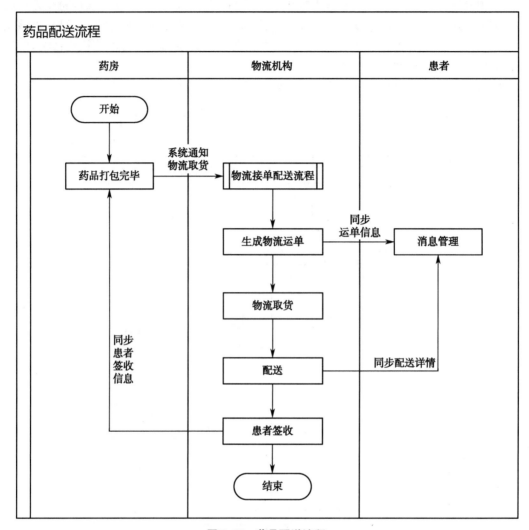

图 3-18 药品配送流程

(九) 网上患者入院管理

1. 应用场景 互联网医院患者在复诊后,医生认为病情需要住院治疗的,可以开具网络入院证办理入院,互联网医院可通过网络系统通知患者入院,患者愿意入院就点击确定,如果已经在其他医院住院,不需要住院服务,就点击"否"。患者 3 小时未回复,系统默认为不需要入院服务,自动发送取消入院服务通知并告知原因。否则,信息自动传入实体医院入院服务中心进行预约入院,预约规则可以设置病情危急系数及时间等待系统,以平衡不同患者的排队预约顺序。住院预缴金也可以通过微信、支付宝等进行支付,避免来回奔波耽误时间、增加费用。因此,患者只需要接收到入院通知时到医院住院即可,减少患者时间、精力的浪费。

2. 流程描述 ①复诊患者复诊后,医师评估是否需要住院治疗;②需要入院治疗则通知患者入院;③患者确认是否入院;④确认入院,患者线上缴交相关费用,互联网医院平台自动上传患者信息至实体医院入院服务中心办理预约入院,并按流程办理入院相关手续;⑤患者无入院需求,则取消入院服务。

3. 推荐流程 网上患者入院管理流程可参考图3-19。

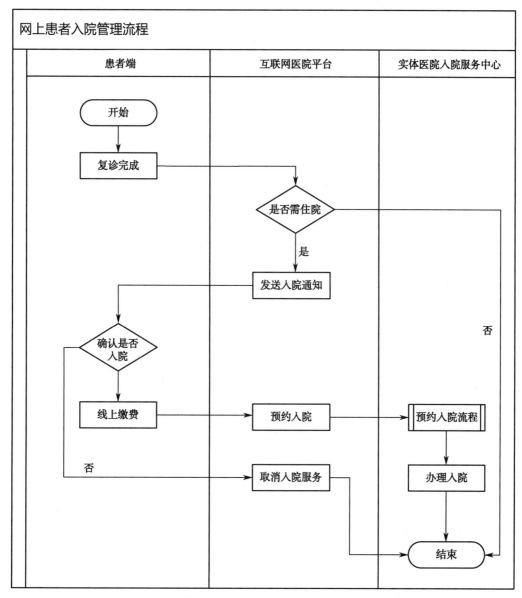

图3-19 网上患者入院管理流程

(十)双向转诊

1. 应用场景 医疗机构间或医联体内通过信息化和标准化建设,实现信息互联互通,可以为患者提供有效的接续治疗。在患者治疗方案确定后,上级医院可以将患者转诊到下级医院,继续完成相应的治疗周期;患者在下级医院住院期间,若病情有变化,上级医院可以通过远程查房或远程会诊来了解患者的疾病状态和治疗效果,再决定下一步的治疗,从而完成顺畅的双向转诊机制,实现区域内医疗资源的共享与整合。

2. 流程描述　①患者康复治疗方案确定后,经评估适合转诊下级医院的转诊至下级;②下级医院接诊,并根据康复治疗方案进行治疗;③若病情变化可发起远程查房或远程会诊;④根据会诊评估情况,如需转诊则转入上级医院进行接续治疗;⑤患者治疗完成,办理出院。

3. 推荐流程　双向转诊流程可参考图 3-20。

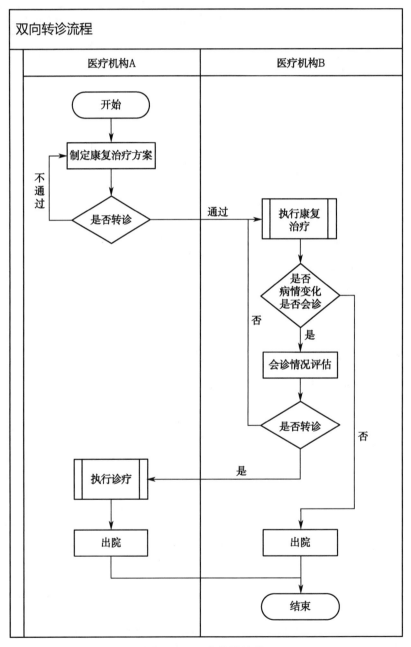

图 3-20　双向转诊流程

四、其他健康服务流程

(一) 预约挂号

1. 应用场景 用户可以在各类门户(包括互联网医院平台)进行门诊预约挂号,从而有效地提供分时诊疗服务,节约患者排队等候时间,提高就诊效率。

2. 流程描述 ①患者登录预约门户,选择需就诊的医院、科室、医师;②预约平台查询对应的科室、医师信息;③患者选择预约时间,预约平台查询;④预约平台查询对应的号源池;⑤患者确认预约信息,预约平台释放号源,预约成功后发送对应预约成功通知;⑥预约平台生成对应预约记录,并将预约订单返回至医院信息系统。

3. 推荐流程 预约挂号流程可参考图 3-21。

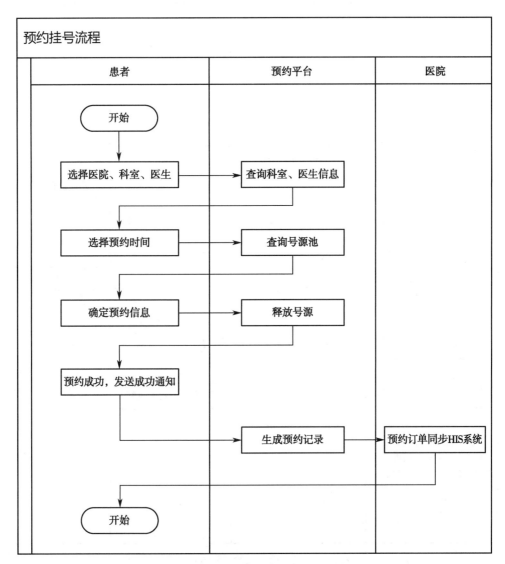

图 3-21 预约挂号流程

(二) 检查检验预约、报告查询

1. 应用场景　对于检查检验类医嘱,在患者完成线上缴费(支持微信、支付宝)后,预约信息将通过医技预约平台自动生成,并通过短信和/或微信告知患者。检查检验完成后,报告可通过 APP 或微信公众号进行在线查看,节约患者排队等候时间,提高检查检验效率,提升患者体验感。

2. 流程描述　①医师线上开具检查检验预约单,互联网医院平台生成对应的检查检验建议单;②患者接收检查检验建议单,并选择对应的可预约时间预约;③医技预约平台完成预约并生成对应的检查检验申请单,并同步至互联网医院平台;④患者前往医院签到取号并缴费完成检查检验项目;⑤检查完成后,可在平台查看对应的检查检验报告信息。

3. 推荐流程　检查检验预约、报告查询流程可参考图 3-22。

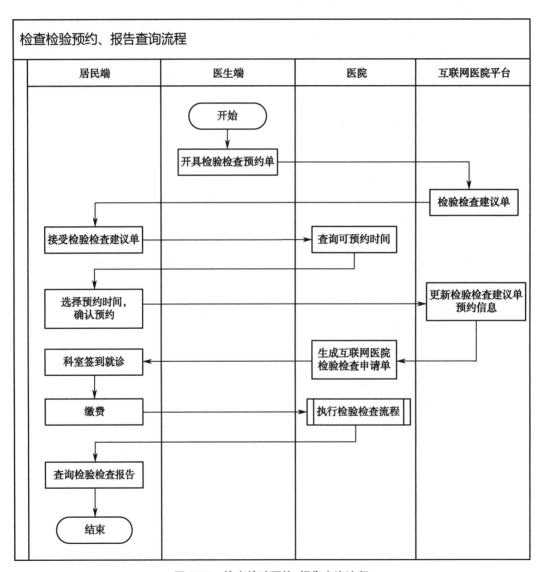

图 3-22　检查检验预约、报告查询流程

（三）中药代煎寄送

1. 应用场景 为患者提供中药代煎寄送到家的服务,患者就诊并由医师开具中药处方后,可委托代煎并由物流寄送到家,无须在院等待,减少来回奔波,方便患者。

2. 流程描述 ①医师在医院信息系统上勾选代煎,患者拿到处方后,填写对应的身份及地址信息;②系统验证对应的信息,验证成功则填写对应的代煎及地址信息;③医院审核对应的处方信息,审核通过,填写对应的药剂数量;④中药代煎完成后下单对应的物流配送公司;⑤物流公司到医院取件进行配送;⑥患者签收结束流程。

3. 推荐流程 中药代煎寄送流程可参考图 3-23。

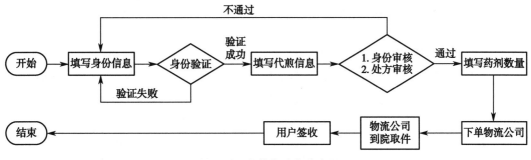

图 3-23 中药代煎寄送流程

（四）费用查询

1. 应用场景 为互联网医院患者提供相关费用明细查询。

2. 流程描述 ①患者登录互联网医院平台;②绑定或选择对应的就诊人;③点击查询调用医院信息系统对应的接口,返回医院费用记录信息。

3. 推荐流程 费用查询流程可参考图 3-24。

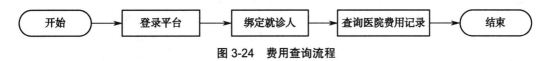

图 3-24 费用查询流程

（五）就诊记录查询

1. 应用场景 为患者提供医院就诊记录查询。

2. 流程描述 ①患者登录互联网医院平台;②绑定或选择对应的就诊人;③点击查询调用 HIS 对应的接口,返回就诊记录信息。

3. 推荐流程 就诊记录查询流程可参考图 3-25。

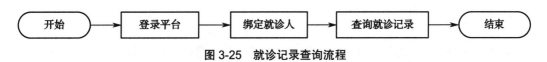

图 3-25 就诊记录查询流程

第四节 用户界面设计

一、UI 设计

UI 是用户界面(user interface)的英文缩写,从字面上看包含用户与界面两个部分,实际还包含互联网用户与界面之间的交互关系。好的 UI 设计一般包括用户研究、交互设计、界面设计,应遵循一致性、准确性、可读性、布局合理、易于操作等原则。互联网医院业务界面设计应优先考虑用户友好性、便捷性,力求让互联网医院诊疗业务流程像网上购物流程那样便捷,使医务人员、患者感到好用、愿意用,久之才能养成线上咨询、问诊、看诊的习惯。

(一) UI 风格选择

良好的 UI 整体设计体现了软件系统人机交互、操作逻辑、业务流程以及舒适简单、美观规范、人性化的使用印象。鉴于患者线上看病就医的目的性比一般的信息浏览、网上购物更加明确,在界面设计时要注意从患者的需求出发,采集互联网医院患者习惯的交互方式,简洁明了地直奔主题,体现患者的核心需求;同时结合所依托实体医院的文化、愿景、理念等VI 设计元素,实现线上线下风格统一。UI 设计风格应注重构建和谐的医患关系,提升温馨、舒适、专业、便捷的医患用户体验,避免画面怪异、反差巨大、悲伤压抑的设计风格。针对特殊用户的互联网医院,应适当做出调整,如以儿童患者为主的互联网医院,可以考虑明快的色彩搭配,并适当使用卡通形象;以老年患者为主的互联网医院,要充分照顾老年人的生理、心理特点,删繁就简,使用较大的字体、更直观的界面元素、清晰的措辞以及有用的功能提示等,给予长者以最优的线上看病就医体验(详见案例分享)。

(二) UI 色彩选择

UI 设计要注意界面色彩使用的选择,界面通过设置不同色块,不仅可以确定形状的外观,还可以对内容进行归类,系统化定义层次结构以及告知界面行为和流程。随着年龄的增长,人们眼角膜、瞳孔括约肌、晶状体和视网膜等生理功能有所下降,对视觉的灵敏度、明暗、空间、颜色以及大脑对信息加工的变化会受到影响。因此,在界面中要使用相对柔和的中性色,并强化色彩对比,避免使用纯度、亮度过高的颜色,以免对眼睛造成刺激。根据WCAG2.0(Web Content Accessibility Guideline,Web 内容无障碍指南)对颜色对比度的指导意见:对比度(AAA 级)文本的视觉呈现以及文本图像至少要有 4.5∶1 的对比度;大号文本(字重为 Bold 时大于 36px,字重为 Regular 时大于 48px)以及大文本图像至少有 3∶1 的对比度。此外,还要结合所依托实体医院或互联网医院徽标的标准色,综合选择用户界面的主色调以及次级界面的色彩等。通常来说,蓝色适合医疗场景,可以作为互联网医院的主色,而适当降低饱和度,则更适合老年人。

(三) UI 文字排版

随着年龄增加,人的晶状体会开始硬化,并逐渐引起老花眼的症状,使得阅读小而紧密的文字越来越困难。UI 文字排版时,需要协调考虑文字和屏幕本身的尺寸,确保用户界面清晰可辨,在字体、字号的选择上,尽量减少不必要的视觉干扰,保证易读性,更适合老年人。从视觉角度上看,非衬线体比衬线体更大,结构更清晰,故倾向于选择可阅读性更强的非衬线字体,衬线字体只在标题、图标等少部分地方使用,以提升美感。

(四) UI 控件设置

互联网医院诊疗范围以常见病、慢性病为主,这类人群又以老年人为主,老年人的视觉问题以及触感下降,在准确的位置进行操作有一定困难,因此,点击区域需要足够大,且需要简化交互手势。按钮尺寸分为大、小两类,高度均为 100px(图 3-26)。

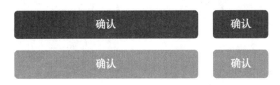

图 3-26 互联网医院 UI 控件设置图示

二、UI 首页设计

互联网医院用户界面首页相当于实体医院的门面,对于医患双方来说都是很重要、最直接的交互界面,直接影响医务人员、患者的用户体验。《互联网诊疗监管(试行)》第八条规定"医疗机构应当在互联网诊疗平台显著位置公布本机构提供互联网诊疗服务医务人员的电子证照等信息,方便患者查询。"

图 3-27 案例将首页划分为 Banner 显示区、主功能区、常用功能区、健康管理区等区域,每个区域赋予不同的内容与功能。

1. Banner 显示区 位于首页顶部,使用实体医院的建筑照片作为重点展示内容,强化医患双方的熟悉感和信任感,同时将《医疗机构执业许可证》、互联网诊疗服务医务人员的电子证照以及线上诊疗排班表在该区域翻页、滑动展示。

2. 主功能区 主功能区要充分考虑医院功能定位以及目标用户需求进行设计。案例医院的功能定位为门诊服务型,主要满足老年患者的常见病、慢性病复诊续方需求。由于老年人专注力有所下降、信息处理速度相对较慢,对复杂的界面信息可能会产生理解障碍,为此在设计首页时充分考虑到了老年用户的这一特点,尽量精简功能,拆分部分任务步骤,将功能压缩在手机一个屏幕页面之内,不用滑动即可一览全部功能,防止信息过载。同时,在首页设计中,提炼了互联网医院的核心功能——"看病"和"咨询",并在位置、字体、色彩上予以突出。考虑到老年人群对图标的识别有一定难度,因此直接将文字图形化,作为功能入口和控件,使之易于识别和操作。

3. 常用功能区 主功能区、常用功能区一般布局在手机界面的中部偏上区域,这里是手机用户视角的焦点,也是单手持握、操作手机最便利的区域。设计时将文字图形化,用彩色突出功能关键字,作为功能入口图标,同时设置"更多功能"导入第二屏,使界面简洁、清晰、明了。

4. 健康管理区 将照片作为功能背景,相比图标来说,老年人更易识别,在此区域设置服务时间、线上客服等重点、关键信息,便于用户服务管理。

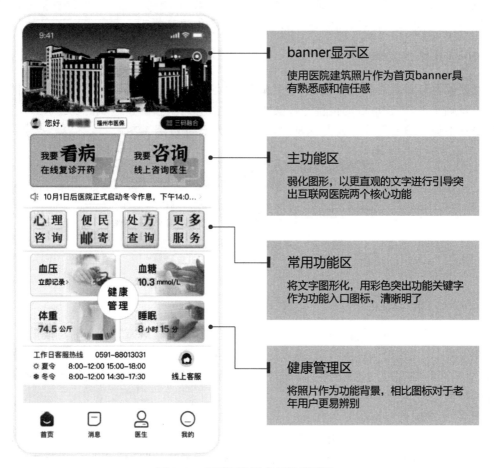

图 3-27 互联网医院首页设计图示

案例分享

老年友好型互联网医院

A 医院是一家老年医学特色突出的省级综合医院,紧扣老年人在互联网医院就医的高频事项和服务场景,通过解决老年人面对的"数字鸿沟"难题,全面改版升级建设"老年友好型互联网医院",切实保障老年人线上基本就医服务需求。

(一)优化界面交互设计,降低操作复杂程度

充分考虑老年人使用习惯,聚焦老年患者的核心需要,整合重塑互联网医院首页界面,将同类业务、功能应用合并,调整应用菜单、简化注册流程,首页一屏展示,放大界面总体字号,突出"看病""咨询"两个核心功能模块,使之更加符合老年人使用习惯。

1. 首页改版 打破传统思维,充分考虑患者(尤其是老年患者)的使用习惯,重新设计互联网医院首页,聚集核心功能,包括医院名称、客服热线、牌照、公告、患者医保身份标识、我要看病、我要咨询、功能按钮样式、健康管理(血压、血糖、体重、睡眠),将更多服

务(包含心理咨询、便民邮寄、处方查询、门诊记录、住院记录、检查检验、用药提醒、三码融合、网络候诊、药学服务、健康科普、费用清单)置入二级菜单,使首页界面更加简洁、易用,聚焦核心、高频应用。

2. 我要看病　将原来在线复诊与续方申请功能合并为"我要看病",患者点击"我要看病"进入复诊医生列表,选择医师进行问诊。充分考虑老年人习惯,通过整合续方业务,实现医师在就诊过程中可向患者主动发起续方,减少老年人业务操作步骤,改善老年人就医体验。

3. 我要咨询　通过实名认证的患者可在线进行初诊咨询。初诊咨询主要为初诊患者提供在线解答日常健康问题的服务,以图文咨询等方式可以让医师同时回复多个患者的咨询,实现医师在线快速响应,提高医师工作效率。

(二)细分场景优化注册,改善长者初始体验

区分互联网医院不同应用场景下的注册流程,优化设计"一般注册"与"标准注册"的页面,提高老年人注册、复诊、续方的便捷性。新用户只需"一般注册",即通过手机号注册与微信号关联,就可快速使用"我要咨询"功能;只有进行复诊、续方时,才需要激活医保电子凭证授权进行"标准注册"。

(三)新增多种引导方式,智慧指导患者就医

1. 首页设置自动语音播报　满40周岁及以上用户登录首页时,系统将自动进行语音播报引导"××互联网医院欢迎您,请点击我要看病,进入看病流程"等。市民登录互联网医院平台后,将有相应的平台功能动态教程演示,结合语音播报引导,可以快速精准地找到并打开所需功能。

2. 设置智能病症引导模块　利用人工智能技术,通过对医学文献、病历、问答等医疗健康大数据的深度学习,进行症状推理,有效帮助老年人进行智能病症引导,从而精准匹配科室,为其推荐专业方向最相符的医师。

3. 设置病情描述标签功能　患者进行咨询与复诊时,可选择病情标签,快速完成病情描述。

4. 开通"在线客服"功能　打通线上线下客服渠道,老年人遇到问题可以通过在线视频、图文或线下的形式,主动联系咨询、投诉,提出意见、建议等。

(四)聚焦慢性病健康管理,拓展老年居家服务

围绕老年人常见的血压、血糖、睡眠等问题,完善老年人日常健康管理服务,提供血压、血糖管理等基于物联网的慢性病管理应用,实时记录血压、血糖数据,自动生成体征趋势图;优化体重管理应用,自动生成健康质量指数分析报告;开发睡眠管理应用服务,记录睡眠健康信息,实现体征信息的监测与健康指导。在数据存储方面,基于Hadoop数据存储技术,构建数据分布式处理框架,跟随诊疗业务峰值,灵活调整,对健康监测数据进行高速运算与存储;运用物联网技术,接入专业医疗可穿戴设备,为患者提供居家健康监测服务,为全生命周期健康管理提供数据支撑。

三、患者端界面设计

互联网医院面向患者,把诊前咨询、诊后慢性病管理串联起来,通过开发在线门诊预约、

图文／音视频问诊、续方申请、在线处方购药、支付结算、检查预约等功能，为患者提供线上咨询、复诊的闭环服务，对患者进行连续的跟踪管理，省去来回跑医院的麻烦，实现数据多跑路、患者少跑腿。

　　鉴于各个互联网医院之间界面设计风格、功能分区存在差异，以下仅提供患者端、医护端、药师端的界面设计所要达到的功能要求，并提供"登录注册""在线咨询""满意度调查"三个参考界面，其他的不再提供界面设计参考。

　　1. 登录注册界面　　患者首次使用互联网医院时，应通过手机号发送验证码并设置密码进行注册；已注册用户可以通过手机号发送验证码登录或通过账号密码登录。如果患者希望办理更多诊疗业务，应先完善个人姓名和身份证号信息，进行实名、实人认证，认证通过后领取融合码或电子健康卡、医保电子凭证，凭领取的融合码或电子健康卡、医保电子凭证进行诊疗服务办理。

　　参考界面见图 3-28。

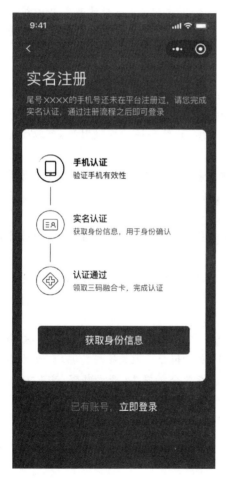
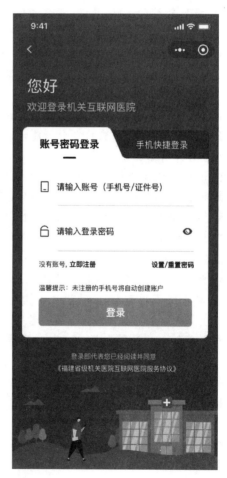

图 3-28　登录注册

　　2. 在线咨询界面　　互联网医院患者端应具备在线咨询功能，该功能为互联网医院核心功能，应重点建设。在互联网医院患者端，患者可向入驻平台的医师发起图文、语音、视频等形式的咨询,并在线支付相应费用;患者可以就病情、检查检验报告、非处方用药进行咨询;医师可以为患者提供健康指导,认为病情较严重的患者,应要求患者到院诊治;在线咨询不能开具处方和检查检验项目,需要开具处方和检查检验项目的患者,应要求患者到院诊治。参考界面见图3-29。

3. 满意度调查界面 互联网医院应建立健全患者满意度调查制度,提供满意度调查的入口,接受患者的评价和监督。患者在完成咨询后,可以对接诊医师的服务态度、接诊及时性等进行评价;医疗机构可参考患者满意度,对医师的服务进行评价考核。参考界面见图3-30。

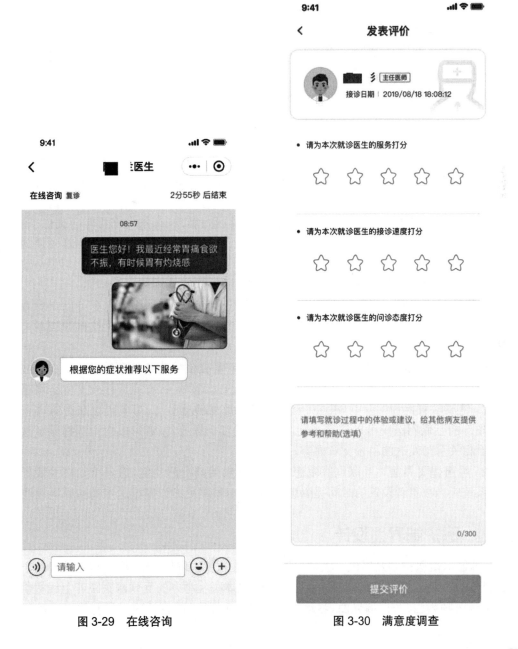

图 3-29 在线咨询   图 3-30 满意度调查

4. 在线复诊界面 患者在实体医疗机构就诊后可以在线复诊,互联网医院患者端应提供相应功能和服务。通过互联网医院平台,患者可选择相应专业的入驻平台医师发起图文与语音、视频等形式的复诊。医师可调阅患者病历资料,确定患者在实体医疗机构的诊断经历;医师明确诊断为某种或某几种常见病、慢性病后,可针对相同诊断的疾病在线开具处方;患者未在实体医疗机构就诊,医师只能通过互联网医院为部分常见病、慢性病患者提供复诊咨询服务。

5. 在线续方界面 互联网医院患者端应提供在线续方的功能。常见慢性病有长处方需求的患者,可以在线发起续方申请,完善申请内容提交,等待医师审核即可,可以在消息中心查看医师的审核结果。医师应对续方申请进行审核;患者凭审核通过的续方购买所需药物。

6. 支付结算界面 互联网医院应当提供在线支付结算功能,对线上诊疗相关的诊察费、检查费、检验费、药品费等进行支付结算。互联网医院应当充分融合互联网支付相关技术和平台,允许患者就诊账户余额支付、第三方移动支付(如云闪付、支付宝、微信支付等),在得到政策支持的情况下,允许患者进行医保在线结算以及实现"自费 + 医保"一站式支付结算。

7. 个人中心(患者)界面 互联网医院患者端应建立患者个人管理中心,包括但不局限于个人的基础信息维护,问诊订单、处方订单等各类订单管理,物流收货地址管理,患者端设置功能等。用户可以通过个人中心管理功能设置个人昵称信息、手机号码、身份信息等相关个人资料。

8. 物流配送界面 互联网医院应提供丰富的应用场景,在条件许可时应提供病案、体检报告、药品等配送到家服务。涉及药品配送时,互联网医院方应与有药品配送资质的第三方物流配送企业合作,为患者提供相应服务,平台应及时更新药品配送的状态信息。患者通过患者端可查看药品配送进度,根据订单号领取药品。

9. 门诊预约界面 互联网医院患者端应当提供门诊预约功能。患者可以在患者端预约线上视频问诊的号源,对已经预约的号源可以查看、管理,可以通过网络候诊查看自己的排队情况。

10. 检查检验预约界面 互联网医院患者端应当提供检查检验预约功能。患者在收到医师开具的检查检验申请单后,在线预约相应的检查检验项目,并完成相应支付结算等。

11. 健康教育界面 互联网医院应当向患者提供健康教育,患者可以在患者端自主阅读,有条件的互联网医院可以依据类别,开通建设多个频道,患者可以自主选择频道进行订阅,查看相关医师发送的科普文章内容。

12. 用药提醒界面 互联网医院患者端应提供用药提醒功能,患者可以自主设置提醒时间,系统应当在患者设置的时间提醒患者用药,可根据处方设置推送用药指导等功能。

四、医护端界面设计

互联网医院医护端是提供给医师、护士等医务人员工作使用的软件操作平台,用于处理来自患者的诊疗请求及内部的医务管理工作。实体医院举办的互联网医院若上线提供服务的以本院医师为主,医护端界面(移动界面或 PC 端界面)的设计应尽量与线下医院信息系统(HIS)的工作界面风格保持一致,根据医师在院内实际工作的习惯开发医师线上工作站,让医师无缝接入,缩短学习周期,减少医师在两个不同风格的功能界面之间切换而影响线上服务效率。

1. 登录注册界面 医师提交身份信息和执业资质审核后完成注册,通过账号密码完成登录。医师应依托实体医疗机构或其他医疗机构注册,具有 3 年独立临床工作经验,提交个人免冠证件照、《医疗机构执业许可证》照片到实体医疗机构或其他医疗机构进行审核。审核合格的,授予登录医护端为患者提供诊疗服务的权限。审核不合格的,将审核结果以医护端消息的形式通知申请人。

2. CA 认证界面 互联网医院医护端应当申请 CA 认证并将其用于处方审核管理中。医疗机构应当对开展互联网诊疗活动的医务人员进行电子实名认证,所有在线诊断、处方必须有医师电子签名,保证诊疗过程中传递信息的安全性、真实性、可靠性、完整性和不可抵赖性。

3. 在线接诊界面 互联网医院医护端应具备在线接诊的功能,医师通过线上接单和患者进行线上咨询,提供用户相关的诊疗意见。医疗机构在线开展互联网诊疗活动时,医师可以通过在线图文问诊、语音问诊、视频问诊等形式为患者提供相关的诊疗服务。

4. 电子病历界面 医疗机构在线开展互联网诊疗活动时,应对患者建立电子病历,内容包括初诊记录、复诊记录,支持结果展示及分析。医生接诊过程中可以查看患者的历史就诊记录、检查记录、检验记录、住院记录等。医师通过和患者进行远程交流病情、调阅患者病案后,应就患者诊疗情况书写电子病历,可根据不同医疗专业,选择专科病历模板。应支持主诉、现病史、既往史书写及片段内容模板调用,支持患者处方信息调用。

5. 病案调阅界面 医疗机构开展互联网诊疗活动应当为患者建立病案,并在相应服务流程中提供调阅功能。医师接诊过程中可以查看患者的基础信息,如姓名、性别、年龄等。病案内容包括但不局限于患者的门诊记录、检查记录、检验记录、住院记录等,为医护人员提供完整的、实时的患者信息访问,有助于提高医疗质量。

6. 在线开方界面 互联网医院医护端应具备在线开方功能。医师查看患者病历资料,确定患者在实体医疗机构明确诊断为某种或某几种常见病、慢性病后,可以针对相同诊断的疾病在线开具非特殊病种处方或特殊病种处方、相关检查检验申请单等。患者出现病情变化需要医务人员面诊查体时,医疗机构及其医务人员应当立即终止互联网诊疗活动,引导患者到实体医疗机构就诊。

7. 续方审核界面 互联网医院应具备在线续方的审核功能。医师在接收到患者的续方申请时,应对所续处方进行审核。医师可以通过医、患沟通界面进一步了解患者的健康状况,调阅查看患者的病案,确认满足续方申请条件后,在线通过患者的续方申请。医师可以选择通过或不通过,如果通过则需电子签名确认。续方审核应通过电子签名签字确认方可生效。

8. 医师排班界面 互联网医院医护端应为在线问诊服务的医师提供排班功能,对医师在互联网医院的接诊时间、接诊科室等进行统一管理。医院管理者可安排医师排班表,医师也可自行安排排班表。信息系统应当支持临时排班和循环自动排班两种方式。

9. 医护团队管理界面 互联网医院医护端应具备医护团队管理功能,医师可以管理自己组建的医疗团队,也可以加入别的医疗团队进行信息分享。针对不同病种、病情,不同科室的不同成员或同一科室的多名成员可以组建医护团队,医护人员可在团队管理中查阅患者资料、进行业务交流、完成工作分配等。

10. 患者管理界面　互联网医院医护端应具备患者管理功能,医师可以对历史咨询(复诊)患者进行管理,查看、管理历史接诊患者的个人基础信息和健康档案信息,方便医师为同一患者在线问诊、续方时调阅。

11. 个人中心(医护)界面　互联网医院医护端应当具备医师个人管理中心,包括但不限于个人的基础信息维护,问诊量统计、续方量统计、问诊订单、处方订单、检查订单等各类订单管理,服务设置、账单查询功能等。医师可以通过个人中心设置、更新个人昵称信息、手机号码、身份信息、就医资讯认证等相关个人资料。

五、药事端界面设计

处方审核、药品调剂多在线下实体医院药房或第三方药房进行,药事端多建立在上述机构系统的 PC 端,由药房人员登录进行操作。药事端应设置登录注册、药师审方、处方流转、发药管理、订单管理等功能,用于药师执业资格的认证、电子处方信息的审核、药品处方订单的流转、药品的拣货与发药管理、药品目录的维护等。

1. 登录注册界面　药师提交身份信息和执业资质审核后完成注册,通过账号密码完成登录。药师应在所依托的实体医疗机构或其他医疗机构注册,提交个人免冠证件照、相应资质证明和执业证书信息到实体医疗机构或其他医疗机构进行审核。审核通过后,授予账号及登录药事端权限。

2. 药师审方界面　互联网医院医师开具处方后,流转到药房,药师应依据相关管理办法和用药指导规范对处方进行审核,审核通过的处方予以调配,审核不通过的处方应填写原因并退回互联网医院医护端。

3. 处方流转界面　互联网医院应当具备完整的处方流转功能,要区别机构内处方流转与机构间处方流转。具有医师电子签名的处方,经过药师审方通过后,可流转到处方平台,由患者选择就近药房按处方调剂药品。在机构内流转的处方,通过医师续方审核、药师审方之后,流转到院内药房调剂药品,患者可选择自行取药或交由第三方物流机构配送药品。患者在本院就诊的历史处方,可在患者登录互联网医院时同步至互联网医院平台,提高医师调阅的速度。

4. 发药管理界面　互联网医院药事端应具备发药管理的功能,对互联网医院签发的处方,经药师审核合格后,根据处方信息和配送信息,进行配药、打包,针对选择物流配送的患者,出药机构负责联系物流公司进行配送。针对选择物流配送服务的处方单,医疗机构、药品经营企业应委托符合相应资质的第三方物流机构配送。

5. 订单管理界面　互联网医院药事端应当具备订单管理的能力,可以查看历史订单记录,包括但不局限于查看每个订单的取药方式、取药状态、取药时间等。针对物流配送的订单应能实时查看订单物流动态。

6. 药房管理界面　互联网医院药事端应当具备药房管理的能力,药品目录、药品信息、库存信息等与实体医院同步,对库存不足的药品提供库存锁定、开方限制提醒等功能。

7. 个人中心(药师)界面　互联网医院药事端应当具备药师个人管理中心,包括但不局限于个人的基础信息维护、密码修改等功能。对院内药师的账户进行账户信息、使用权限管理。

六、其他功能端界面设计

互联网医院医保接口端、质量控制端、省级监管平台接口端以及第三方服务端，不需要在移动互联网上建设界面，一般保持传统的 PC 端界面，质控端的功能将在下个章节阐述。这里主要就第三方服务端的服务资质、信息互通、接口对接提出功能设置要求，不提供第三方服务端的界面设计参考。

第三方服务端是除患者与医院以外的角色类别使用互联网医院的软件系统的统称，包括但不限于物流端、商业保险端以及人工智能、可穿戴设备接入等。

物流端应提供如下功能：①物流服务提供方为互联网医院提供物流服务，包括但不限于病案、体检报告、药品等配送。药品配送物流服务提供方，应当具备药品配送资质。②物流服务提供方应专门提供端口接受医院的物流订单。③物流服务提供方应保护患者隐私，做好实名收货环节的管控，杜绝物流环节的信息泄露。④物流服务提供方在提供配送服务时，应向互联网医院平台提供配送人员信息、物流状况信息，供医院和患者查询。⑤物流服务提供方应对物流时效和物流安全负责，保障物流订单准确按时送达。⑥物流服务提供方应提供分账、对账的便利，满足财务监管等要求。

（黄守勤　杨秋波）

第五节　家庭病床远程巡诊

一、家庭病床概述

家庭病床，顾名思义是以家庭作为治疗、护理、康复的场所，让患者在自己熟悉的环境中接受治疗、护理。这里的家庭泛指患者日常居住的场所。家庭病床作为居家医疗、居家护理、医养结合的重要服务形式，进一步缓解"住院难"，有效解决了家庭医生服务"最后一公里"问题。近年来，随着互联网技术、远程监测设备的深入研发，家庭监测（home monitoring）服务逐步走到台前，患者出院后，其生命体征和其他医疗数据信息可通过设置在患者家里的远程医疗设备传输到医疗机构或家庭监测中心，医护人员实现远程实时监测患者状况，使得一些患者居家也能获得全天候的专业医疗监护服务，降低了再入院率。

（一）家庭病床的定义

家庭病床指对需要连续治疗，但因本人生活不能自理或行动不便，到医疗机构就诊存在困难，需要依靠医护人员上门服务的患者，以居家、居住的养老服务机构为主设立病床，由指定医护人员定期查床、治疗、护理以及康复、健康指导、安宁疗护等，并在特定病历上记录服务过程的一种卫生服务形式。

（二）家庭病床服务对象

符合以下情形之一的即可列为家庭病床的服务对象：

1. 诊断明确，病情稳定，需要连续治疗的慢性病患者，因行动不便，到医疗机构就诊确有困难，并经医师评估、所在医疗机构审核适合家庭病床治疗的。

2. 经住院治疗病情已趋稳定，出院后仍需要继续观察和治疗，并经医师评估、所在医疗机构审核适合家庭病床治疗的。

3. 其他诊断明确、病情稳定的非急、危、重症患者，需要连续观察和治疗，并经医师评估、所在医疗机构审核适合家庭病床治疗的。

4. 处于疾病终末期需要姑息治疗或安宁疗护，并经医师评估、所在医疗机构审核适合家庭病床治疗的。

同时，家庭病床服务对象的居所应当符合护理环境要求，其居住房间应安静明亮，通风良好，环境清洁。若需要进行输液（注射）、换药、拆线等治疗的，其所处的环境应具备相应的卫生条件。

（三）家庭病床服务内容

服务项目应适合在居家、居住的养老服务机构开展，以安全有效为前提，医疗安全能得到保障，治疗效果较确切，消毒隔离能达到要求，医疗器械能在家庭、居住的养老服务机构内使用，非创伤性、不易失血和不易引起严重过敏的项目。主要包括但不限于以下内容：

1. **上门服务**　按照要求，为患者提供上门服务，进行上门评估建床、上门出诊、常规上门查床诊疗、上门检查、护理、治疗、换药、拆线、导尿等服务。

2. **检查检验**　一般有血常规、尿常规、粪常规等常规检查，心电图、超声检查，肝肾功能、血糖、血脂、血氧监测等项目。

3. **基础护理**　根据医疗机构条件，可提供的有肌内注射、皮下注射、压力性损伤护理、吸氧、雾化吸入、静脉输液、静脉注射、慢性伤口护理、普通造口护理、疑难造口护理、特殊造口护理等。

4. **居家康复**　各类物理治疗、作业疗法。

5. **中医服务**　提供针刺、灸法、推拿等临床安全有效、适宜在家庭病床中开展的中医非药物疗法。

6. **药品服务**　根据患者病情并按照相关规定合理开具西药、中成药、中药饮片。

7. **指导评估**　按照患者病情，提供慢性病健康指导、护理指导、肢体康复指导、功能康复指导、康复辅助器具使用指导、康复评定、中医养生指导等。

8. **安宁疗护**　定期进行居家探访，协调家庭病床患者的治疗和照顾方案，提供不同的支持治疗，减轻患者痛楚、舒缓不适，并以药物及其他辅助方法尽可能地纾解身体各种疼痛和其他不适，维护患者尊严，让患者安详地走完人生的最后旅程。

二、家庭病床远程巡诊

利用互联网医院平台，结合医院信息系统（HIS）、电子病历、移动护理、护理管理等系统实现对家庭病区、家庭病床的线上线下统一管理，应配套网络线路、软硬件资源，建设家庭病区,满足线下办理出入院、医嘱处理、病历书写、文书处理、费用结算等业务需求。运用互联网应用端,支持家庭病床远程巡诊过程中的 IM 通信(视频、图文、语音),用于医患交互,并打通线上线下链接,线上可随时调用线下医疗数据,实现医嘱、文书等实时在线查询,方便家庭病床业务开展。支持将远程巡诊生成的互动视频以及在线书写的医疗文书,在诊后同步回传至院内系统,形成双向信息的互通。引入人工智能、物联网技术,从随访、照护、体征管理等多方面为家庭病床远程巡诊患者提供更全面的服务。

(一)应用场景

通过互联网医院、智慧医疗系统等方式创新家庭病床服务,实现在线建床申请以及建床、撤床等操作,定期对建床患者进行线上远程巡诊、随访、健康管理以及药品配送等,提供心理健康指导、营养膳食指导、疾病预防指导和健康保健指导。

(二)流程描述

总体流程具体如下:①应由患者端发起建床申请请求;②医师通过医护端接收到建床申请请求后,审核通过予以建床;③由患者主动发起一键呼叫,等待医护人员接诊回复;④医师通过建床患者列表选择患者,发起远程巡诊;⑤医师开具电子处方,更新病历,通过药事端审核;⑥应同时为患者提供自主取药、物流配送方式。

1. 建床申请

(1)服务对象或其监护人可通过信息系统提出建床申请,并提交医疗卫生机构诊疗的相关资料,包括就诊病历、住院小结、相关辅助检查及影像报告和用药清单及记录等。

(2)服务对象或其监护人应能通过信息系统实时查询申请进度。

(3)建床评估前,医疗卫生机构应能通过信息系统查阅到服务对象的申请材料信息和电子健康档案。

(4)上门对服务对象进行建床评估,同时满足以下条件的,可提供家庭病床远程巡诊等服务:①服务对象居住场所的网络能够实现数据的双向传输;②服务对象居住场所具备安装服务对象所需设施设备的条件。

(5)医疗卫生机构收到建床申请后的 2 个工作日内应完成建床条件评估,并通过信息系统反馈评估结果。通过评估的,还应与服务对象或其监护人预约建床时间,同时指定责任医师和责任护士。

2. 建床

(1)签约前,责任医师或责任护士宜通过信息系统向服务对象或其监护人提供家庭病床建床告知书,告知书内容应至少包括:①收治范围;②建床手续;③服务内容;④服务对象及其监护人的义务;⑤撤床手续;⑥医疗安全;⑦收费详情。

(2)责任医师或责任护士应能通过信息系统提供设施设备的使用说明,指导服务对象及其监护人使用各项设施设备。

(3)责任医师或责任护士应对陪护人员进行必要的培训。

(4)责任医师或责任护士应指导服务对象或其监护人按规定办理建床手续,并签订家庭病床服务协议书。

(5) 责任医师或责任护士应为服务对象建立家庭病床电子病历,采集、上传建床过程中产生的信息和数据。

3. 远程巡诊 患者可根据需要发起远程咨询请求,医师根据患者病情和诊疗计划进行远程巡诊:

(1) 患者发起远程连线请求时,宜由系统自动关联调用患者线下就诊记录。

(2) 应支持符合复诊条件的患者自主选择远程巡诊方式(图文、语音或者视频),发起远程连线请求,等待医师接诊。

(3) 医师接诊后或医师主动发起远程巡诊时,应直接进入在线问诊环节,医师调阅患者病历记录,更新记录巡诊病情,远程巡诊结束后医师根据病情判断是否需要开具电子处方。

(4) 如需开具处方,开具的电子处方应由开方医师本人进行 CA 电子签名并更新病历。

(5) 电子处方应通过药师审核并进行 CA 电子签名后,经由药事端推送至患者端。

(6) 应支持患者点击推送的处方消息查看处方及费用明细,然后选择取药方式进行结算。

4. 处方流转(院内) 医师开具处方完成 CA 电子签名后,进入处方流转(院内)流程,其中处方调剂、发药、打包流程应按照医院现行的线下标准执行:

(1) 医师根据病情需要开具医嘱(处方)或护士执行医嘱后,系统应支持将处方自动流转至药事端(药房)。

(2) 药房接收到医师开具的处方后,药师应对处方进行审核,审核通过后进入调剂发药流程。

(3) 审核不通过时,药师应批注原因并将处方退回至医护端。

(4) 医师应根据药师的审核批注,重新修改处方。一般不宜设置药师更改处方的权限。

5. 药品配送 处方药品经药房打包完成后,由物流配送人员将药品配送至患者指定收件地点。

(1) 药品打包完毕后,应由药房人员通过药事端系统生成物流订单,配送服务机构安排配送人员上门取药。

(2) 配送服务机构收到取货订单信息后,应指派配送人员到相应地点取货。

(3) 配送人员完成取货后生成配送信息,应将配送详情同步至药事端及患者端。

(4) 配送人员应根据患者填写的收货信息,将药品配送至相应地点。

(5) 药品应由患者本人进行签收。由亲属代收的,应提供相应证明。

(6) 患者签收完成后,配送服务机构应将签收凭据、代收证明(如有)上传至医院平台。

(7) 应具备配送反馈功能,患者如未能按预期时间签收药品,可在患者端进行反馈,提醒配送人员、药房人员关注配送情况。

(三) 推荐流程

家庭病床远程巡诊总流程参考图 3-31。

三、远程巡诊管理

家庭病床责任医师、护士遵循家庭病床服务规范开展诊疗、护理工作。远程巡诊对象的建床、撤床以及电子病历、医疗服务与质量控制等,按线下家庭病床管理。

远程巡诊流程:

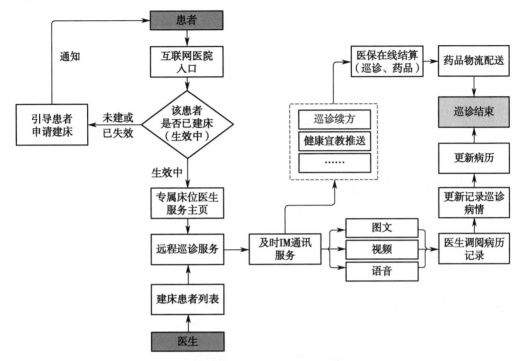

图 3-31　家庭病床远程巡诊总流程图

1. 远程巡诊对象　家庭病床远程巡诊对象为已建家庭病床的患者,新建床患者的首次访视不宜采用远程方式。责任医师或管床护士上门建床同时进行首次访视,首次访视应详细询问建床患者病情,进行生命体征和其他检查,并作诊断,对建床患者制订治疗计划,根据服务对象的病情需要开展上门查床或远程查床。

2. 远程巡诊设备　责任医师远程巡诊可通过相关设施设备以实时视频连线的方式,提供远程诊疗、远程健康指导等服务。智能数据采集设备应能采集、上传服务对象的相关健康信息和数据至信息系统,责任医师根据健康信息和数据定期分析和评估服务对象的健康状况,适时调整查床计划。出现危急值时,智能数据采集设备应能向责任医师、责任护士、服务对象及其监护人发出警示,责任医师或责任护士应及时做出处理。

3. 远程巡诊中转上门巡诊　以下情况之一的,应开展上门诊疗服务:①服务对象病情有需要;②无法远程提供的诊疗服务;③患者病情加重,应及时上门巡诊判断病情,以采取进一步诊治措施。

4. 远程巡诊频次　遵循医疗质量安全核心制度和诊疗规范,医师根据病情制定远程巡诊计划,原则上每周巡诊 1 次。病情较稳定、治疗方法在一段时间内无变化的患者可两周巡诊 1 次。

5. 远程巡诊病历管理　责任医师或责任护士应将远程巡诊中患者主诉、症状、检查检验等信息,患者上传的医疗图文信息,以及巡诊医师记录的在线电子文书,生成家庭病床电子病历,经医师确认后归档保存,归档后不得修改,确保数据资料可查询、可追溯。

6. 远程巡诊安全管理　定期进行评估,根据患者病情变化和评估结果调整诊疗方案。患者病情需要或出现病情变化可增加巡诊次数,可请上级医师巡诊,上级医师应当在 7 天内完成巡诊,并对诊断、治疗方案和医疗文书书写质量提出指导意见。

(黄守勤　杨秋波)

第六节　线上线下协同

一、互联网医院立体交互

互联网是一个立体的虚拟世界。互联网诊疗与传统医院服务相比具有高效、便捷、个性化等优势,互联网医院除了提供基本的线上医疗服务,还需要对接实体医院、药店、社区卫生服务中心、康复机构、养老机构,甚至数据服务公司等。互联网医院正逐步从外围工具走向医疗核心,不再只是一个信息系统软件,逐步成为医疗流程、信息、数据大流通、大汇聚的重要枢纽,线上线下壁垒被打通,海量信息、数据在此交互、融合,为市民提供形式多样、内容丰富的看病就医、健康管理的新体验(图 3-32)。

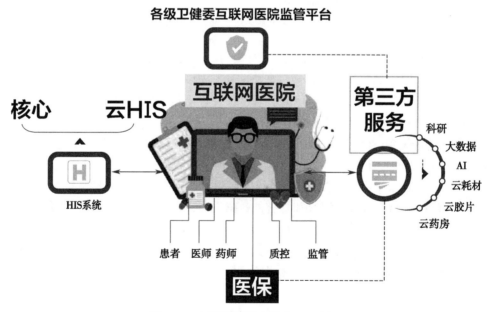

图 3-32　互联网医院立体交互示意图

互联网医院立体交互,从内容上划分,可分为流程交互、信息交互、数据交互,实质是以信息交互为主的互联互通;从流向上划分,可分为横向交互、纵向交互。此外,国家卫生健康委员会统计信息中心印发的《区域全民健康信息互联互通标准化成熟度测评方案(2020 年版)》和《医院信息互联互通标准化成熟度测评方案(2020年版)》,还将卫生健康领域的互联互通分为区域和医院两部分。

就单个互联网医院而言,其立体交互主要涵盖4个领域:

1. 平台内部交互 互联网医院平台内部,患者端、医护端、药事端、医疗质控端的信息、流程、数据应互联互通,实现患者线上诊疗信息和行政管理信息的收集、存储、处理、提取及数据交换。

2. 线上线下交互 互联网医院是实体医院服务的延伸,互联网医院的信息系统也是医院信息系统(HIS)的延伸,二者要以电子病历为核心实现流程、信息、数据交互,患者线上线下诊疗信息、电子病历应与医院HIS、PACS(影像)、LIS(检验)等系统互联互通。

3. 医疗医保交互 互联网医院平台与卫生健康、医疗保障主管部门信息系统之间应实现线上监管与在线结算、医保支付的信息交互。互联网诊疗活动应全程留痕、可追溯,并主动与所在地省级监管平台对接,开放数据接口,及时上传、更新《医疗机构执业许可证》等相关执业信息。互联网医院应建立医保药品、诊疗项目、医疗服务设施、医用耗材、疾病病种等基础数据库,按规定使用国家统一的医保编码、医保互联网技术标准规范,做好信息系统对接,实现处方流转和线上医保支付。

4. 服务拓展交互 随着5G网络的到来,万物互联将突破技术壁垒,开启互联网医院在线服务的新篇章。5G技术将大大提高医疗服务的整体效能,推动健康服务体系发展和模式重构。未来,大数据的应用转化、医学科研、云药房、云耗材、云胶片以及人工智能、可穿戴设备的应用,将无限地拓展互联网医院立体交互空间,接入互联网医院平台的应用场景日益丰富。

互联网医院立体交互是一个巨大的系统工程,互联网医院与实体医院间的信息纵向交互是横向交互的基础,也是目前互联网医院发展最为紧迫的任务之一。互联网医院与实体医院信息交互及流程管理,可以实现医院内部、医联体间的业务协同,进一步整合医疗资源,优化服务流程,促进从关注疾病转向关注人的健康,从关注技术转向关注人文服务,从关注结果转向关注患者就医体验。未来,互联网医院功能进一步拓展,横向与纵向、区域与个体之间的立体交互将更加复杂,如何确保交互标准化、智能化、实时化值得业界进一步探索与研究。

▌ 二、线上线下诊疗一体化

数据一致性是保证互联网诊疗质量安全的基础保障。《互联网诊疗监管细则(试行)》明确互联网诊疗行为与线下诊疗行为具有同等的效力,要求互联网上发生的诊疗、质控、监督、投诉、数据共享等行为必须依托实体医疗机构进行,保证线上线下一体化。互联网医院应按照"最少可用原则"共享各类诊疗信息,保障诊疗信息的准确性和监管依据的可靠性。

1. 实现方式 目前大多数医院的院内系统与互联网医院系统由不同厂商提供,电子病历、患者档案、医疗数据产生、存储于不同系统,医院需要在多个系统厂商之间沟通、协调,通过接口对接的方式实现数据线上线下互通。互联网医院需要打通的线下院内信息系统包括

HIS、LIS、PACS、电子病历、移动护理、病案管理、合理用药、预约分诊、自助机等诸多系统,涉及的关键数据交互接口有业务基础数据同步(科室信息、医生信息、诊断信息、疾病信息、药品信息、耗材信息等)、账户信息查询、患者健康档案查询、门诊预约挂号、医技预约、历史就诊记录查询、病历书写及调阅、药品库存信息查询、处方开具、合理用药校验、支付结算、检查检验报告查询等。为建设上线互联网医院,需要对院内上述相应系统要进行必要的改造,推荐使用 Webservice 接口模式实现,不建议直接通过视图方式。

2. 安全隐患 互联网医院业务流程的整合必然涉及系统之间的原有界限划分。通过系统之间的对接方式虽然可以达到数据互联互通和线上线下一体化的目标,但由于所涉及的医院信息系统多、各系统交互标准不统一、系统厂商和维护人员情况复杂等因素,系统对接错综复杂且容易产生安全隐患。比如:线上医师排班、药品库存、收费价格等关键数据与线下数据如果不同步,数据无法汇总统一,可能发生患者找不到医师、医师找不到患者,线上、线下同项目却不同收费标准等情况,导致业务无法正常开展。

3. 解决方案 为了避免在对接过程中出现复杂混乱乃至不可控的局面,要遵循国家医疗信息互联互通标准体系建设要求,首先要设计好项目总体架构,明确系统间关系和交互流程,列出可能涉及的系统清单,并确定每个系统的相关负责人,然后由总体项目负责人制订统一标准的系统对接技术方案,经由各对接系统负责人确认达成一致意见,接着下发到各个系统对接人进行接口开发及改造,完成系统间联调、测试后方可上线运行。

(黄守勤)

第七节　互联网医院建设施工

一、功能应用端建设

互联网医院功能应用端应包括患者端、医护端、药事端、医院质控端、医院医保接口端、第三方服务端等。线上诊疗科目根据所开展的业务内容进行设置,并与所依托的实体医疗机构临床科室保持一致。上述功能应用端应与医院信息系统(HIS)、实验室/检验科信息系统(LIS)、影像归档和通信系统(PACS)、放射信息管理系统(radiology information system,RIS)、电子病历系统(electronic medical record,EMR)等进行对接(图 3-33)。

1. 患者端 为患者提供相关服务的应用入口,应具备注册身份认证、在线咨询、在线复诊、在线支付结算、在线查询、问题反馈、满意度评价等功能,宜提供健康宣教、在线客服、公告公示等功能。

2. 医护端 医护人员为患者提供在线诊疗服务的应用入口,应具备注册身份认证、执业资格审核、在线接诊、历史记录(包括既往病历)调阅、复诊审核、处方开具、电子签名、电子病历书写等系统功能,电子病历书写和呈现格式应符合临床诊疗规范,宜具备远程咨询、远程医疗、随访等系统功能。

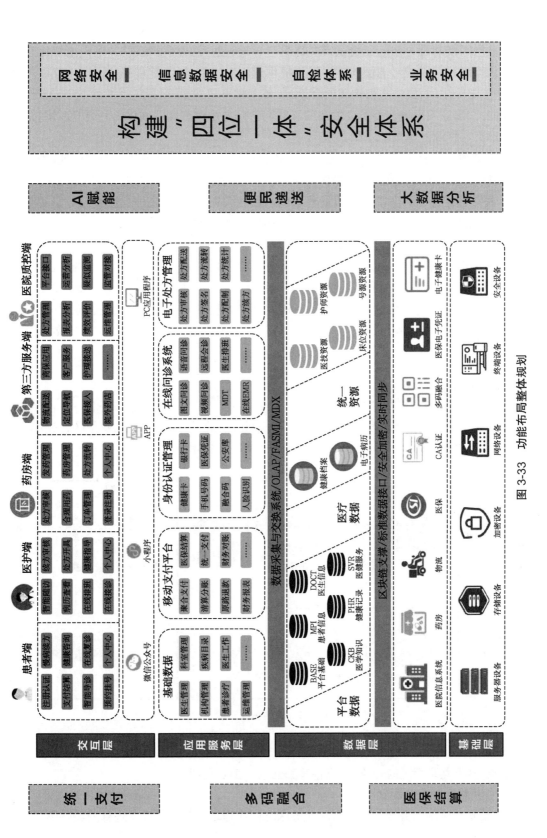

图 3-33 功能布局整体规划

至于医护端是否要设置远程医疗相关功能的问题,目前业界专家有3种观点:①国家发布的互联网医院管理办法等三个试行文件里包含远程医疗,互联网医院特别是三级综合医院建设的互联网医院应考虑面向下层机构提供远程医疗服务;②远程医疗不同于互联网医院,是医生与医生间、机构与机构间的会诊,业务逻辑不同,互联网医院医护端不应设置远程医疗功能;③国家卫生健康委员会发布的互联网诊疗办法中鼓励医联体内利用互联网技术,加快实现医疗资源上下贯通,所以应该设置。

3. 药事端 为医院药师、药房工作人员提供的应用入口,应具备注册身份认证、处方审核、调配核对、药品配送等功能,宜提供药学咨询和用药宣教、随访等功能。

4. 医院质控端 为医院医疗质量管理部门及相关人员提供线上质控的应用入口,应具备质控人员的身份认证、互联网诊疗活动全程留痕并可追溯,以及诊疗数据统计、诊疗行为监控、运营情况分析等功能,宜提供绩效考核分析等功能。

5. 医院医保接口端 互联网医院对接医疗保障管理相关信息系统的接口端,应对接医保电子凭证应用,支撑互联网医院医保应用,包括医保在线结算、医保费用查询等功能。

6. 第三方服务端 第三方服务机构为医院及患者提供接入互联网医院的应用入口,应具备第三方服务机构的身份认证,可包括物流配送、商业保险支付、药店取药、可穿戴设备服务等功能。

二、信息网络建设

互联网医院网络区域应包括但不限于:互联网医院业务区、实体医院业务区、安全运维区等安全域,可根据医疗机构网络现状进行细分,网络拓扑示意见图3-34。

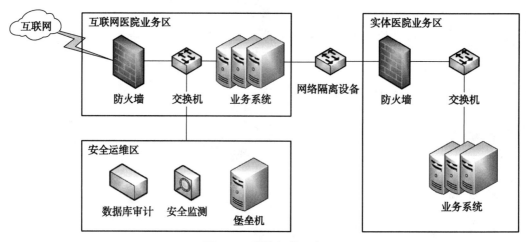

图 3-34　网络拓扑示意

互联网作为全球最大的公共网络,是网络攻击、病毒传播的主要途径,也是网络攻击的主要来源,鉴于互联网区的开放性,应将其独立为一个安全域。

1. 各网络区域安全配置要求

(1) 互联网医院业务区与实体医院业务区之间应通过网络隔离设备进行逻辑隔离。

(2) 互联网医院业务区应提供数据库审计、攻击行为检测和信息阻断等功能。

(3) 安全运维区应具备集中监视、操作记录、安全预警等保障机制。

2. 安全要求

(1) 互联网医院安全建设应按照 GB/T 22239—2019 中第三级安全要求的相关标准执行。

(2) 可对数据安全体系化管理,梳理资产底账,实行分级分类,建立风险评估、结果报告、信息共享、应急处置等工作机制。

(3) 应建立个人信息保护制度,开展个人信息安全隐患排查、监测和预警,应对共享的信息采取脱敏脱密措施。

3. 网络带宽 《互联网医院管理办法(试行)》规定的业务使用的网络带宽不低于10Mbps,在实际运行过程中,业界专家对这个标准的带宽是否足够提出了质疑,主要有 3 种看法:

(1) 不足,现在家庭带宽早已突破百兆,10Mbps 甚至无法支持视频问诊。

(2) 管理办法里规定的是专用网络带宽,不同于家庭带宽,如提高要求,会给二级医疗机构、基层医疗机构带来负担。

(3) 基层医疗机构问诊量偏少,应根据业务的需求灵活调整。

现在比较主流的观点认为,应将带宽标准要求提高到不低于 20Mbps,未来随着互联网技术的发展,网络带宽将不断提升。

4. 接口参考 互联网医院要联通不同的系统软件、不同的应用场景,需要通过数据接口通道,实现数据传输,信息交流。建设互联网医院回避不了接口问题,由于各个系统、各个厂商之间存在不同利益考虑,接口往往成为系统建设中必须协调的重要环节。为方便行政监管,有人建议国家有关部门在制订管理规范、建设标准时应给出具体的对接字段的参考,提供给各家医院院内信息系统对接使用。但在实际操作中,由于每家医院(包括基层医疗机构)的信息系统比较繁杂,难以做到统一要求,即使做出了具体限定,也不易执行,因此建议不做统一要求,只在实现结果及流程上约束实现即可。

三、系统建设

1. 项目招标 经过调研分析,医院实际需求确定后,可启动招标工作,通过适宜的招标方式,选取合适的软件厂商,委托其进行建设。

2. 项目实施 与软件厂商正式签订合同,由软件厂商与院方配合进行项目的实施,项目实施涉及硬件部署、软件部署、原有院内系统改造等。

3. 系统测试、验收 实施完成后,须对软件的整体运行、功能模块等逐一进行测试、验收。对于软件系统交付,测试、验收是重要的环节,但互联网医院建设方(包括所依托的实体医院)往往不具备足够的技术力量自行完成测试、验收,项目较大或实际需要时,可委托具备技术能力的第三方监理组织实施、测试、验收,验收内容除按合同约定外,还要关注软件架构设计、研发过程、代码等质量以及性能、压力、安全性等非功能需求。

4. 对接监管平台 省级卫生健康主管部门建设有省级互联网医疗服务监管平台,对开展互联网诊疗活动的医疗机构进行监管。医疗机构应主动与所在地省级监管平台对接,及时上传、更新《医疗机构执业许可证》等相关执业信息,主动接受监督。

5. 上线运行 经测试稳定后,即可正式上线运行互联网医院平台。

四、准入申请

根据《医疗机构管理条例》《医疗机构管理条例实施细则》,国家对互联网医院实行准入管理。互联网医院着手建设信息系统时,应同步向卫生健康主管部门申请《医疗机构执业许可证》或在实体医院的《医疗机构执业许可证》加注互联网医院第二名称,这就是所谓的获取互联网医院牌照。各地一般配套出台有互联网医院管理实施细则,在申请流程、材料提交要求上大同小异,大致遵循以下 5 个步骤:

1. 提交申请书 医疗机构法定代表人或主要负责人签署同意,提出申请增加互联网医院作为第二名称的原因和理由。若是依托实体医疗机构独立设置的互联网医院,应先提出设置申请,提交设置申请书、设置可行性研究报告等。

2. 与省级互联网医疗监管平台对接 提交与省级互联网医疗监管平台对接情况说明。

3. 提交合作协议 与第三方机构合作建立互联网诊疗服务信息系统的需提交合作协议书(医疗机构自建系统的可缺项)。

4. 信息系统达到第三级安全等级保护证明。

5. 提交佐证材料 提供符合《互联网医院基本标准(试行)》要求的互联网医疗服务管理体系和相关管理制度、人员岗位职责、服务流程等各项佐证材料。规章制度应当包括互联网医疗服务管理制度、互联网医院信息系统使用管理制度、互联网医疗质量控制和评价制度、在线处方管理制度、患者知情同意与登记制度、在线医疗文书管理制度、在线复诊患者风险评估与突发状况预防处置制度、人员培训考核制度,停电、断网、设备故障、网络信息安全等突发事件的应急预案等。

五、系统运维与质控

不少互联网医院系统建设后使用状况不佳,原因之一是对互联网医院系统运维体系、医疗质量控制的重要性认识不足,在设计、建设之初对后期运营、维护考虑不周。互联网医院的运维体系包括软件系统维护及处理,其中,安全部分的运维及日常保障需重点关注。

以下是系统运维、医疗质控的原则性要求,更多内容详见第四章。

1. 系统运维 具体要求如下:

(1)制定并落实管理规章制度,执行国家、行业、地方颁布的技术规范和操作规程。

(2)建立完善的组织保障体系,制订互联网医院网络系统运行维护与安全保障应急处置预案,定期组织应急演练。

2. 医疗质控 具体要求如下:

(1)设置专门的医疗质量安全管理部门并配备专职人员,基于医院质控端进行互联网医疗服务质量监督及管理工作。

(2)建立组织保障体系,制订医疗不良事件的应急处置预案,并定期组织应急演练。

（3）互联网诊疗过程中所产生的电子病历信息应与依托的实体医疗机构共享,由依托的实体医疗机构开展线上线下一体化质控。

（4）互联网诊疗病历记录应按照门诊电子病历的有关规定进行管理,诊疗过程中的图文对话、音视频资料等应全程留痕、可追溯,保存时间不少于15年,并上传至省级互联网医院监管平台。

（5）对互联网医院整体运营情况进行评估分析,发现问题及时整改。

（黄守勤 杨秋波）

互联网医院运维管理

本章重点介绍互联网医院运行、维护过程中医疗质量控制、护理管理、药学服务管理、检查检验管理、电子病历病案管理、人力资源管理、财务内控管理等内容，介绍国内有关互联网诊疗管理的案例。

第一节 医疗质量控制

一、互联网诊疗质控概述

（一）互联网诊疗质控的特点

互联网医院作为新兴的医疗服务模式，医师、患者间通过互联网求医、问诊，隔着网络交流，医师无法近距离观察患者的症状和体征，收集到的患者病情信息可能不够充分，加之患者提供的检查检验结果可靠性也有待于进一步评估，互联网数据的稳定性、实时性和真实性有时难以保证，互联网诊疗的风险可能比线下面诊有所增加。相较于线下服务，互联网医院诊疗服务因其虚拟性带来更多的监管难题。因此，国内外对互联网诊疗均持有限开放的态度，仅限于常见病、慢性病以及特定条件下其他疾病的复诊等，对于急危重症、疑难杂症基本采取限制的政策。

医疗服务的对象是人，且与生命紧密联系。医疗质量安全直接关系到患者生命、健康的权益以及对医疗服务的切身感受。无论是互联网诊疗，还是线下实体医院诊疗，医疗质量控制应始终贯穿于诊疗的全过程。建立完善的互联网诊疗质控体系，对于持续改进医疗质量、保障医疗安全具有十分重要的意义。国家制定出台《互联网诊疗管理办法（试行）》《互联网医院管理办法（试行）》《互联网诊疗监管细则（试行）》，提供了基本遵循和统一的规范、标准。互联网医院运维管理应严格执行国家、行业、地方颁布的法律法规、技术规范和操作规程，质量控制的基本要求是全程留痕、可追溯，质控范围包括但不限于准入制度与规范、配套部门设置规范、诊疗行为规范、知情同意与登记制度、电子病历管理制度、电子处方管理规范、不良事件管理、医疗纠纷管理、岗位服务规范、培训与考核制度等内容。

（二）实行线上线下质控一体化

无论是实体医院举办的互联网医院，还是依托实体医院独立设置的互联网医院，在医疗质量控制问题上，目标、任务、方法是一致的。应将互联网医院医疗质量控制纳入实体医院医疗质控体系,将实体医院运行成熟的一系列医疗质量控制的制度、措施,如病历质控、合理用药监管、处方点评、检查检验结果互认、医疗费用监管等,无差别地运用于互联网医院质量监管,线上线下统一标准、同步实施。

1. 互联网医院质控管理组织 实体医院建立有完整的医疗质量管理体系,按照《医疗质量管理办法》要求设立医疗质量管理委员会,研究制订并落实医疗质量管理方案。医疗质量管理组织应机构健全、人员构成合理、职责明确,组织架构图能清楚地反映医疗质量管理决策层、执行层、操作层的三层组织架构。按照线上线下质控一体化的要求,可考虑在实体医院医疗质量管理组织中设立互联网医院专项质控小组,将互联网医院质控纳入医疗质量管理委员会的工作内容,专项质控小组根据医院质量方针与目标,履行医疗质量管理工作职责,定期开展互联网诊疗质量自查、分析、总结,并落实整改等。

2. 互联网医院质控管理指标 医院应建立完善的医疗质量管理指标体系,对全院临床、医技科室有明确的医疗质量管理指标,定期监测、衡量各科室医疗服务能力与质量水平。互联网医院运维团队应定期监测、分析医疗质量管理指标变化趋势,针对负向趋势分析原因,制定改进措施并落实。

(1) 实行线上线下质控指标一致性设置、统计,如次均医药费用、药占比等,既可单独统计线上指标、又可与线下专科合并计算。

(2) 设置适用于线上医师的管理指标,由医务部门对互联网医院诊疗数据进行评价,对互联网出诊医师的医疗质量、服务态度、到岗时间、回复及时性、患者满意度进行监测、评分,并与医师在线下医院出诊情况综合进行考评,及时反馈结果,引导医师持续提升线上服务品质。

(3) 加大满意度在测评体系中的权重。互联网医院应提供患者即时评价功能。患者对在线服务态度、治疗效果、预约便捷性、排队候诊时间进行满意度测评,这种即时评价获得的结果更精准、更可信,应在持续改进在线诊疗服务品质中予以有效运用。

3. 互联网医院病历质控体系 互联网医院应与实体医院采用相同的病历质控体系,将互联网电子病历书写率,包括主诉、现病史、检验检查结果等书写要素纳入门诊电子病历质控内容,并结合互联网诊疗的特点进行必要的调整与完善(详见第四章第五节相关内容)。

4. 互联网医院质量管理工具 互联网医院专项质控小组应熟悉掌握、运用管理工具统计分析质量与安全指标、风险数据、重大质量缺陷等资料,对质量与安全工作实施监控,并定期总结、分析、反馈。除了传统的医疗质量管理工具外,互联网医院应重视开发运用软件系统,总结丰富质控监测核查规则,可将线下合理用药系统、审方系统、质控系统嵌入互联网医院系统,做到事前预警、事中监管、事后分析,保障患者医疗安全。

5. 互联网医院质控结果运用 互联网医院专项质控小组通过系统后台调取诊疗数据,如医生评价信息、网络咨询服务信息、网络诊疗服务信息、电子处方表、电子处方 - 药品明细表、在线诊疗服务信息 - 过程图片等进行检查,检查结果公示的形式、内容和范围因运营模式的不同而有所不同,一般要将结果通报给被评价的当事医务人员,并与医师定期考核、评先评优、晋升、聘任和绩效分配等挂钩。

(三) 互联网医院质控端建设

互联网医院质控端是指由医院医疗质量控制人员登录操作的软件系统界面,应用于互联网医院诊疗质量全程监督、管理。互联网医院规划、设计初期应同步考虑互联网医院信息系统质控端的建设,并在运维过程中持续改进、优化。

1. 质控端功能设置 一般应包括以下内容:

(1)患者信息管理:主要对初诊、复诊患者进行监管,系统监测分辨患者类型,若为初诊患者,则需按初诊患者的业务执行就医流程。

(2)医护资源管理:主要用于执业资质的管理,登记互联网医院线下医师、护士、药师等专业技术人员的个人基础信息、执业信息等。

(3)药学服务管理:主要用于互联网医院线下药房药品信息、药师人员、药品库存、处方流转、药品配送等管理。

(4)基础标准数据字典管理:以省级互联网诊疗监管平台的数据字典标准为基础,维护系统中基础数据的字段,进行增加、删除、编辑等操作,为同步 HIS 数据字典打基础。

(5)运营绩效分析:主要对在线日咨询问诊量、日支付订单、日收入总额、日咨询完成率、日咨询拒绝率、日系统取消率、日患者取消率等进行分析,并通过统计医师工作量,对医师绩效进行上线时间、问诊量、满意度等多个维度的考核。

此外,质控端还可以根据需要不断增设功能,如病历质控、客服服务、统计报表等。

2. 质控大屏建设 互联网医院可根据需要建设质控大屏(决策支持系统),运用大数据滚动优化质量管理设计,及时将数据转化成信息,实时展示互联网医疗质量管理监测指标变化趋势,为医疗质量管理决策提供支撑。

(1)运营统计分析展示:互联网医院质控端应具备对其用户群体分布、在线复诊疾病分布、在线诊疗科室分布、在线处方药品分布、在线问诊运营趋势等统计分析能力,相关结果在质控大屏上即时更新、展示。

(2)全程监测分析展示:互联网医院质控端应具备对诊疗行为的各个环节进行监测的能力,包括但不限于在线问诊、处方、转诊等核心业务进行实时监测,对于处方书写规则、超量处方、大额度处方、毒麻精药品限制等指标规则项进行动态管控。质控大屏可通过"自动核查预警+人工干预方式"对上述指标进行动态监督和管控。

(3)个案分析预警展示:互联网医院质控端应当具备监管在线问诊、病历书写、药品配送等环节的能力。可运用大数据技术,将科室、医师、用药情况、诊疗时间等多个维度的诊疗行为纳入动态分析,动态核查互联网诊疗平台的单个处方、医嘱等个案,并在质控大屏预警、展示。

(4)异常数据智能预警:互联网医院可以通过设置一定的规则,对运营过程的异常数据进行智能提醒,由质控人员进行必要的关注并审查,这些数据包括但不限于同一专科医师工作量比较、同一专科医师的费用分布、相同症状诉求患者的费用比较、线上接诊量异常升高、周期内接诊时间异常增加、咨询问诊敏感词汇出现的频次等。此外,对线上服务可能发生的高值药品、器械、耗材等费用,应设置额外的审查或限制。

（四）互联网医院评审评价

1. 医院评审评价　医院评审是指医院根据医疗机构基本标准和医院评审标准，开展自我评价，持续改进医院工作，并接受卫生健康主管部门对其规划级别的功能任务完成情况进行评价，以确定医院等级的过程。医院评审是政府实施行业监管，推动医院不断加强内涵建设，完善和落实医院管理制度，促进医院高质量发展的重要抓手，也是国际上加强医院管理的通行做法。1994 年发布的《医疗机构管理条例》明确规定"国家实行医疗机构评审制度"。1995 年，卫生部发布《医疗机构评审办法》，确定了医疗机构评审的基本原则、方法和程序，并开展医疗机构评审工作。2011 年，卫生部在总结第一周期医院等级评审及医院管理年活动经验的基础上，制定发布《医院评审暂行办法》和《三级综合医院评审标准(2011 年版)》。此后，国家先后颁布《中华人民共和国基本医疗卫生与健康促进法》《医疗纠纷预防与处理条例》《医疗质量管理办法》《医疗技术临床应用管理办法》《医疗质量安全核心制度要点》等法律法规、部门规章。2017 年国家卫生计生委按照国务院"放管服"改革要求取消"三级医院评审结果复核与评价"行政审批事项。基于此，国家卫生健康委员会制订发布新的评审标准——《三级医院评审标准(2020 年版)》，并定期更新修订，现行的为 2022 年版。

2. 互联网医院评审评价　《三级医院评审标准(2022 年版)》共 3 个部分 107 节，设置 364 条标准和监测指标，充分发挥信息化手段在医疗质量管理工作中的作用，大量采取客观数据分析的手段开展评审评价。该标准没有体现互联网医院、互联网诊疗管理的相关内容。目前，互联网医院医疗质量评价体系尚不健全，现行的《三级医院评审标准(2022 年版)》《国家三级公立医院绩效考核操作手册(2020 版)》等评价体系主要用于线下医院，由于互联网医院自身功能定位、服务范围、运营特点与线下医院差异较大，无法照搬线下医院的评审评价标准。关于是否开展互联网医院评审，业界主要有 3 种观点：①互联网诊疗是线下医疗的线上拓展，互联网医院虽然作为医疗机构的一种新形式，建设、运营、管理尚处于探索阶段，讨论互联网医院评审时机尚早；②互联网医院作为国家法定的医疗机构形式，不能游离于医院评审之外，无论何种形式的互联网医院，与实体医院诊疗业务息息相关，可以考虑在实体医院评审实施细则中增加互联网医院管理评审的内容，实体医院举办或依托其举办的互联网医院，必须接受相关款项的评审评价，引导互联网医院加强自我管理，促进健康可持续发展；③医院评审涉及医疗机构"级""等"的确定，目前法律法规、部门规章都没有关于互联网医院等级的规定，就当前互联网医院诊疗范围，也无法进行界定，因此可作为一个问题交由业界研究讨论。未来，互联网医院进一步发展，适时进行风险评估，根据评估结果决定是否开展互联网医院评审评价。

二、依法执业管理

（一）执业许可

根据《医疗机构管理条例》《医疗机构管理条例实施细则》，国家对互联网医院实行准入管理。

1. 互联网医院作为实体医疗机构的第二名称，由实体医疗机构申请设置并按规定进行执业登记。

2. 已经取得《医疗机构执业许可证》的医疗机构建立互联网医院,由其发证机关按照《医疗机构管理条例》《医疗机构管理条例实施细则》的有关规定办理执业登记,方可开展互联网诊疗服务。

3. 作为实体医疗机构第二名称的互联网医院,与该实体医疗机构同时校验;依托实体医疗机构单独获得《医疗机构执业许可证》的互联网医院,每年校验 1 次。

(二)诊疗科室设置

互联网医院应对诊疗科室的资质定期校验,建立准入和退出机制,满足以下条件的可以申请开通互联网诊疗科室。

1. 诊疗科目 互联网医院根据开展业务内容确定诊疗科目,不得超出所依托的实体医疗机构诊疗科目范围。互联网医院平台须明确诊疗科室,方便患者辨识。

2. 临床科室 互联网医院根据开展业务内容设置相应临床科室,并与所依托的实体医疗机构临床科室保持一致,即线下有的临床科室,线上才可以设置。互联网诊疗机构应当按照核准登记的诊疗科室执业,体现了互联网医院以实体医院为依托的准则。同时,诊疗科室应配置有高级职称执业医师对医疗质量进行把控,为医疗安全和服务质量提供专业性的保障。《互联网医院基本标准(试行)》第三项第(一)条规定:"互联网医院开设的临床科室,其对应的实体医疗机构临床科室至少有 1 名正高级、1 名副高级职称的执业医师注册在本机构(可多点执业)。"

(三)医务人员配置要求

互联网医院诊疗科室确定后,必须组织相应科室的医务人员成立互联网诊疗团队。医务团队配置要求如下:

1. 在互联网医院提供医疗服务的医师、护士应当能够在国家医师、护士电子注册系统中进行查询。互联网医院应当对医务人员进行电子实名认证。鼓励有条件的互联网医院通过人脸识别等人体特征识别技术加强医务人员管理。

2. 互联网医院提供诊疗服务的医师,应当依法取得相应执业资质,在依托的实体医疗机构或其他医疗机构注册,具有 3 年以上独立临床工作经验。互联网医院提供服务的医师,应当确保完成主要执业机构规定的诊疗工作。

3. 互联网诊疗打破地域限制,医务人员通过互联网平台可以跨地域为外地患者服务。医务人员如在主执业机构以外的其他互联网医院开展互联网诊疗活动,应当根据该互联网医院执业登记所在地多机构执业相关要求进行执业注册或备案。一个医务人员若执业于多个互联网医院,均应向机构注册地进行执业注册或备案。

(四)职能部门配置

互联网医院必须设置医疗质量管理部门、信息技术服务与管理部门、药学服务部门三大职能部门,负责互联网诊疗的医疗质量、医疗安全、信息技术、药学服务等管理职责。其中,医疗质量管理部门应建立完善的相关管理制度、服务流程,做好质量控制工作;信息技术服务与管理部门保障互联网诊疗活动全程留痕、可追溯。

1. 医疗质量管理部门 在院长和业务院长的领导下,负责本机构互联网医疗质量控制的日常管理工作,主要职责有:①制订本机构互联网医院医疗质量管理制度并组织实施;②组织开展本机构互联网医院医疗质量监测、预警、分析、考核、评估以及反馈工作,定期发布本机构互联网医院医疗质量管理信息;③制订本机构互联网医院医疗质量持续改进计划、实施方案并组织实施;④建立本机构互联网医院医务人员医疗质量管理相关规章制度、培训制度,制订培训计划并监督实施;⑤落实卫生健康行政部门规定的其他相关内容。

2. 信息技术服务与管理部门 在院长和分管院长的领导下,负责本机构互联网医院的技术保障、系统运维以及各类网络安全、技术紧急事件的处理,确保互联网医院系统稳定运行,主要岗位设置及职责详见第四章第六节人力资源管理相关内容。

3. 药学服务部门配置 负责本机构互联网医院的电子处方审核。药师人力资源不足时,可通过合作方式,由具备资质的第三方机构药师进行处方审核。药师人员配备根据《互联网医院基本标准(试行)》中第三项第(三)条的规定:配备有专职药师负责在线处方审核工作,确保业务时间至少有1名药师在岗审核处方。主要岗位设置及职责详见第四章第三节药学服务管理相关内容。

(五)接受监督监管

互联网医院应主动与省级互联网诊疗服务监管平台对接,接受卫生健康主管部门的监管(详见第六章相关内容)。同时,互联网医院应本着公开、公平、公正、公允的原则,将互联网诊疗机构的执业许可和人员执业注册或备案基本信息、诊疗服务项目和收费标准、监管平台和投诉举报渠道信息,在互联网诊疗平台显著位置予以公布,方便患者查询,接受社会监督。

三、在线诊疗行为管理

互联网医院医务人员应认真遵守医疗质量管理相关法律法规、规范、标准和本机构医疗质量管理制度的规定,规范临床诊疗行为,保障医疗质量和医疗安全。

(一)诊疗病种范围界定

为保证互联网医疗安全,并非所有病种和诊疗行为都适合在互联网上进行。根据现行法律规定,医师只能通过互联网医院为常见病、慢性病患者提供复诊服务。互联网医院可以提供家庭医生签约服务。患者在实体医疗机构就诊,由接诊的医师通过互联网医院邀请其他医师进行会诊时,会诊医师可以出具诊断意见并开具处方。因此,患者就诊时应当提供具有明确诊断的病历资料,如门诊病历、住院病历、出院小结、诊断证明等,由接诊医师掌握患者病历资料,确定患者在实体医疗机构明确诊断,判断符合复诊条件后,可以针对相同诊断进行复诊。为了医师更好地掌握患者的情况,一方面,患者需向医师提供完整的病史和相关检查资料。另一方面,可通过线上线下打通的信息系统,提供患者线下门诊电子病历、住院电子病历、检查检验报告记录、用药清单等资料,方便互联网医院医师核实患者既往就诊和治疗情况,确认为复诊患者,准确提供互联网诊疗服务。如果判断为首诊患者,不得开展互联网诊疗活动,需及时引导首诊患者线下就诊。

(二)互联网诊疗终止条件

互联网诊疗具有一定的局限性,医疗机构应当明确互联网诊疗的终止条件,这是医疗质量安全管理的重要组成部分,应纳入日常质控重点检查的内容。

1. 当患者病情出现变化,或当就诊医师判断本次就诊为首诊,或存在其他不宜在互联网上进行诊疗的情况时,接诊医师应立即终止互联网诊疗活动,并引导患者前往实体医疗机构进行就诊。

2. 根据传染病防控要求,互联网医院不得接诊甲类(含参照甲类传染病管理)传染病相关症状患者,对于此类患者应引导患者前往发热门诊、肠道门诊等专业门诊就诊。对互联网诊疗中出现发热的患者,应及时引导前往设有发热门诊的当地医疗机构及时就诊和排查,确保医疗服务和传染病防控的安全。

(三)诊疗对象实名管理

互联网诊疗实行实名制,患者有义务向医疗机构提供真实的身份证明及基本信息,不得假冒他人就诊。未成年人、不能清晰表达病症的患者,应有家长或成年家属陪伴,其家长或成年陪伴家属应一并提供实名身份信息。拒绝提供实名身份信息的患者,可不提供互联网诊疗服务。

(四)诊疗行为标准规范

医务人员在开展互联网诊疗活动中,应当遵循临床诊疗指南、执行由国家或行业学协会制定的诊疗技术规范、操作规程、行业标准等相关要求,开展诊疗工作,做到合理检查、合理用药、合理治疗。

四、在线医疗文书管理

互联网医院医师开展互联网诊疗活动应当按照《医疗机构病历管理规定》《电子病历应用管理规范(试行)》等相关文件要求,为患者建立电子病历,互联网医院应当加强互联网诊疗病历质量管理,按照相关规定进行设置,建立完善的互联网诊疗病历管理制度及病历质量控制指标,指定专人负责病历书写质量控制。医疗质量管理部门应定期抽查互联网诊疗病历,及时反馈、通报检查结果,提出具体整改意见,并与绩效考核、职称评聘、职级晋升等挂钩(电子病历、病案管理的相关内容详见第四章第五节)。

1. 互联网诊疗机构依托本机构独立建设的互联网诊疗系统开展互联网诊疗过程中所产生的互联网诊疗病历信息,应当与依托的实体医疗机构电子病历系统共享,由依托的实体医疗机构开展线上线下一体化质控。

2. 互联网诊疗机构依托区域建设的互联网诊疗系统开展互联网诊疗过程中所产生的互联网诊疗病历信息,应当与依托的区域互联网诊疗系统和实体医疗机构实现电子病历共享,纳入区域互联网诊疗系统和实体医疗机构线上线下一体化质控。

五、在线处方管理

互联网医院应严格遵守《中华人民共和国药品管理法》《麻醉药品和精神药品管理条例》《处方管理办法》等法律法规、部门规章,制定处方管理基本要求、处方开具规范、处方书写规范、处方审核规范、处方调配规范、处方点评规范等。支持接入合理用药系统、医师电子签名确认、药师审核流程,保障医师开对的药给对的患者,药师将正确的药准确地送到患者手上。医患聊天记录、问诊图文、问诊视频、互联网诊疗病历、药师审方核验、药品调剂配送等全流程记录完好保存,方便调阅。

(一) 处方管理基本要求

1. 互联网诊疗活动中在线开具电子处方前,医师应掌握患者病历资料,确定患者在实体医疗机构明确诊断为某种或某几种常见病、慢性病后,可以针对相同诊断的疾病在线开具处方。

2. 互联网治疗用药应选择用法简便、安全性高的"口服药、外用药",不应该选择用法复杂、风险性高的"静脉注射、肌内注射、植入用药",不得使用"毒性药品、麻醉药品、精神药品、放射性药品、终止妊娠"等特殊管理药品。因此,不得在互联网上开具血液制品、麻醉药品、精神类药品、医疗用毒性药品、放射性药品、药品易制毒化学品以及其他用药风险较高、有特殊管理规定的药品处方。

3. 为低龄儿童(6岁以下)开具互联网儿童用药处方时,应当确定患儿有监护人或相关专业医师陪伴。

4. 温控要求高的药品,如常用的糖尿病用药——胰岛素针剂,在开封使用前要求2~8℃冷藏,不可在超过30℃的环境里存放,若不具备冷链配送条件,则不应提供此类药品的配送服务。

(二) 处方开具规范

1. 医师应当根据医疗、预防保健需要,按照诊疗指南、药品说明书中的药物适应证、药理作用、用法、用量、禁忌、不良反应和注意事项等开具处方。

2. 所有在线诊断和处方必须有医师电子签名。

3. 处方一般不超过7天用量,对某些慢性病、老年病或特殊情况,处方用量可适当延长,但医师应当注明理由。互联网医院的诊疗病种和范围是部分常见病、慢性病的复诊,慢性病的用药处方用量根据规定可以适当延长,尤其是在传染病防控的特殊情况下,可酌情延长处方用量。

4. 互联网诊疗电子处方应由接诊医师本人开具,严禁使用人工智能等自动生成处方。

5. 互联网医院定期核实医师开具的处方是否有接诊记录、处方是否由接诊医师本人开具、处方是否根据诊疗实际需求开具;杜绝根据患者及其家属要求"点单开方"、杜绝脱离治疗需求"开大处方";严禁在处方开具前,向患者提供药品;严禁以商业目的进行统方。

(三) 处方书写规范

1. 互联网医院电子处方要求临床诊断填写完整,与互联网诊疗电子病历记载相一致。

2. 药品名称应当使用规范的中文名称书写,没有中文名称的使用规范的英文名称书写,书写药品名称、剂量、规格、用法、用量要准确规范,不得使用"遵医嘱"等含糊不清词句。患者年龄应当填写实足年龄,新生儿、婴幼儿填写日龄、月龄,必要时注明体重。

3. 西药和中成药可以分别开具处方,也可以开具在同一张处方,中药饮片应当单独开具处方。开具西药、中成药处方,每张处方不得超过 5 种药品。

4. 中药饮片处方的书写,一般应当按照"君、臣、佐、使"的顺序排列;调剂、煎煮的特殊要求注明在药品右上方,并加括号,如布包、先煎、后下等;对饮片的产地、炮制有特殊要求的,应当在药品名称之前写明。

5. 药品用法用量应当按照药品说明书规定的常规用法用量使用,特殊情况需要超剂量使用时,医师应当注明原因并进行电子签名以示确认。

(四)处方审核规范

1. 互联网诊疗药品管理,凭借医师处方销售、调剂和使用处方药,并由取得药学专业技术职务任职资格的药师进行审核、调配、核对。审核内容有:用药适应证、药物规格、用法用量、给药途径、药物相互作用、配伍禁忌等。具体包括审核规定必须做皮试的药品,处方医师是否注明过敏试验判定结果;处方用药与临床诊断的相符性;剂量、用法的正确性;选用剂型与给药途径的合理性;是否有重复给药现象;是否有潜在临床意义的药物相互作用和配伍禁忌;以及其他用药不适宜情况。

2. 药师调剂处方时必须做到"四查十对":查处方,对科别、姓名、年龄;查药品,对药名、剂型、规格、数量;查配伍禁忌,对药品性状、用法用量;查用药合理性,对临床诊断。对于不合理的处方应及时标注原因,退回医师修改后,重新审核,处方经药师审核合格后方可生效。

3. 互联网医院药事端对处方采取双审方的方式,确保药品调剂准确无误。审方记录参照门诊电子病历保管和备查,设置的保存时间不得少于 15 年。

(五)处方调配规范

1. 电子处方当日有效,并作为患者用药凭证的医疗文书。经审核通过的处方由药师配药,在药品配送环节中再次确认审核无误。医疗机构、药品经营企业具有配送能力的可自行组织药品配送,亦可委托符合条件的第三方机构(具有药品配送资质的物流公司)进行药品配送。药品配送系统,应支持患者收货后信息回写功能,方便医患双方查询配送进度和结果。

2. 互联网医院将电子处方流转到药房或者药店调配药品的,根据《中华人民共和国药品管理法》第六十二条规定"药品网络交易第三方平台提供者应当按照国务院药品监督管理部门的规定,向所在地省、自治区、直辖市人民政府药品监督管理部门备案。"应当审查流转方和接受方的资质。互联网诊疗电子处方流转前应按《医疗机构处方审核规范》组织临床药师进行审方,不合理处方应返回医师处修改。采用获得药监部门批准使用的智能审方系统审方的,应配备合理数量的临床药师进行复核。

(六)处方点评规范

1. 互联网医院应按照《医院处方点评管理规范(试行)》定期组织开展互联网诊疗电子

处方点评。处方点评工作小组成员应当具有较丰富的临床用药经验和合理用药知识,应当具有药师以上药学专业技术职务任职资格。

2. 定期按照确定的处方抽样方法随机抽取处方,根据相关法规、技术规范,对处方记录的规范性及药物临床使用的适宜性,包括根据用药适应证、药物选择、给药途径、用法用量、药物相互作用、配伍禁忌等方面标准进行评价,发现存在或潜在的问题,制订并实施干预和改进措施,促进临床药物合理应用,相关点评结果在机构内通报。

3. 定期对上月处方进行数据分析,包括总处方数、平均处方用药品种等。互联网医院线上电子处方质量控制包括对大额处方、超量处方、药师审核不通过处方、病历不规范处方,进行数据统计和追溯。

六、药品不良反应监测与报告

1. 互联网医院和药品经营企业应当设立或者指定机构并配备专(兼)职人员,承担本机构的药品不良反应监测和报告工作。从事药品不良反应监测和报告的工作人员应当具有医学、药学、流行病学或者统计学等相关专业知识,具备科学分析评价药品不良反应的能力。

2. 在互联网诊疗活动中主动收集药品不良反应,发现药品不良反应后应当详细记录、分析和处理,填写《药品不良反应 / 事件报告表》。发现可能与用药有关的不良反应,应当通过国家药品不良反应监测信息网络报告;不具备在线报告条件的,应当通过纸质报表报所在地药品不良反应监测机构,由所在地药品不良反应监测机构代为在线报告。配合药品监督管理部门、卫生行政部门和药品不良反应监测机构对药品不良反应或者群体不良事件的调查,提供调查所需的资料,并保存药品不良反应监测和报告档案。

3. 互联网医院利用信息系统监测、收集、报告药品不良反应具有"天然"的优势,通过数据分析积极地进行评价,并采取有效措施,减少和防止药品不良反应的重复发生。

七、医疗技术、仪器设备管理

1. 互联网医院拟采用的接诊、监测、治疗、康复、随访等医疗技术,应从实体医疗机构日常使用的临床医疗技术中遴选产生的,确保技术成熟、安全可靠、合规准入。

2. 互联网诊疗监测使用的医疗设备、医用耗材、医疗软件应取得药品监督、卫生健康主管部门准入许可,符合相关诊疗技术规范。未取得有效准入许可的不得用于互联网诊疗监测。需要医师、护士专业操作的技术,不应在线指导患者或其家属自行操作,不得委托不具备诊疗资质的第三方机构操作。

3. 互联网医院应建立互联网诊疗技术和设备应用记录、评估机制,定期评估互联网诊疗技术和设备安全性。

4. 互联网诊疗的图文、音视频技术及相关信息系统,应确保技术成熟、运行稳定、网络安全、数据安全、应用溯源、防伪防盗等,防范互联网诊疗数据丢失、数据篡改以及数据盗用。存在重大安全隐患的互联网诊疗技术和设备应及时下线、暂停使用,并采取有效补救措施。

八、医疗质量(安全)不良事件报告

互联网医院应当建立医疗质量(安全)不良事件报告制度,指定专门部门负责医疗质量(安全)不良事件报告的采集、记录、分析、报告和总结工作,鼓励互联网医院和医务人员积极主动上报医疗质量(安全)不良事件,促进信息共享和医疗质量提升。

互联网医院应当制订互联网诊疗活动不良事件防范和处置流程,医务人员在互联网诊疗活动中发生或发现医疗质量或者医疗安全不良事件时,应立即报告诊疗科室负责人,科室负责人调查核实后立即报告互联网医疗质量管理部门,互联网医疗质量管理部门将有关情况如实汇报给分管院长及院长,经院长批示后,按照国家有关规定在规定时限内向上级主管部门报告。报告过程中,落实个人隐私信息保护措施,加强互联网医院信息平台内容审核管理,保证互联网医疗活动安全、有效、有序开展。

九、患者知情同意与登记

由于信息不对称,患者对互联网医院诊疗的规则要求、服务内容、风险可能、疾病情况等缺乏了解。互联网医院和接诊医务人员提供互联网诊疗服务时,应当遵循患者知情同意原则,履行告知义务,尊重患者的自主选择权和隐私权,尊重民族习惯和宗教信仰,注意保护患者隐私。

(一) 互联网医院告知患者知情同意

医疗机构应当充分告知患者互联网诊疗活动的相关规则、要求、风险,尊重患者的知情同意权,切实履行告知义务。互联网诊疗机构制定互联网医院相关服务协议,即《互联网医院患者知情同意书》,用于规范互联网医院和患者之间的行为和关系,保护双方的合法权益。告知内容应包括如下几个方面:

1. 互联网诊疗病种仅限于部分常见病、慢性病的复诊,对于首诊的患者,医务人员不提供互联网诊疗服务。互联网医院具备健康宣教和健康咨询的功能属性,患者可通过互联网医院开展的健康咨询活动,获得医师答复、医学科普、保健信息等,但此类信息仅供参考,不作为诊断依据,不能作为患者采取治疗方案的直接依据;确有就诊需求的,应联系医师到线下实体医疗机构面诊。急危重症患者,突发病情变化的婴幼儿、孕产妇等应及时就近到医疗机构急诊或启动当地120急救系统,不恰当地选择互联网医院候诊有可能导致病情延误。

2. 互联网医院有别于线下实体医疗机构现场诊疗,如互联网诊疗的局限性、线上服务的延时性等,医师遇到临时停诊、减号、限号等特殊情况时,有可能延后甚至取消互联网诊疗。互联网医院必须对患者进行风险提示和情况告知,在取得患者知情同意后方可开展互联网诊疗活动。

3. 患者应提供详尽、真实、准确和完整的个人资料。如果资料发生变动,应及时更改。若提供任何错误、不实、过时或不完整的资料,或互联网医院有合理理由怀疑前述资料为错误、不实、过时或不完整的资料,互联网医院有权暂停或终止患者的账号,并拒绝现在或将来使用该互联网医院服务的全部或一部分。在此情况下,患者可以通过互联网医院平台的申诉途径与平台取得联系,修正个人资料经平台核实后恢复账号使用。

4. 患者一旦注册成功,成为互联网医院的合法用户,将得到一个账号和密码。账号和密码由用户负责保管。用户需要对任何以个人账号进行的所有活动和事件负全责,且有权随时根据指示更改密码。若发现任何非法使用个人账号或存在安全漏洞的情况,应立即通知互联网医院平台。

5. 对用户在平台上发布的信息承担责任,不得发布违法信息,不得恶意评价他人。承诺在使用互联网医院平台时实施的所有行为均遵守国家法律、法规和平台管理规定及社会公共利益或公共道德。如违反上述任一规则,导致相应法律后果的发生,患者将以个人的名义独立承担所有法律责任。患者在互联网医院上的不当行为或其他任何认为应当终止服务的情况,互联网医院有权随时做出删除相关不当信息、终止提供服务等处理。

6. 保护患者隐私是一项基本原则,互联网医院保证不对外公开或向第三方提供患者的注册账号及在使用互联网诊疗服务时存储在平台的非公开内容,但下列情况除外:事先获得患者的明确授权;根据有关的法律法规要求;按照相关政府主管部门的要求;为维护社会公众的利益;为维护互联网医院的合法权益。

7. 患者在申请注册流程中,系统主动显示服务协议(《互联网医院患者知情同意书》),方便患者审慎阅读、充分理解各条款内容,特别是免除或者限制责任的条款、法律适用和争议解决的条款。如患者对服务协议有任何疑问,可通过在线客服咨询。患者未满18周岁,或因其他原因被限制民事行为能力,应在监护人的陪同下阅读服务协议。阅读后在服务协议下方方框内勾选"已阅读并同意",即代表已充分阅读、理解并对本协议全部条款无保留的接受和遵守。患者与互联网医院达成一致,并完成身份识别和注册申请,成为互联网医院平台的用户。未签署服务协议的患者,不应开展互联网诊疗服务。

(二)医务人员告知患者知情同意

落实医患沟通机制,保障患者知情同意权,尊重患者对病情、诊断、治疗的知情权,实施医疗活动、保护性医疗措施时,医务人员应当向患者做必要的解释,征得同意,维护患者合法权益。

1. 互联网医院医务人员使用患者能够理解的语言,将患者病情、医疗措施、互联网医疗风险等如实告知患者,及时解答咨询,并避免对患者产生不利影响,维护患者权益。

2. 患者在互联网医院网络平台预约、搜索、咨询、享受医疗健康咨询、在线复诊开方、与其他用户交流及其他健康类卫生服务,即代表已经同意互联网医院服务协议,接受互联网医院的统一管理。

十、互联网医院满意度评价

互联网医院应制定满意度监测指标并不断完善,定期开展患者和员工满意度评价。线上问诊患者在问诊结束后对本次服务质量进行评价。互联网医院对评价信息进行监控,将评价信息量化统计,包含服务态度、接诊速度、回复评价内容等,并可对互联网医院线上所有评价进行检索追溯,关联患者及医师信息。

针对互联网医院问诊咨询业务服务质量控制,包含患者主动取消问诊、提交复诊凭证缺失、诊疗时间太短；医生未接诊超时取消、患者候诊时间超长等异常服务状态监控，并进行数据统计和追溯，关联患者及医师信息。

定期对医务人员诊疗行为进行考核和质量控制，其结果纳入医疗质量考核中。

十一、医疗纠纷管理

（一）医疗纠纷防范机制

由于互联网医院服务的虚拟性，互联网诊疗相较于线下实体医疗机构，诊疗行为风险和医疗纠纷隐患也随之大幅增加。互联网诊疗机构应当通过建立健全内部管控机制，铸造医疗安全的"钢铁城墙"，争取将医疗纠纷"防患于未然"。

1. 互联网医院应当增强医疗安全意识，建立医疗安全管理体系，完善医疗安全相关制度、应急预案和工作流程，加强医疗质量关键环节的安全与风险管理，落实患者安全目标。

2. 互联网医院增强风险防范意识，健全风险防范相关制度，利用医疗责任保险、医疗意外保险等风险分担形式，保障医患双方合法权益。

3. 互联网医院应当制订防范、处理医疗纠纷的预案，预防和减少医疗纠纷的发生。

4. 互联网医院应当完善投诉管理机制，及时化解和妥善处理医疗纠纷。

（二）法律责任主体规定

发生医疗纠纷时，互联网医院应当明确法律责任主体。实体医疗机构以互联网医院作为第二名称时，实体医疗机构为法律责任主体；取得《医疗机构执业许可证》的互联网医院独立作为法律责任主体。互联网医院合作各方，按照合作协议书依法承担相关法律责任。

（三）医疗纠纷处置规范

互联网医院在开展互联网诊疗活动过程中发生医疗事故或者医疗纠纷的，应当按照《医疗事故处理条例》《医疗纠纷预防和处理条例》等有关法律法规和规定进行处理。

十二、培训与考核管理

（一）培训内容要求

互联网医院应当对开展互联网诊疗活动以及从事相关管理服务的人员定期开展岗前培训、考核，内容包括医疗卫生健康相关的法律法规、医疗服务和管理相关的政策、各项规章制度、岗位职责规定、互联网诊疗服务规范、互联网医院平台使用操作、应急处理预案等。

（二）考核目标设定

确保互联网医院的医务人员掌握服务流程和政策规定，明确可能存在的互联网诊疗风险，确保严格按照诊疗技术规范和操作规程进行诊疗。考核通过，方能开展互联网诊疗活动。

（三）日常考核管理

在日常互联网诊疗质控中,以月或季度为周期,对互联网医院医师诊疗行为进行考核,质控检查结果纳入医疗质量考核中,根据依法执业、医疗质量、医疗安全、医德医风、患者满意度等内容进行考核,与绩效、职务职称晋升、互联网服务退出等挂钩。

（曹　熹　黄守勤）

第二节　护　理　管　理

根据世界卫生组织(WHO)的定义,护理管理是为了提高人们的健康水平,系统地利用护士潜在力和其他相关人员、设备、环境和社会活动的过程。传统的护理管理强调完成管理者的命令和规定;现代护理管理则主张以人为中心,以信息技术为手段,注重人与事相适宜。在医疗行业信息化全面快速发展的背景下,互联网新兴技术与传统医疗、护理深度融合,护理管理逐渐从以往堆积如山的各种纸质文书记录,转向信息化、智能化、人性化的管理模式,护理管理更加尊重个人价值和能力,通过激励来充分调动护士工作积极性,并运用科学化的信息管理手段,达到护理管理效率、效益的最大化。

一、"互联网＋护理服务"概述

高龄或失能、半失能老年人、康复期患者和终末期患者等行动不便的人群,对上门护理服务的需求很大。医疗机构利用注册护士,依托互联网等信息技术,通过"线上申请、线下服务"的模式,为出院患者或罹患疾病且行动不便的特殊人群提供居家护理服务。这种"互联网＋护理服务"模式俗称"网约护士",针对高龄或失能、半失能老年人、康复期患者和终末期患者等行动不便的人群,重点提供慢性病管理、康复护理、专项护理、健康教育、安宁疗护等护理服务(图4-1)。鉴于护理人员多为女性,"网约护士"中的"约"会令人产生一些不必要的联想,也体现不了护理人员的专业价值,笔者曾多次建议"互联网＋护理服务"应规范称呼为"护士出诊",表明这是一种由专业护士提供的医疗机构以外的护理服务。

互联网医院是"互联网＋护理服务"的重要载体之一,互联网医院提供的护理服务与"互联网＋护理服务"管理两者有诸多共通之处,总原则是以相关法律法规要求为基础,线上线下同质管理,保障医疗、护理质量安全和护患双方合法权益,管理的重点包括对"线上申请"的管理、对"上门服务"的管理以及护理质量安全管理等。

（一）对"线上申请"的管理

互联网信息技术平台应当具备开展"互联网＋护理服务"要求的设备设施、信息技术、技术人员、信息安全系统等,平台至少包括服务对象身份认证、病历资料采集存储、服务人员定位追踪、个人隐私和信息安全保护、服务行为全程留痕追溯、工作量统计分析等基本功能。依托互联网医院开展线上护理服务的,平台可以自主开发,也可以依托具备资质的第三方信息技术平台。

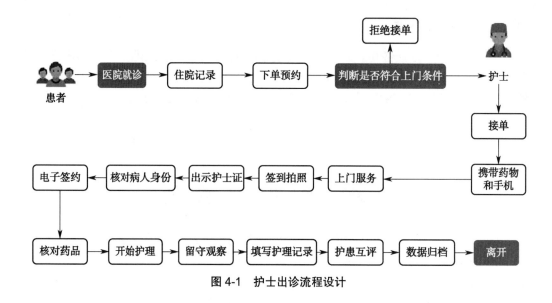

图 4-1　护士出诊流程设计

（二）对"上门服务"的管理

由于护士上门服务的执业地点不在医疗机构内,对其线下服务管理的重点在于有效防控执业风险。原则上,服务项目以需求量大、医疗风险低、易操作实施的技术为宜。可要求服务对象上传身份信息、病历资料、家庭签约协议等资料进行验证,平台可以购买/共享公安系统个人身份信息或通过人脸识别等人体特征识别技术进行比对核验。应为护士提供手机 App 定位追踪系统,配置护理工作记录仪,使服务行为全程留痕、可追溯。必要时可考虑配备一键报警装置,购买责任险、医疗意外险和人身意外险等,切实保障护士执业安全和人身安全,有效防范和应对风险。

（三）护理质量安全管理

互联网医院与实体医院在护理质量安全管理要求上是一致的,重点在于对护理管理工作中涉及的诸多要素(如人、目标、任务、信息、技术)进行组织、协调、统筹、控制,合理配置护理人力资源,提高护理工作效率,保障护理质量安全。

二、护理管理组织架构

（一）护理管理体系建设

县级及县级以上医院应设立护理部,实行院长领导下的护理部主任负责制。护理部在院长或分管护理工作的副院长领导下,负责组织和管理医院的护理工作。它与医院行政、教学、科研、后勤管理等职能部门并列,互相合作,共同完成医院的各项工作。医院一般要在医疗质量委员会基础上成立护理质量与安全管理委员会,根据实际情况下设管理小组和专科小组。

实体医院举办的互联网医院一般只要将互联网护理管理纳入其原有的护理管理体

系,即可实现对"线上申请、上门服务"的有效管理。独立设置的互联网医院或第三方互联网信息技术平台提供的"互联网＋护理服务",应结合自身业务的需要,组建必要的护理管理组织。

(二) 护理管理者角色

护理管理者在管理过程中,承担着不同的角色。

1. 领导者 护理管理者运用引导、选拔、培养、激励等技能,利用自身的影响力和创造力营造和谐的组织环境,建立下属对管理者的信任,充分发挥护士潜力并促进其不断成长。除承担管理的责任外,还应在现代护理理论的学习、推广、运用,新业务、新技术引进研发,疑难问题的解决,信息化管理技术应用等方面发挥带头人作用,解决护理管理中遇到的实际问题,承担促进护理业务发展的任务。

2. 信息传递者 护理管理者应主动收集、获取对组织发展有利的各类信息,持续关注组织内外环境变化。在工作中需要不断地与护士、上级护理管理者、医师、其他医技人员、患者及家属、后勤人员等进行沟通,起到上传下达、督促落实、融洽氛围的作用。

3. 协调者 护理管理者应及时有效地处理日常护理工作中遇到的非预期问题,维持正常的工作秩序,创建和谐的工作氛围。要善于观察环境中的变化,对工作中可能出现的危机进行预测,建立突发事件应急预案,对护理工作矛盾或突发护理事件及时采取有效的应对措施。

4. 教育者 护理管理者作为护理业务技术带头人,不仅要对下属护士、进修护士、护理学生进行业务训练和培训,不断提高护士的专业素质,还要对护士专业精神、护理价值观进行培育。

5. 资源分配者 护理管理者负责并监督护理组织资源的分配系统,结合组织的整体目标及决策,有效利用资金、时间、材料、设备、人力及信息等资源,例如根据所承担的工作量及工作难度,评估和制定其所需的人力资源和其他资源计划,从而保证各项护理工作顺利进行。

三、护理管理内容

(一) 制定规章制度

规章制度属于管理要素中法的范畴,通过规章制度进行管理是管理法制化的重要体现。护理工作具有细致、复杂、烦琐、涉及方方面面等特点,且参与护理工作的护理人员习惯、性格各不相同,如果没有统一的行为规范,没有共同遵守的准则,护理工作就无法连续、安全地进行,更不可能达到护理管理的目标。制定规章制度要遵循实用原则,符合科学规律,切实可行、条理清楚,既要能满足当前要求,也要考虑未来发展的需要,具有实用性、约束力、前瞻性,可让护理人员共同参与制定、管理规章制度和流程,充分调动人的积极性,保障规章制度的落实。

互联网医院应根据国家相关管理规定和技术规范,结合医院实际情况,建立完善护理管理制度和服务规范。相关制度包括护理管理制度、护理质量安全管理制度、护理风险防范制度、护理文书书写管理规定、个人隐私保护和信息安全管理制度、医疗废物处置流程、居家护理服务流程、纠纷投诉处理程序、不良事件防范和处置流程以及相关服务规范和技术指南等。互联网医院制订停电、断网、设备故障、网络信息安全等突发事件应急预案时,应明确护理人员在其中的工作职责。

(二) 护理人力资源管理

护理人力资源管理是为建设高素质的护理人才队伍而实施的选才、育才、用才、激才、留才等一系列行为。管理者除了对护士进行各种培训和考核外,工作的重点应放在发现人才、选拔人才上,要从身份管理逐渐向护理岗位管理转变,建立符合护士职业生涯发展规律的人力资源管理长效机制。要关注护理团队成员多样性的特点,根据护士能力的不同进行岗位职责的匹配,做到知人善任、人尽其才,激发护士工作的积极性,提高工作效率。在选拔人才、职称晋升、进修学习、任务委派、绩效分配等方面应遵循公平原则,以开放的心态和沟通技巧来创建一支能级合理、智能互补、长短相济、团结协作的护理队伍。优秀的护理管理者还应具有敏捷的思维和准确的判断力,能够及时发现问题并做出正确决策,充分运用管理艺术来保持护理管理活动的高效率。

(三) 设施设备管理

做好医疗设备、设施和仪器的日常维修、保养是护理管理的一项重要工作。仪器设备实行分类管理,使用人员应认真填写仪器设备使用情况记录,建立仪器设备档案,记录仪器设备的购进、安装时间,使用年限,故障及维修保养情况等。制定仪器设备操作程序卡,与机器绑定,严格遵守操作规程,使用后及时清洁、消毒、妥善保管。对上门护理服务所需的仪器设备,由专人负责日常自我检查、维护与保养,定期抽查落实情况。

(四) 培训、教学管理

1. 护士培训教育 护理管理者应组织、落实按能级对护士进行分层培训,包括护士继续教育培训、专科护士培训,建立护理培训体系,并评价其培训效果。对于参加上门护理服务的人员要加强职业安全教育、业务知识技能等岗前培训。

2. 在线健康教育 传统的患者健康教育多局限在口头传授及纸质文字发放,存在耗时间、易丢失、易遗忘等缺点。互联网医院通过信息系统搭建良好的健康教育平台,开发健康教育处方,将不同形式(如语音播报、图片、视频等)的健康宣教材料嵌入平台中,在诊疗、护理过程中可根据服务对象需求,点对点推送其所需的内容,实现精准宣教。服务对象有需求时亦可自行查阅、反复学习、充分理解。

(五) 质量安全管理

1. 明确质量控制对象 首先要明确"控制什么",控制最终目的是确保实现组织的目标。凡是影响组织目标实现的因素都应该是控制的对象。在实际管理工作中,影响组织目标实现的因素有很多,要想完全控制它们是不现实的。因此,要分析这些因素对目标实现的影响程度,从中挑选出具有重要影响的因素,并把它们作为控制的重点对象。

2. 选择质量控制关键点 重点控制对象确定后,还需要选择控制的关键点,以确保整个工作按计划执行。护理管理需控制的关键点一般包括查对制度、身份识别制度等关键制度,新进护士、实习护士、高危服务对象、高危药品、设备等高危环节,以及夜班、节假日等高危时间节点等。

3. 制定质量控制标准 在找到控制关键点后,应进一步将这些关键点分解为一系列控制标准,进而区分哪些是定量标准或是定性标准,增强可操作性。定性标准具有非定量性,在实际工作中也要尽量采用可度量的方法予以量化处理。例如,在服务对象对护理工作满意度的调查中,可以从了解护士接待是否及时、热情,护士回应诊疗咨询是否及时、有帮助,护士宣教是否具有针对性等方面入手。

4. 建立信息有效反馈机制 除了建立相应的工作汇报制度,了解下属工作的执行情况外,管理者应深入临床一线实地考察,获取其他来源所呈现不出的第一手资料,还可以通过护理管理信息系统,实现实时动态的监督和控制。

(六) 护理不良事件管理

护理不良事件会给服务对象带来痛苦、增加经济负担及精神压力,影响医院信誉,护理管理者应注意护理不良事件的管控。应坚持以预防为主、不以惩罚为目的的原则,增强护士风险意识,建立有效、通畅、无障碍的不良事件上报系统,制定有效的不良事件防范措施,并抓好落实。

(七) 护理绩效管理

应根据护理工作岗位内容建立护士绩效考评标准,将绩效考评与护士聘用、培训发展、评优评先相结合,并与具体岗位职责、工作质量、工作数量等关联。评价标准实施前公之于众,主张结果公开,使护士明确知道组织对他们期望行为和绩效要求,帮助他们找准自己努力的方向。通过绩效考评结果比较,对工作出色的护士进行肯定奖励,对工作表现不符合组织要求的护士给予适当批评教育或惩罚,帮助其找出差距,建立危机意识,促进工作改进。

(罗坤金　黄守勤)

第三节　药学服务管理

一、药事端建设

互联网医院平台应设置药事端,作为药师、药房工作人员的应用入口。药事端要具备注册身份认证、处方审核、调配核对、药品配送等功能,宜提供药学咨询和用药宣教、随访等功能。

1. 线上药学服务流程设计 患者登录互联网医院平台实名注册后,根据病情选择相应的医师咨询问诊。接诊医师确定患者近 3 个月就诊记录,可以为部分常见病、慢性病患者在线开具处方。医师开具处方后,药事端将有语音提示药师审核处方,若审核未通过,则描述原因退回医师端,医师根据药师提示,进行处方修改后再次提交至药事端,药师再次进行审核,处方审核通过的,患者会接收到信息,并进行在线结算,处方结算后,药事端自动打印处方,药师根据处方完成药品调配,通知患者到院取药或通过物流配送。通过物流配送的,患者收到药品后可通过互联网医院平台,点击药师界面,接受个体化用药指导及药学相关服务。

所有流程均应有电子痕迹,保障患者用药安全,保证就诊流程全程可追溯。具体流程见图4-2。

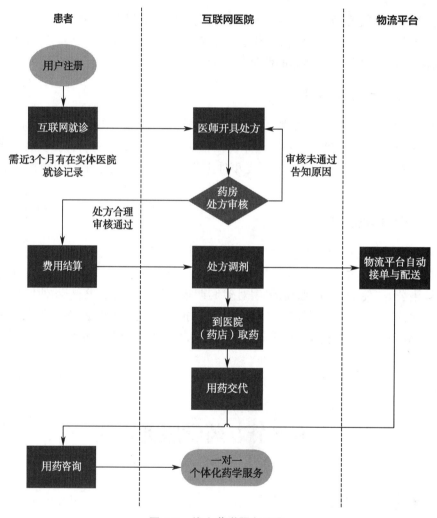

图4-2 线上药学服务流程

2. 互联网医院药品目录设置 互联网医院的药学团队负责维护在线药品目录。在线药品目录的遴选应根据互联网医院开展的诊疗科目并征询医师意见后拟定。实体医院设立的互联网医院在线药品目录应从该实体医院基本用药目录中遴选产生,且具体品规应与实体医院一致。依托实体医院独立设置的互联网医院,因不同医师用药习惯差异,其在线药品目录遴选比较复杂,一般应自国家医保药品目录和其注册所在地省级药品网上采购平台供应品种中进行遴选,并与所注册的医师以及处方将流转到的药房(平台药店)充分沟通,以最终确定在线药品目录。

互联网医院在线药品目录药品名应采用药品监督管理部门批准的药品通用名,不宜指定具体生产厂商。在线药品目录中不得含有疫苗、血液制品、麻醉药品、精神药品、医疗用毒性药品、放射性药品、药品类易制毒化学品等国家实行特殊管理、不得在网络上销售的药品。

3. 在线药品信息价格库维护 实体医院举办的互联网医院药品信息和价格维护参照实体医院执行。依托实体医院独立设置的互联网医院,与其合作的平台药店应按照互联网医院药品目录执行,规格、厂家原则上应与所在地实体医院保持一致,其价格不高于所在地实体医院药品在用价格。个别特殊情况的,平台药店经互联网医院管理部门审批后方可变更。当互联网医院药品厂家、规格、价格等发生变动时,平台药店应及时进行调整。

4. 互联网医院电子处方管理 医疗机构开展互联网诊疗活动应当严格遵守《处方管理办法》等规定,处方应由接诊医师本人开具,不得使用人工智能等自动生成处方。对于病情比较稳定的慢性病可采用长处方,开具4~8周处方量。遇有重大突发公共卫生事件,最长可放宽到3个月。原则上复诊续方的药品品种不超过首诊处方。病情需要时,应允许医师在公布的药品目录范围内调整处方。

处方药应当凭医师处方销售、调剂和使用。在处方开具前,不得向患者提供药品。不得以商业目的进行统方。因此,互联网医院信息系统中应设置在线电子处方模块,电子处方的格式和内容应符合《处方管理办法》的规定,需有医师的电子签名,有审核药师、调剂药师的电子签名,并与患者的电子病历同期保存。处方格式中须有备注栏,以便需要时医师能为处方中的某些特殊信息(如超常规剂量用药等)注明理由,供审方药师参考。在线电子处方充分利用信息技术,采用结构化电子病历,处方药品规格、数量、用法、用量等相关信息自动导入,减少医师的重复工作量。药品名应从在线药品目录中检索键入,其剂量规格自动对应,以保证药品名等项目内容的规范化,杜绝输入错误。尚未支付费用的处方,应允许医师撤销该处方;尚未调剂的处方,应允许患者撤销该处方并退还其相应费用,以最大程度地方便患者。

医疗机构自行或委托第三方开展药品配送的,相关协议、处方流转信息应当可追溯,并向省级互联网医疗监管平台开放数据接口。

5. 合理用药审方功能设置 互联网医院信息系统建设时可规划设置合理用药审方等功能模块,在医师开具处方、药师审核调剂等环节部署合理用药审方软件,对处方流转实施事前、事中和事后全流程动态监管。对超处方权限、药物配伍禁忌、用药超量、禁忌证用药等问题进行实时拦截,对于合理用药软件审核出的不合理处方,再由药师进行人工审核或复核,提高线上合理用药的水平。药师应参与互联网医院合理用药审方、辅助决策系统的建设,根据处方审核情况,适时总结、维护和完善安全用药知识库,为医师安全用药提供引导、预警和控制等辅助决策保障。

二、药师准入管理

1. 审核药师 根据《医疗机构处方审核规范》第二章第五条规定,从事互联网平台处方

审核的药学专业技术人员(以下简称药师)应当满足以下条件:

(1) 取得药师及以上药学专业技术职务任职资格。

(2) 具有 3 年及以上门急诊或病区处方调剂工作经验,接受过处方审核相应岗位的专业知识培训并考核合格。

经所在实体医院医务部门审核后,授权信息部门设置互联网医院平台工号,即可取得互联网处方审核资格。

2. 调剂药师 根据《处方管理办法》第五章第三十一条规定,具有药师以上专业技术职务任职资格的人员负责处方审核、评估、核对、发药以及安全用药指导;药士从事处方调配工作。

三、在线处方审核、调剂、配送

1. 处方审核 根据《医疗机构处方审核规范》第三章第十二条规定,药师接收待审核处方,对处方进行合法性、规范性、适宜性审核。审核通过的处方,患者在客户端收到提示信息后进行在线自费或医保结算。审核不通过的处方,药师应填写不通过的理由,医师端在提示后,进行相应修改,处方将再次进入审核流程。

2. 处方调剂 患者将审核通过的处方结算后,药士或药师根据《处方管理办法》第五章第三十七条规定,按照"四查十对"对处方进行调剂。调剂完成,患者可接收到相关信息,并根据需求选择物流配送或到医院(药店)取药。

3. 到医院(药店)取药 线上结算选择到医院(药店)取药的患者,客户端会形成二维码,凭二维码到实体医院(药店)取药,药师根据二维码按照"四查十对"流程,完成药品调剂工作。

4. 物流配送 患者选择物流配送,完成配送费缴纳后,物流公司会在指定时间点,前往实体医院或定点药店取药,药师将打包好的药品交给配送员,并让配送员签好签收单,留底备查。药品配送上门的,配送费用需以明确清晰的方式告知患者。配送费用医保一般不予支付,由患者自付。

5. 药学服务 为保证线上线下患者享受到同质的药学服务,针对物流配送的药品,患者可通过互联网平台选择相应的药师进行用药咨询服务;到院取药的患者,药师可在现场为患者提供用药指导。

四、电子处方在线流转

1. 处方流转定义 处方流转是指电子处方在机构内或机构间发送、接收、互认的过程。通过处方的流转,能为患者提供药品自取及配送服务。处方流转基本流程如下:

(1) 患者登录互联网医院进行线上问诊、开具处方,医疗机构具备审方资格的药师对电子处方进行审核。

(2) 经药师审核合格的处方通过互联网医院处方流转平台流转,患者接到信息后,可选择到医院(药店)取药或物流配送,并进行在线结算。

(3) 药师对结算后的处方进行调剂,现场发放或物流配送。

（4）患者收到药品后,可通过互联网医院平台,选择适当的药师进行药物咨询,药师为患者提供个体化的药学服务,保障患者用药安全、有效。

2. 处方流转药品目录管理　互联网医院应对与其合作的实体医院药房或药店进行资质审核,评估其对药品质量的保障能力,要求实体医院药房或药店应能满足线上常见病、慢性病的药品使用需求。

3. 处方流转的范围　在线复诊患者,需近 3 个月有在实体医院就诊记录,并确诊为常见病或慢性病。接诊医师在与患者沟通后,病情稳定,方可为其在线开具与实体医院相同诊断及药品的处方。为未成年人患者续方时,需确保监护人在旁。

4. 处方流转有效期　处方一般当日有效,因考虑线上续方特殊性、患者结算存在滞后性,可适当延长至 48 小时。

5. 处方流转安全管理　互联网医院处方流转平台应严格遵守网络信息安全和医疗数据保密的相关法律法规,妥善保管患者的用药信息、物流信息。不得非法买卖、泄露患者信息。

6. 处方流转至药品网络销售平台　按照国家市场监督管理总局令第 58 号《药品网络销售监督管理办法》的规定进行管理。

五、互联网医院处方点评

为规范互联网诊疗行为,提高处方质量,促进合理用药,保障患者医疗安全,根据《医院处方点评管理规范(试行)》,应定期对互联网医院的处方进行点评。

1. 处方点评成员　处方点评工作小组成员应具有较丰富的临床用药经验和合理用药知识,一般应当具有药师以上药学专业技术职务任职资格。

2. 处方点评原则　处方点评应坚持科学、公正、合理的原则,应有完整、准确的数据记录,建立不合理处方的反馈机制,定期公布处方点评结果,通报不合理处方,提高互联网医院合理用药水平。

3. 处方点评实施　互联网医院药学部门根据医院诊疗科目、科室设置、技术水平、诊疗量等实际情况,确定具体抽样方法和抽样率,按照处方点评工作表的要求对互联网医院电子处方进行点评。

六、药学服务延伸

1. 用药指导　处方流转过程中,药师除了为患者提供处方审核、调配、核发工作外,对于现场取药的患者,药师应进行详细的用药交代,线上患者可通过互联网医院平台选择药师获取用药指导。互联网医院应为患者提供个体化药学服务。药学服务内容包括:药品名称、用法用量、疗效、用药注意事项、药物间相互作用、储存方法、不良反应等。应建立药品不良反应监测及报告制度,患者可通过平台向药师反馈药品不良反应,药师应及时跟进、反馈、上报等。

2. 药学科普　互联网医院平台可结合患者诊断、处方等相关信息,为患者推送药学科普知识。

3. 用药提醒 互联网医院信息系统可考虑开发设计用药提醒功能,依据患者用药信息数据及用药知识图谱自动生成用药提醒数据并推送至患者端,允许患者根据自身饮食、睡眠规律自行调整、设置用药提醒的时间、频次、内容等。

(邱　洪　黄守勤)

第四节　检查检验管理

一、检查检验功能设置

(一)患者端

互联网医院信息平台在患者端,应设置有患者检查检验报告查询以及复诊检查检验申请、预约等功能。

1. 检查检验报告在线查询 互联网医院平台要与院内信息系统进行对接,可接收信息系统生成的患者检查检验报告单,并通过移动端提醒患者进行查阅,免去患者多次往返医院。报告单包含检查、检验报告单,报告格式可参照线下报告形式设计,应提供放大、缩小画面功能,可指定日期进行查询,查询结果以时间先后顺序按科室分类排列,便于管理和随时查阅。

2. 复诊检验申请 针对慢性病患者提供检验复查线上管理功能。慢性病患者经常要进行血液等方面的复查,一般已明确检验的目的及内容,可通过互联网医院线上检验申请功能完成检验预约、项目申请、线上缴费,并凭申请单到互联网医院所依托的实体医院或所对接的联盟医院进行采血化验,报告出来后通过互联网医院查看,必要时可发给互联网医院医师,进行在线问诊,有效提高慢性病患者检验复查效率,改善慢性病患者看病就医体验。

3. 复诊检查申请 针对慢性病患者提供检查复查线上管理功能。慢性病患者经常需要复查心电图、超声、放射等,且此类患者已明确自己所要复查的目的与内容,因此可以通过互联网医院线上检查申请功能,实现患者线上完成项目申请、缴费、预约,并凭申请单到互联网医院所依托的实体医院或所对接的联盟医院进行检查,检查完成后可通过互联网医院平台查看检查结果报告,必要时患者可将检查报告发给互联网医院医师,进行在线问诊。

(二)医护端

互联网医院信息平台在医护端,要设置有医师、护士查询患者检查检验报告、在线检查检验申请等功能。

1. 医护查询检查检验报告 为方便医护人员快速了解患者的病情和相关信息,互联网医院平台应为医护人员提供查询患者检查检验报告单的功能,可查询指定患者在某时间范围内的历史检查、检验报告、治疗医嘱信息,为医师线上诊断、开单提供参考依据。

2. 在线检验申请 医师确定线上问诊的患者需要进行必要的检验时,可以通过互联网医院开具检验处方单,并与院内系统进行对接;患者可以在线缴费并直接到线下医疗机构进行抽血检验。

3. 在线检查申请 医师确定线上问诊的患者需要进行必要的医技检查时,可以通过互联网医院开具检查处方单、电子申请单,并与院内系统进行对接,帮助患者直接预约线下检查时间或引导患者进行线上检查预约操作。

二、检查检验管理制度

1. 检查检验管理的一般规定 患者在线问诊,如由于检查检验资料不足,不够支持医师做出诊疗方案或建议时,医师可要求患者补充检查检验资料,可开具相关检查检验项目,患者完成相应检查检验后,将结果提供给医师,以便获得更有价值的诊疗。

2. 检查检验开具规范 医师需要根据患者情况,明确需要检查检验的项目,应有针对性、阶梯性,费用较低的检查检验能明确诊断的,不应重复检查检验类似的其他项目。相关检查检验申请需简明扼要书写病情摘要,包括重要体征及治疗史和既往相关检查检验结果,以及初步诊断。相关检查检验报告需要保证内容科学完整、术语规范,部分特殊检查检验报告应做出相应诊断或提出相关意见。

3. 检查检验预约规定 为进一步提高医疗服务质量,方便患者提前安排就医计划,缩短候诊时间,互联网医院应提供相关检查检验预约服务。

三、在线协作跨地域检查检验管理

建立有分诊中心的互联网医院平台可设置在线协作跨地域检查检验功能。当异地患者在线求医时,由于检查检验资料不足,不足以支持医师做出诊疗方案或建议时,医师应要求患者补充检查检验资料,患者可以就近在当地二级及以上医院完成相应检查检验并提供结果给医师,以便获得更有价值的诊疗服务。

1. 医师根据患者情况明确需要检查检验的项目,通过互联网医院在线告知患者,同步告知分诊中心。

2. 分诊中心根据医嘱,按照就近的原则,协调当地二级及以上医院或符合要求的医疗机构,按时为患者完成检查检验。

3. 患者完成相关检查检验后,上传至互联网医院,分诊中心负责核对报告是否符合医师要求。如符合,通知医师继续完成诊疗;如不符合,须告知患者补充资料,直至符合医师的要求。

四、检查/检验申请与条码打印

互联网医院可以根据需求开发检查检验申请与条码打码功能模块。互联网医院的医师在线开具检查检验项目后,患者可以直接进行网上支付、缴费。缴费完成,系统自动进入检验抽血时间安排或检查项目预约。根据患者不同的检验检查项目,系统自动与患者进行人工智能交互,了解患者是否进食早餐、检查项目的要求等情况,进而确定预约的抽血时间(检查时间)并告知注意事项。

在线预约检验的,患者根据预约的抽血时间到达指定的抽血窗口进行抽血。

试管自动贴标签系统可以根据就诊卡信息和缴费完成后的条形码信息,智能选择不同颜色、不同型号的抽血管,自动打印抽血条形码,自动贴管,贴好条码的采血管到达抽血护士手中。护士完成"三查七对"后即可直接抽血。一方面可以缩短患者打印条码排队和抽血排队的时间,另一方面减少护士手工粘贴管子发生张冠李戴错误的概率,确保医嘱、患者信息、血液标本的一致性,减少医疗安全隐患。患者和医师可以在互联网医院上查询检验结果,医师根据检验结果进行疾病诊治,从而实现无纸化医疗。若患者需要打印纸质报告,可以登录互联网医院账户随时打印电子报告单。

在线预约检查的,患者根据预约的检查时间到达指定检查室,扫描条形码签到及核对患者信息后进行检查,检查结果上传互联网医院,医师可以实时调取影像资料及报告。患者也可以自行在实体医院的影像打印机打印 CT、MRI、X 线等影像胶片、纸质报告单。

五、互联网医院检查检验结果互认

检查检验结果互认是指在统一技术标准、质控标准的前提下,让机器生成的数据尽可能实现互认。实现不同医疗机构间的检查检验结果互认,有助于提高医疗资源的利用率,降低医疗费用,提高诊疗效率,减轻患者就医负担,改善患者就医体验。国家卫生健康委员会等4 部门印发《医疗机构检查检验结果互认管理办法》(国卫医发〔2022〕6 号),要求医疗机构应当按照"以保障质量安全为底线,以质量控制合格为前提,以降低患者负担为导向,以满足诊疗需求为根本,以接诊医师判断为标准"的原则,开展检查检验结果互认工作。

1. 互联网医院检查检验结果互认难点　目前,公立医院建设的互联网医院,相互之间尚未实现全面的互联互通。"数据孤岛"问题是互联网医院发展的"堵点"之一。互联网医院"各自为政",患者的生命体征信息、疾病信息、检查检验报告、互联网诊疗记录、药品使用等基础数据处于"数据孤岛"状态,并不能在医院之间共享。患者在 A 医院做的检查检验项目,到 B 医院的互联网医院复诊,以前的报告数据是不被认可的,需要重新进行检查检验。数据不互通,容易带来重复和额外检查,浪费医疗资源,增加患者看病成本,也不利于医师对病情进行综合判断考量。此外,作为信息互联互通的另一面,互联网医院用户信息安全问题也受到关注。

2. 互联网医院互联互通建设　与面对面就诊相比,线上问诊无法直接观察患者情况,医生给出的建议会相对保守。因此,进一步完善互联网医院系统,让不同医疗机构共享患者的检查检验报告、诊疗数据,能有效避免患者口述不准确的情况,实现患者既往就诊信息共享,有利于医师对病情进行综合判断考量,还能有效利用各家医疗资源,避免重复、额外的检查和浪费医患的时间。

公立医疗机构建设互联网医院,要打破"数据孤岛",提高信息互联互通效率,需要加强互联网医院顶层设计,在政府主导下加强检查检验的质量控制,提升检查检验的同质化水平,建设相应的互联互通平台,在保障安全的前提下,实现患者诊疗资料共享。这需要医疗机构确保病历资料和检查检验等数据的完整性、准确性和及时性,以及信息接口等做到技术规范统一,完善互联网医院与共享平台的数据接入和授权机制,保障数据传输的安全性,以及患者隐私的安全性。

互联网医院就诊数据互联互通涉及患者个人信息安全问题。在线就诊过程中,患者的生命体征、疾病、诊疗记录等个人信息在线上进行传递,存在信息泄露风险。互联网医院应建立网络安全、数据安全、个人信息保护、隐私保护等制度,并与相关合作方签订协议,明确各方权责关系;信息系统应按照国家有关法律法规和规定,实施第三级信息安全等级保护。

(林志刚)

案例分享

胃肠镜检查线上预约,肠道准备药品配送到家

B 医院借助互联网医院平台开展胃肠镜检查在线预约服务,医师在线接诊,肠道准备药品配送到家。患者在家里按医师指导完成肠道准备后,即可按照预约时间到医院进行胃肠镜检查。

1. 改进前流程 线下到医院门诊挂号——排队候诊——医师开具胃肠镜检查单——领取泻药等肠道准备药品——预约检查时间。确定预约时间后,就诊者需要再次到医院接受检查,拿到检查报告后才能到医师处就诊,需要本人多次到院排队、候诊,辗转于不同楼层。

2. 改进后流程 预约前,确保就诊卡余额充足,并在互联网医院小程序中先完成人脸识别操作。整个检查申请、开单、预约、支付过程不需要到医院,在家就能完成,极大地方便患者,缩短候诊时间,降低交通费用等就医成本。

(1) 进入互联网医院:关注医院微信公众号,点击【互联网医院】→【开始复诊】进入网络诊间。

(2) 医师在线接诊:点击【开始复诊】→【阅读并同意】→【胃肠镜检查预约】,选择对应的医师进行胃肠镜检查预约,选择您在线就诊的时间,预约成功后,微信会收到服务通知,再次确认预约挂号成功;就诊前 30 分钟请进行在线签到,点击【我的】→【我的复诊】→【去签到】,超过候诊时间签到将无法就诊;点击【签到】后,输入身份证号,进行人脸识别认证身份信息,验证通过后即可进行视频问诊;在预约时段内进行视频就诊或直接选择正在接诊中医师进行取号就诊,已预约或取号的视频问诊会通过微信进行服务通知。点击通知进入即可进行视频就诊。视频就诊,与医师进行一对一交流,医师将咨询您既往的胃肠镜检查报告,进行诊前评估,并和您确认来院进行胃肠镜检查的时间。

(3) 阅读麻醉知情同意书:就诊结束,医师开具电子处方,就诊人可查看详情;结算前页面自动会跳出麻醉知情同意书,就诊人同意且确认信息无误后,方可继续结算。

(4) 选择取药方式:结算完成后,点击取药方式,可选择快递寄送或自行到医院取药。

(5) 来院检查:患者居家按医师指导完成肠道准备,按照在线检查预约时间到线下医院胃肠镜中心预约服务台,向医护人员出示就诊卡或健康码(多码融合),按照指引提示完成检查。

第五节　电子病历、病案管理

一、病历、病案相关术语、概念

1. **病历**　是指医务人员在医疗活动过程中形成的文字、符号、图表、影像、切片等资料的总和,包括门(急)诊病历和住院病历。(《病历书写基本规范》,2010 年)

2. **病案**　病历归档以后形成病案。医疗机构应当建立健全病历管理制度,设置病案管理部门或者配备专(兼)职人员,负责病历和病案管理工作。(《医疗机构病历管理规定(2013 年版)》)

3. **电子病历**　是指医务人员在医疗活动过程中,使用信息系统生成的文字、符号、图表、图形、数字、影像等数字化信息,并能实现存储、管理、传输和重现的医疗记录,是病历的一种记录形式,包括门(急)诊病历和住院病历(《电子病历应用管理规范(试行)》,2017 年)。电子病历与纸质病历具有同等效力。(《医疗机构病历管理规定(2013 年版)》)

4. **电子病案**　医疗机构因存档等需要可以对知情同意书、植入材料条形码等非电子化的资料进行数字化采集后纳入电子病历系统管理,原件另行妥善保存。门(急)诊电子病历由医疗机构保管的,保存时间自患者最后一次就诊之日起不少于 15 年;住院电子病历保存时间自患者最后一次出院之日起不少于 30 年。(《电子病历应用管理规范(试行)》,2017 年)

5. **互联网诊疗/线上电子病历**　依据《电子病历应用管理规范(试行)》中对电子病历的定义,可引申出互联网诊疗线上病历的大致含义,即医务人员在进行互联网医疗活动过程中生成的文字、符号、图表、图形、数字、影像等数字化信息,并能实现存储、管理、传输和重现的医疗记录,是病历的一种形式。

6. **互联网诊疗/线上电子病案**　互联网诊疗/线上电子病历归档后即为互联网诊疗/线上电子病案。互联网诊疗病历记录按照门诊电子病历的有关规定进行管理,保存时间不得少于 15 年。诊疗中的图文对话、音视频资料等过程记录保存时间不得少于 3 年。

二、线上线下病历、病案应用与管理

(一)线下病历、病案应用与管理现状

在互联网诊疗发展之前,提到病历一般指线下病历,即实体医疗机构病历,包括门(急)诊病历和住院病历。病历归档后即形成病案,病案作为医疗活动的记录载体,不仅是医院临床、科研、管理、教学的重要资源,又是处理医院医疗纠纷、医疗事故的基本依据。随着医药卫生体制改革的深入和公立医院高质量发展的需求,无论是单病种医疗付费,还是 DRGs、临床路径的推行、传染病的监控、合理用药的监测、重点学科的评审、医院评审评价等各方面,都对病案首页的规范性和准确性提出了要求。因此,病案具有重要的临床、法律和行政监管意义。

病案和病案信息作用的不断扩大和凸显,也对病案的保存和管理提出了新的要求。早

期数量庞大的纸质病案,不仅保存困难、查找困难,随着数量的不断增大,对保管场所、保管人员的要求也越来越高。国家正逐步推进对电子病历应用水平分级评价,不少医院基于电子病历系统和历史病案管理系统,利用稳定的病案缩微技术和数码影像翻拍技术,将历年纸质病案进行电子化存档,实现病历和病案的电子化、无纸化存储和管理。

(二)线上病历、病案应用与管理现状

随着互联网诊疗、互联网医院、远程医疗等线上诊疗的发展,线上病历开始出现。为有效规范线上病历,国家陆续发布相关标准规范,相关学者也开展了针对性的研究。

1. 标准规范建设 主要体现在国家卫生健康委员会和国家中医药管理局 2018 年 7 月发布的 3 个管理办法与 2022 年 2 月印发的监管细则中(表 4-1)。

表 4-1 线上电子病历管理相关标准规范

发布时间	文件名
2010 年 1 月	病历书写基本规范
2013 年 11 月	医疗机构病历管理规定(2013 年版)
2017 年 2 月	电子病历应用管理规范(试行)
2018 年 7 月	互联网诊疗管理办法(试行)
2018 年 7 月	互联网医院管理办法(试行)
2018 年 7 月	远程医疗服务管理规范(试行)
2022 年 2 月	互联网诊疗监管细则(试行)

《互联网诊疗管理办法(试行)》《互联网医院管理办法(试行)》《远程医疗服务管理规范(试行)》,要求医疗机构在线开展部分常见病、慢性病复诊时,医师应当掌握患者病历资料,确定患者在实体医疗机构明确诊断为某种或某几种常见病、慢性病后,才可以针对相同诊断进行复诊。应当按照《医疗机构病历管理规定》和《电子病历应用管理规范(试行)》等相关文件要求,为患者建立电子病历,并按照规定进行管理。患者可以在线查询检查检验结果和资料、诊断治疗方案、处方和医嘱等病历资料。

《互联网诊疗监管细则(试行)》对互联网电子病历管理进一步提出要求,医疗机构开展互联网诊疗过程中所产生的电子病历信息,应当与依托的实体医疗机构电子病历格式一致、系统共享,由依托的实体医疗机构开展线上线下一体化质控。互联网诊疗病历记录按照门诊电子病历的有关规定进行管理,保存时间不得少于 15 年。诊疗中的图文对话、音视频资料等过程记录保存时间不得少于 3 年。

2. 理论研究探索 我国互联网医院虽然发展迅速,但目前学者研究的重点依然集中在如何提高患者的使用体验、如何进行互联网医院的品牌建设等前端层面,对其后端的病案管理涉猎不多。不过,多数学者都有一个共识,即认为线上病历与线下病历不同,不能完全照搬线下病历管理的办法。互联网诊疗的诊疗模式和病历信息采集方式与线下实体医疗不一样,目前仅针对某几种常见病、慢性病的复诊患者,因此线上病历也不能仅以《医疗机构病历管理规定》和《电子病历应用管理规范(试行)》作为参考,因为该标准是针对实体医院而制定,内容侧重于住院病历和门(急)诊病历管理。

（三）线上线下病历、病案应用与管理比较

综合各学者的观点，互联网诊疗病历是记录互联网诊疗过程的载体，与传统的线下病历有共同之处，同时又有收集范围广、形式多样、共享性强、传播范围大等新特点。主要区别如下：

1. 病案要素的区别　传统病历仅限于文字、影像资料，而线上病历还包括音视频、图片等线上诊疗方式产生的资料；传统病历基本由医师完成，而线上诊疗中患者需要提交相关病情材料，同时在交流过程中也会提供更多病历信息，相当于患者也参与了线上病历的产生过程。

2. 归档方式的区别　传统线下诊疗门急诊病案一般由医师书写后交由患者自行保管，住院病案打印后由医院病案管理部门归档。通过互联网诊疗完成就诊过程后，不具备医师书写纸质病案交给患方的客观条件，患者因硬件约束难以自行打印纸质病案，纸质病案也无法承载视频、音频等多媒体形式病案内容，因此无法沿用传统纸质病案归档方式，必须采用全面无纸化归档方案。

3. 隐私保护的区别　线下病案管理长期处于医院内环境下，书写、归档、查阅等行为均在医院范围内执行，电子病历系统通过网络分离等技术手段限定于医院内网环境运行，相对封闭的环境使隐私保护更容易实现。互联网诊疗通过公开网络实现，其病历记录、传输、查阅等关键环节与公共网络发生大量交互，相比线下病案管理有额外的信息安全风险，对隐私保护提出了更高的要求。

4. 质量控制的区别　目前病案质控标准主要针对传统线下诊疗病案，因就诊形式、关键要素、归档方式等各方面的差异，难以应用于互联网诊疗病案质量控制检查。即使按照相应标准逐条对应实施，因缺乏针对互联网诊疗特点的关键要素，质控措施有效性依然难以确认。

三、互联网医院病历、病案管理要点

病案管理是互联网诊疗质量管理的基础，也是互联网诊疗医患双方权益的重要保障。实践中，可通过梳理互联网诊疗的病案管理流程，借鉴先进的线下病案管理方式，进而提出互联网诊疗病案管理方法，逐步探索形成具有互联网诊疗特色的线上病案管理新模式。

（一）互联网医院病案管理流程设计

1. 应用场景　线上的病历管理贯穿于互联网诊疗过程的各个环节，内容涉及病历的收集、生成、使用、传输和保存。

2. 流程描述　①在医师接诊之前，患者需要通过网络提交患者病情信息，同时可以上传病情相关图片；医院需要组织人员对图片进行审核加工，确保医师看到的图片规范、清晰，以提高接诊效率。②在医师接诊时，开放历史病历的调阅权限，让医师可以查看该患者在本院的就诊记录，确保患者符合线上复诊的条件，同时可以更好掌握病情。③医患沟通后，医师做出诊断并开具处理意见，按照线上病历记录的要求和格式书写病历并提交。④病案管理人员对病历资料进行分类归档，赋予线上病历唯一标识符；对诊断进行国际疾病分类（international classification of diseases，ICD）编码，对病历质量进行把关；患者在就诊结束后可查询本人的就诊病历。

3. 推荐流程 线上病案管理流程可参考图 4-3。

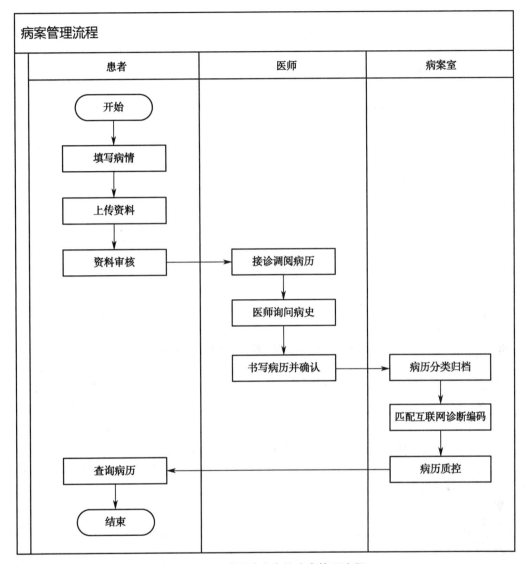

图 4-3 互联网诊疗中的病案管理流程

(二) 线上病历模板管理

1. 患者端 互联网诊疗问诊时间有限,且不能像线下门诊那样真实、全面地看到患者,所以患者就诊前,需要准确描述所患疾病情况,以便医师最大程度地了解病情。设计患方病情填写模板,并提示每一项的填写要求,是快速准确了解患者病情的重要工具。填写内容包括患者基本信息、就诊卡信息(院内就诊卡、电子健康卡、医保卡)、既往病史信息、症状描述信息等,关联类似诊断信息,上传病历资料。症状描述信息要求填写疾病名称或症状,患病时间、用药情况、做过的检查,目前状况等,想要获得医师什么帮助;也可以上传其他医院的报告单、化验单、处方单等。每一个项目都有内容和字数的要求提示。示意图见图 4-4。

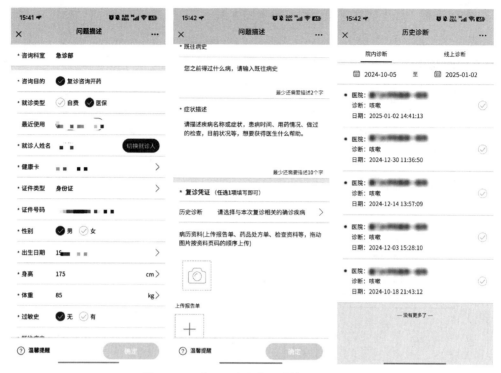

图 4-4　互联网医院患者病情填写模板示意

2. 医师端　医师接诊时,需要对接诊情况进行记录,通过制定线上诊疗病历模板,规范记录内容。根据国家相关规定,互联网诊疗只针对常见病、慢性病的复诊患者,所以借鉴《病历书写基本规范》中门诊复诊病历的书写要求,设计线上诊疗病历模板(图4-5)。互联网医院与实体医疗机构信息系统互联互通(HIS、PACS、RIS、LIS),患者姓名、性别、就诊科室等基本信息可由系统自动生成;主诉、现病史、既往史、辅助检查、诊断、处理和医师签名等诊疗信息,由医师根据实际情况填写。

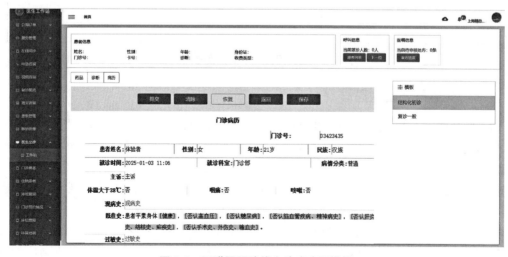

图 4-5　互联网医院线上诊疗病历模板

互联网医院实际运营中,亦可考虑在医师端根据医师诊疗的需要进行个性化的设置,如表 4-2 是针对中医辨证论治的问诊单(通用版本),亦可以在此基础上结合不同的病种进行调整,以适用于不同的线上问诊患者,有效提高医患沟通的效率。临床实践中,线下面诊的患者病情多比较复杂,涉及内外妇儿诸多疾病,中医师和患者交流,多是一边问诊一边观察患者,再把病情记录在电子病历里,此类的问诊单在面诊中应用不多。

表 4-2　互联网医院医师端个性化设置示例

中医问诊单								
姓名		性别		年龄		体型		消瘦　正常　超重
不舒服的症状								
曾诊断的疾病								
过敏药物或食物								
1	寒热	恶寒恶风		手脚冷		怕热	忽冷忽热	手脚心热
2	体能	体能正常		易疲劳		困倦乏力	动辄气喘	喜坐或躺
3	口味	口味正常		口苦		口臭	口淡乏味	口中黏腻
4	口渴	口不干		口干		口干不喜欢喝水	喜欢喝热水	喝水后口干缓解
						口干喜欢喝水	喜欢喝冷水	喝水后口干不能缓解
5	情绪	情绪平和		烦躁易怒		情绪低落	易紧张	爱思虑
6	疼痛	疼痛部位	头	四肢关节	手指	颈肩	腰背	腹部	胸胁	浑身痛
		疼痛性质	胀痛	刺痛	冷痛	灼痛	隐痛	绞痛	固定痛	走窜痛
7	咳喘	干咳		清稀痰		白黏痰	黄痰	气喘
8	大便	大便正常		大便像羊大便		大便粘马桶	有便血	大便不成形
9	小便	清长		色黄		排尿不畅或涩痛	无夜起小便	夜起两次以上
10	饮食	食量正常		食欲减退		食欲亢进	喜欢吃温热的食物	喜欢吃冷的食物
		胃胀		胃痛		恶心呕吐	反酸、胃灼热	嗳气
11	睡眠	睡觉正常		不容易入睡		睡眠浅易醒	梦多	晨起困倦还想睡
12	月经史	月经正常		月经量少		月经量多	月经提前	月经推迟
		月经前后不定期		痛经		月经有血块	经前乳房胀痛	月经头疼

请将舌苔拍照发给我,自然光线下拍摄,张大口,尽量伸舌,对焦。
可提供中药代煎、免煎中药颗粒

(三) 多模态病历资料的管理

传统线下病案的内容与形式已经无法准确、完整地记录互联网诊疗过程,应当适时扩展病案内容与形式,形式上除文字、图形外,可以适时将视频、音频、聊天记录等线上交流行为纳入,并做好规范化管理。

1. 图片的规范化审核　为更加全面地了解患者情况,患者端可上传报告单、化验单、患处照片等,这些图片也属于线上病历保存的一部分。由于患者知识水平存在差异,上传的图片质量参差不齐,影响接诊医师快速了解病情。可尝试在上传前端、后台进行两层控制,系统和人工方式双重审核,降低问题图片对医师诊疗带来的干扰,保证线上病历保存资料的质量。

患者上传图片审核分为前端控制、后台控制两个环节。

前端控制:是指在患者上传图片界面增加上传示例和温馨提示,提示内容包括病历资料图片须知、患者姓名、就诊时间;图片端正不歪斜,字体清晰可辨认,无遮挡,无阴影;若上传患处照片,应注释患处具体部位;病情描述中应具体描述图片的意图;不得上传与病情无关的图片等。

后台控制:是指患者上传图片后,后台系统可自动对图片进行初步处理,如:将歪斜或倒转的图片矫正。在此基础上结合人工审核环节,保证上传图片的规范性。人工审核的内容,包括检查检验报告等病历资料的姓名是否与患者姓名相同;患者上传的非病历资料照片是否在病情描述中清晰表达意图;图片字迹是否清晰可辨认、图片是否有遮挡、曝光过度等。凡是出现上述问题的图片,审核人员可标注存在的问题后与问题图片一并退回,提醒患方重新上传;与病情无关的照片则退回患者,并建议删除;符合规范要求的图片由系统自动保存。通过前端 + 后台、系统 + 人工的双重控制,保证患方上传的图片符合规范要求,减轻医师筛选负担,提高接诊效率,降低医疗风险。

必要性提示:资料通过患者自行上传,无法完全保证其真实性,只能尽可能提示患者保证真实性,并一定程度上作为医师参考。目前,一部分省份已实现省内病历资料的互通共享,大部分省份在省内或省与省之间,病历资料无法跨地区、跨医疗机构进行线上调阅,影响互联网诊疗的便捷度。

2. 线上诊疗用语的规范化管理　不同于以往面对面的直接沟通,互联网诊疗的医患沟通在线上完成,在沟通用语方面,文明用语的约束力降低,因此需加强医师网上用语的规范化管理,提倡医患双方文明用语,打造和谐文明、相互理解的沟通氛围。脏话、黑话、带侮辱性的语言应明令禁止;在特定语境中容易产生歧义的语言、带有明显感情色彩的语言、新兴网络用语应注意使用场所和环境。如果在诊疗过程中医师言语不当,应对医师采取一定的限制措施;如果患者使用不当言语,可赋予医师停止接诊该患者的权利,并在系统中记录相应信息。

(四)电子处方管理

医师可根据患者的历史处方和复诊情况判断是否符合续方条件;如具备续方条件,将进行线上病历书写和医嘱开单,可按照原处方进行续方,互联网医院应支持调用线上病历模板。处方经过药师审方后,患者可在线发起处方购药与配送服务。支持医师自定义处方模板,便于线上诊疗时,快速开具医嘱,提升医师线上问诊的效率。

(五)线上病历资料的调阅查询

互联网医院医师调阅病历应同线下门诊一致。医师在线上接诊时需要查看患者的既往病历资料,包括患者上传的外院检查检验结果、既往在本院就诊或住院的病历资料,以及患者既往的线上诊疗病历。这些资料能够完整、及时、方便地被接诊医师调阅,是医师了解患者病情并做出正确诊断的基础。在医护端,患者病历资料可以按照不同的类型(门诊、住院病历、线上病历)、不同的就诊时间、不同的分类(主观病历记录、检查检验结果)进行展示,方便医师调阅。患者端,也可以通过互联网医院查询到个人线上线下就诊病历记录。

(六) 线上病历质量控制

目前线下病历质控标准无法完全适用于互联网医院,大部分互联网诊疗病案未被纳入病案质控体系内。虽然互联网诊疗与线下诊疗病案有较多差异,但就诊疗的基本过程(如问诊、查体、诊断与鉴别诊断等步骤)是一致的;虽然两者可实施的医疗活动有所差异,但各项活动的内涵是一致的。因此,互联网诊疗病历质控应当以线下诊疗病案质控标准为基础,剔除不适用部分(例如治疗记录),增加专项内容,形成适合于互联网诊疗特点的病案质控体系。例如,仅限视频直连方式可做指导查体记录、所用平台信息记录等,并可以依托于无纸化病案的特点,通过数据上传、AI 识别质控等方式实现病案质控全覆盖。同时,不应完全割裂互联网诊疗病案与线下诊疗病案间的关联,可参考电子病历系统功能应用水平分级评价方法理念,以患者为中心统一线上、线下病案数据渠道,最终实现病案对医疗决策的支持作用。

(七) 线上病案编码管理

病案编码在医保费用结算、临床路径、临床专科申报、医院评审评价等工作中发挥的作用日益凸显。互联网诊疗只针对常见病的复诊患者,疾病诊断相对简单,互联网诊疗诊断编码并不复杂,目前多由医师按照临床诊断学的要求进行填写,但未进行标准化,不利于后期数据利用。医师诊断应按照《国际疾病分类第十次修订本》(ICD-10)进行疾病编码,以使诊断标准化,利于数据检索、统计分析和数据上报。

传统的疾病和手术操作的分类编码主要基于病案 ICD 编码,该体系虽然科学有效,但重复操作多、过于枯燥、抽象,不利于快速学习和掌握,操作员出错的概率较大。互联网医院可基于大数据技术实现病案智能编码。

(八) 线上病历归档管理

互联网诊疗过程中形成的部分资料,包括患者病情描述、患方上传资料、医师书写的线上病历、医患双方沟通记录、检查 / 检验报告、影像资料、同意书 / 告知书、文书资料等,在资料生成后应适时进行分类归档管理,不同类型的资料类型以不同的类别标识。同时,诊疗过程中的语音、视频等信息,与文字、图片等资料一同按照患者的唯一身份标识进行归档管理。归档后的病历原则上不能修改,且有分级访问权限管理和数据加密,保证线上病历资料的合法性、一致性、完整性和安全性,保证互联网诊疗病历数据全程留痕、可追溯。

(九) 信息安全与隐私保护

针对开放的网络环境带来的信息安全风险,除通过技术手段确保数据库安全外,应当建立更细致的病案分级应用权限,行为上包括但不限于病历的建立、记录、修改、查阅、存储、传输等操作,维度上包括但不限于患者、病种、科室、时间等查阅范围,强化与电子签名绑定关系,记录全部与病案数据相关的操作痕迹,确保病案受保护,应用可追溯。要实现电子病案的无纸化归档,先要确保所有信息系统产生的电子文书均采用可靠电子签名技术,保障电子文书的法律效力,使其成为真正的可信电子病历。

在具体业务流程中,建议采用以下处理方式:①通过对所有病历进行电子签名,以确保各系统内的病历均形成具备法律效力的电子病历文档;②将分散在各类临床系统中的病历数据进行采集并转化为版式一致、内容统一的 PDF 文件,使之成为患者完整的电子病案文档;③针对已采集的病案文档,对其中每一份病历文书的签名数据进行二次验签,证明这些文书在传输过程中没有被篡改,进一步保证病历文书的安全有效;④验签完毕后,将病历内容、对应签名值、签名人证书以及时间戳等信息存储在 PDF 文件的隐藏域中,确保 PDF 版式文件内容与原始病历一致;⑤病案科室人员可通过人工形式对病案内容进行审核质控处理,并进行质控签名操作,确保病案数据符合病案质量规范要求;⑥对已完成审核质控的归档病案进行 PDF 签章处理,并签署权威可靠的时间源,形成具有法律效力的病案电子文书;⑦最终,所有病历文书将脱离原有信息系统而独立存在。所有病历文书汇总成为一套病案文档,通过可靠电子签名技术的应用,实现电子病案的防抵赖、防篡改、可追溯。

(十) 病历、病案服务线上办理(申请、复印、寄送)

线上病历复印寄送为居民提供快速便捷的病案复印、寄送服务,患者无需到院,物流配送范围内即可获取纸质病历复印资料,极大地方便患者。

具体服务流程,可参考如下:①登录互联网医院选择"病案复印"服务,通过线上预约病历资料复印。②按照病案服务线上办理流程,正确填写、提交个人信息,上传证明材料。若申请人为患者本人,应当提供其有效身份证明;若申请人为患者代理人,应当提供患者及其代理人的有效身份证明,申请人与患者代理关系的法定证明材料(户口本、结婚证、出生证等)及授权委托书。③用户选择领取方式,填写对应的邮寄地址。④系统判断快递费用是否支付,若为支付则完成支付,若已支付则打印病历信息寄出。⑤患者接收物流状态信息。⑥患者签收对应的病历资料。

四、互联网医院病历、病案管理探讨

1. 病案数据的存储问题 面向"互联网 +"的病案管理系统由于数据存储量巨大,涉及图片、视频、音频等多模态数据,对信息系统硬件设备提出更高的要求。任何软硬件故障均可能导致整个医院信息系统出现问题,进而可能对医院其他业务部门信息系统的正常运行产生影响。

2. 病案信息资源的深度应用 充分发挥"互联网 +"在临床病案管理中形成的区域医疗信息融合优势,基于这些宝贵、真实的病案大数据,在市级甚至省级层面上,开展流行病学分析、疾病预警、临床辅助诊断、健康风险评估以及医院管理决策等领域的深度应用研究。从病案管理中原本"僵化"的数据里发掘"宝贵"的知识,为今后卫生健康政策制定与实施奠定基础、提供依据,也有利于促进临床、教学、科研的同步发展。

3. 病案的法制化监管 病案法制化监管是"互联网 +"环境下病案管理应重点考虑的问题之一。病案内容的真实性和有效性涉及生命、法律、道德、伦理等诸多问题,这是不同于其他档案材料的重要特征。"互联网 +"给病案管理和应用带来诸多便捷,也增加了病案被泄露、篡改甚至损毁的风险。因此,必须建立健全病案查询、保存、调阅、管理等制度,并将这些制度纳入岗位责任制和考核办法中;要加强病案的法制化管理,强化病案质控监管。对于故意掩盖医疗事故或违背医疗操作规程的行为,和涉及司法调查的档案,被查实存在私自篡改病案内容的行为时,则应该追究其法律责任。

(赵　敏)

第六节　人力资源管理

一、医院人力资源

人力资源是指一定范围内具有劳动能力的人的总和。管理学大师彼得·德鲁克(Peter F. Drucker)在 1954 年出版的《管理实践》一书中首次提出人力资源的概念。医院属于技术密集型、劳动密集型的医疗服务供给方,其服务对象的特殊性决定了医疗机构很难通过扩大规模而实现规模效应。从工业化生产的角度,通过机械化流水线生产可实现标准化复制,随着生产量提升在一定范围内既保持品质又大幅降低成本。而医疗服务的主体是医护人员,其对象是一个个不同背景、不同需求、不同性格的个体,生命的唯一性决定了医师需要亲自参与临床诊疗才能实现优质服务。诊疗流程、治疗操作虽可实现标准化,但个性化定制更令人感到温暖。医务人员作为医院最重要的生产要素,起决定性作用的不是资本、设备,而是医务人员的临床思维和技术能力,每个医务人员所能提供的服务时间有限,他们的劳动具有不可替代性,机械无法替代人文交流。因此,随着病床的扩增、患者数量增长,必须不断增加医务人员的配置。人力资源虽然是医院最重要的资源,人力成本却是医疗机构最大的支出。国际上,医疗机构人员经费支出在医院成本结构中比重普遍达 60% 左右,有的国家地区甚至高达 75%。全国三级公立医院绩效考核国家监测分析报告显示,我国三级公立医院 2020 年度人员支出占业务支出比重为 37% 左右。

二、医院人力资源管理

医院人力资源管理是指根据医院发展战略的要求,运用现代科学理论与方法,对医院人力资源进行有效开发、合理配置、充分利用,并通过培训、考核、激励等一系列管理措施,发掘员工的潜能,充分调动员工的积极性和创造性,最终实现医院发展和员工工作需求的双向目标。医院应设置专职人力资源管理部门,建立健全以聘用制度和岗位管理制度为主要内容的人力资源管理制度,根据医院的功能定位、战略发展需要,制定人力资源发展规划、人才梯队建设计划和人力资源配置方案,以及人员紧急替代机制,各类人员配置及其结构应适应医院任务需求。医院人力资源日常管理包括以下 7 个方面:

1. 组织机构管理　建立医疗机构组织机构图,明确组织机构名称、代码、层级、类型以及岗位数量等。其中组织机构类型,即组织机构分类,包括机关、门诊、住院、管理、医辅等。

2. 岗位设置管理　明确医疗机构内各个岗位名称、代码、类别(按岗位专业性质划分为医、药、技、护、管理等)、状态、性质。其中,岗位性质按岗位人员合同性质划分为全职、兼职、专职、派遣等。

3. 人员信息管理　医院应建立机构人员花名册,包括人员编号(人员的唯一标识,可采用居民身份证号,亦可编制工号等)姓名、出生年月、学历、职务、职称、工作类别等,一般还要涵盖医师执业代码、医保代码、CA 签名认证信息等。

4. 入转调离管理　人员调动转换的管理,主要包括调入、分配、代职、招聘、返聘、转正、调出、解聘、退休、中止、去世等。

5. 人员资质管理　重点是医师、护士、药师执业资质问题,其中执业医师必须拥有的资质,属于医疗技术方面的认可,证明具有独立从事医疗活动的技术和能力;执业护士必须拥有的资质,属于护理专业方面的认可,证明具有独立从事护理的技术和能力;执业药师必须拥有的资质,属于药学知识和药事管理方面的认可,证明具有独立从事药事服务的技术和能力。此外,还要关注从业人员的操作资质、处方资质等,互联网医院没有开展手术、教学等活动,一般对其工作人员教学资质、手术资质等不作要求。

6. 薪酬福利管理　根据医院对员工贡献的回报类型,分为基本工资、加班工资、绩效工资、津贴、社会保障(五险一金)以及其他。

7. 岗位绩效管理　医院根据员工工作的数量(如门诊量、住院量、手术量、检查检验量等)、质量(如平均住院日、床位使用率、药费比、第一诊断符合率、疑难危重率、病案甲级率、抗菌药物使用率、院内感染率、低风险死亡率等)、服务(如患者满意度、员工满意度)等工作成效指标,发给员工数量绩效、质量绩效、服务绩效等。

在医院日常管理中,"职称""职务""绩效"是调动医院员工积极性与创造性的 3 个重要杠杆,用好、用活这 3 个"指挥棒"对于医院强化精细化管理具有十分重要的意义。因此,医院要把员工能力建设作为人力资源管理的重要组成部分,加强学科建设和人才培养。建立公平合理、公开透明的卫生专业技术人员资质的认定、聘用、考核、评价管理体系,完善专业技术人员档案。开展卫生专业技术人员岗前培训、住院医师规范化培训、继续医学教育、梯队建设。建立与完善职业安全防护相关措施、应急预案、处理与改进的制度,关注员工身体和心理健康,保障员工合法健康权益。

三、互联网医院人力资源管理

《2020 中国互联网医院发展研究报告》显示,国内多数互联网医院面临人员配置不足的问题,医院内同时懂得互联网技术、运营、管理的专业人员普遍欠缺。现有的政策环境难以吸引优秀人才,信息化队伍普遍按照事业编制人员管理,在晋升、培养等方面缺乏相应的激励配套政策,地位和待遇较低;新兴信息技术的不断融合,对全民健康信息化人才的要求也越来越高,既懂业务又懂技术的复合型人才,特别是互联网医院、健康医疗大数据研究方面的人才短缺,成为互联网医院发展的瓶颈。因此,当务之急应加强医疗健康信息化复合型人才队伍建设,着力培育高层次、复合型的研发团队、运营团队。

由于实体医院举办的互联网医院与依托实体医院独立设置的互联网医院运营模式明显不同,两者人力资源管理差异也比较大。

（一）实体医院举办的互联网医院人力资源管理

互联网医院人力资源管理有别于实体医院。依托于实体医院的互联网医院人力资源管理一般等同于实体医院,按照实体医院的运作方式进行,其工作量计算、绩效考核以及职务、职称晋升线上线下是一致的。医疗机构应当对开展互联网诊疗活动的医务人员建立考核机制,根据依法执业、医疗质量、医疗安全、医德医风、满意度等内容进行考核,并建立准入、退出机制。在考核业绩时应充分考虑到互联网诊疗的特点,加入如工作时长计算、即时满意度评价等相关内容。对单纯从事互联网诊疗业务的医护人员管理,目前没有成熟的经验可循,医疗机构要根据人力资源管理的原则、要求,比照实体医院人员岗位、薪酬以及能力评价标准,动态调整,逐步完善。

（二）依托实体医院独立设置的互联网医院人力资源管理

这一类型的互联网医院由于运营独立,应专门设置人力资源管理部门,根据组织战略、任务目标建立与之相适应的组织架构、岗位设置以及人员管理体系。有条件的互联网医院,应将人力资源管理纳入信息系统规划建设,建设组织机构、岗位设置、人员管理、薪酬福利、绩效管理等功能模块,实行人事手续全程在线办理,同时全面收集内部职工和外部环境数据,利用移动互联网和大数据分析技术,实现联机分析处理,帮助医院决策科学化。此类互联网医院的人力资源管理与实体医院有明显的区别,许多领域尚处研究探索阶段。

1. 互联网医院人力资源配置 医院各类卫生技术人员配置应符合国家有关规定,与医院功能和任务相适应,并满足临床医疗工作需求。实体医院的卫生技术人员与开放床位之比应不低于1.15∶1;卫技人员占全院总人数≥70%;在岗护士占卫生技术人员总数≥50%;病房护士与开放床位之比应不低于0.4∶1;医护比不低于1∶1.25。显然,上述这些人员配置标准基于实际开放床位测算,不适用于互联网医院。独立运营的互联网医院应根据医、护、药等人员在线服务的时长、线上服务的需求,结合自身功能定位、目标人群等因素对人力资源实行弹性调配,可分为基础服务人员、线上"结盟"人员两类进行有效管理,前者保障互联网医院的基本运转,后者按照多点执业的方式,由"加盟"人员"自带"患者或线上"驻点"服务。

2. 互联网医院线上人员招聘 互联网医院的医师资源主要源于实体医院线下医师、互联网医院招聘医师线上多点执业。然而,无论线上线下,优秀的医护人员都是稀缺资源。互联网医院的医师实行的是备案制度,但在引进医疗卫生人员的过程中仍要建立严格的筛选标准和考评体系,以确保医疗服务的质量。我国医院传统招聘模式的渠道、方法单一,一般包括招聘信息发布、简历收集、简历筛选、与应聘人员沟通和必要的考核、面试5个过程。这些流程均可在互联网医院信息平台嵌入招聘管理模块获得实现、提高效率,建立招聘信息发布、应聘人员咨询、线上视频会议等多种形式实现互联网医院人员的全流程招聘,根据业务发展及时补充人力资源。

3. 互联网医院薪酬制度设计 人员支出、信息系统运维支出是互联网医院两大支出。国际上,普遍推行医师高薪,医师薪酬明显高于社会平均工资,其比较重要的理论依据主要有3个方面。第一,体现劳动者担负的责任;第二,吸引优秀人才从事医疗事业;第三,提升医师的需求层次,奠定医德的社会心理学基础。互联网医院当下提供的诊疗服务范围、服务价格以及服务的效率,决定其运营收入是否有能力支付医师的高薪,薪酬标准如果比照实体医院,在没有其他收入反哺线上诊疗的情况下,互联网医院很难支付大量全职人员的薪酬。由于互联网诊疗可以利用"加盟"医务人员的碎片时间提供服务,互联网医院薪酬制度设计应重点考虑按服务数量、质量支付薪酬。

4. 互联网医院人员日常管理 独立设置的互联网医院日常人员管理更灵活,执业注册、线上考勤、绩效考核、人事统计报表以及上线执业时自我申报身体健康状态等都要重新设计。由于此类卫生专业技术人员执业相对灵活,现行的职称晋升政策没有明确规定,需要重新研究制定互联网医院全职临床医师执业能力评价体系,科学准确评价其能力和水平。由于临床医师、护士均需要在实体医疗机构注册,因此执行其所注册的医疗机构职称晋升政策似乎更为合适。而非卫生专业技术人员则按互联网医院的内部规章制度办理。此外,信息技术的应用使得引入患者积极参与评价变得容易实现,服务后即时评价也让结果显得更可信,在对线上医务人员绩效考核中应加大在线患者评价的权重。

5. 互联网医院员工职业发展 在"互联网+"背景下,医疗机构传统的人力资源培训与开发模式不适应医院外部环境的变化。独立设置的互联网医院或实体医院举办的互联网医院对加盟人员的管理、培训、职业规划、文化认同以及信息传递等劳动关系管理难度增加,这是医院人力资源管理必须面对的新课题。互联网医院人力资源管理者要注意把医院的目标和员工的目标有机地统一起来,为全职员工、加盟人员制订切实可行的职业生涯规划,个性化安排培训学习时间,强化互联网服务艺术的培训,内容包括卫生健康相关的法律法规、医疗管理相关政策、岗位职责、互联网诊疗流程、平台使用与应急处置等。要重视通过企业文化、愿景以及价值实现,满足医师多元化的需求,不断提升多点执业医师的认同感,使之成为平台的"常驻",积极、主动、乐于参与互联网医院建设、运营。

四、线上医师品牌塑造

西方修辞学认为每个人致辞时,总是有一对组合——机构/身份,在影响着致辞者的话语是否产生效力,影响着是否对致辞对象产生影响力。医师、护士穿上白大褂,意味着身份转换,从一个普通人转换为医务工作者,意味着信任与责任,意味着患者及其家庭因为诊疗契约而将健康、生命相托,将自己的隐私让渡。医师的身上代表两种品牌:医师所在机构的品牌、医师个人品牌。患者喜欢去大医院看病就医是冲着医院去的,认为大医院技术精湛、设备精良,他们的一般描述是"大医院专业全、设备好、水平高,某某人都选这家医院……"而他们选择到基层医疗卫生机构、诊所,则是冲着医师去的,在他们眼里也许这些医生更接地气、治疗更有效,他们一般的描述是"某某诊所的某某医师,他的专业水平很高,他的用药很精准到位,他的服务态度很好……""某某人就是某某大师看好的"。在西方,医师自由执业的特点决定其更加注重个人品牌塑造,而国内医务工作者受编制、单位的影响较大,许多医务人员一辈子仅服务于一家医疗机构,往往把个人品牌让渡给了机构品牌,出现"一号难求的某某大医院主任,离开这个大医院什么都不是""发现以往接触的患者忠于医院而非自己"的现象也不足为奇。因此,在品牌塑造、口碑养成的过程中,可以依托机构的权威获得宣传的效果,或依托个人的魅力塑造良好的形象。互联网医院线上医师契合了自由执业的特点,互联网医院管理者在强化机构品牌的同时,要注意塑造医师的个人品牌,促进更多普通医师成长为名医,让医师意识到互联网医疗的价值与作用,满足医师多元化需求,促使更多医师选择上线持续提供诊疗服务。

互联网医院突破时空限制,打破了传统实体医院等级森严的体系,医师可以针对特定患者群体提供线上优质服务,与患者保持较强黏性的互动,在线上获得品牌和声誉。互联网医院也要在为线上医师赋能、助力口碑打造,树立个人品牌等方面有所作为。

1. 互联网医院推广 互联网医院面向患者的推广手段常见的有 5 种:线下门诊 LED 宣传栏推广、新闻媒体推广、多功能体验厅推广、病友会推广、公众号推广。互联网医院多功能体验厅为互联网医院患者提供线下现实体验,既可作为向患者、医师展示互联网医院流程、功能以及建设成果的场所,同时可以作为学术交流、视频会议、线上展播的场所。

2. 医护端客户管理 在互联网医院医护端打造医护人员个人客户管理平台。第一,可设置医师、护士对曾咨询、问诊、续方的患者个性化的管理功能,帮助医师查阅患者信息,知晓其相关诊疗、用药记录等信息,页面设置医师简介、个人定制、科普推文等版块,让医护将其目光从关注疾病更多地转向关注患者个体,构建更为良好的医患关系,进而提供更为优质的医疗服务,增强用户黏性、树立个人口碑。第二,允许医师在自己的线上诊疗界面设定一些常用语,如"您好,请您尽快上线。""您好,有什么问题可以联系客服。""您一直没有上线,本次诊疗进行退诊。""您可以发语音""您好,请不要把手机麦克风凑得太近""药开好了,稍等 5~10 分钟,待药师审核后,在互联网医院首页,缴费页面可以看到医嘱,请选择到院取药或者快递到家。""仅从目前的报告,无法通过线上诊疗回答您的问题,还需要进行面对面查体。"等常用的提醒用语,提高线上服务达成率。第三,互联网医院平台可以为用户提供 7×24 小时在线问诊,以及覆盖医院门诊预约、挂号、转诊、陪诊、住院安排等贯穿就医全流程的各项服务,在满足基础医疗服务需求的基础上,可以通过私家医师、家庭医师等为用户提供长期连续的健康管理,提供全生命周期的解决方案。

3. 主页面主动推送 利用互联网简便、免费、价值高的传播优势,结合健康科普知识与个人健康息息相关的特点,在主页面设置类似线上讲座、大咖直播、卫生日宣传等科普板块,开展如线上卫生日宣传、免费咨询、有奖问答等专题宣传活动,向互联网用户、注册用户主动推送健康科普知识,提高互联网医院的客户体验。在医师个人界面,可以编辑存储健康教育处方,在复诊结束时,医师可以根据患者病情精准推送,这种零成本转发分享机制具有"双赢"的特性,为医师"圈粉"创造了可能。

4. 诊室内诊桌宣传 互联网医院可为互联网医师设计个人互联网医院名片、设计诊桌宣传牌,对于适合互联网诊疗的门诊新患者或出院患者,可建议扫码或备用,便于后期跟踪随访,发送疾病诊治、安全用药的注意事项以及健康管理知识等。设计要求风格鲜明、突出专家、要素齐全、提示到位等,内容包括互联网医院标识、二维码、专家简介以及使用指南、注意事项等。

五、互联网医院信息系统岗位管理

互联网医院的信息系统可靠、高效、持续、安全运行有赖于严密的岗位设置和严格的岗位职责落实。

1. 岗位说明 互联网医院信息系统岗位设置一般分为 IT 基础架构运维和应用系统运

维两类,其中 IT 基础架构运维工作范围包括网络、主机系统、存储 / 备份系统、数据库系统、机房基础环境(包括堡垒机 / 门禁准入控制)5 个方面;应用系统运维工作范围包括应用系统发布、应用系统变更、与发布和变更有关的应用系统配置管理、在运维层面针对最终用户的访问控制策略、监控应用的可用性,以及应急响应和执行报告制度等。岗位包括应用系统管理员、网络管理员、系统管理员、数据库管理员、机房管理员、安全管理员、安全审计员 7 类,具体职责、技术需求参见表 4-3,不同的互联网医院可根据自身的服务需求适当调整岗位设置情况。

表 4-3 互联网医院信息系统岗位说明

岗位分类	岗位	职责	技能需求
应用系统运维	应用系统管理员	应用系统发布、应用系统变更、配置管理、应用系统监控	(1) 计算机及相关专业本科或以上学历,熟悉各类操作系统和互联网网络技术 (2) 拥有 1 年以上 Web 软件开发经验 (3) 良好的服务意识、沟通协调能力和工作责任心
IT 基础架构运维	网络管理员	维护网络系统,解决网络故障,保障网络系统正常运行	(1) 计算机及相关专业本科或以上学历,熟悉 Windows 桌面系统、网络系统维护 (2) 良好的服务意识、较好的沟通、协调能力和较强的工作责任心 (3) 3 年以上网络系统维护工作经验,较强的分析问题、解决问题能力
	系统管理员	维护主机、存储系统,保障主机系统正常运行	(1) 计算机及相关专业本科或以上学历,熟悉 Windows 服务器、Linux 操作系统的配置和管理 (2) 了解网络系统和信息安全相关技术 (3) 3 年以上系统管理工作经验,较强的分析问题、解决问题能力
	数据库管理员	监控数据库系统,解决数据库故障,保障数据库系统的正常运行	(1) 计算机及相关专业本科或以上学历,熟悉 Oracle 或 POSTGRES、MYSQL 数据库的配置和管理 (2) 了解网络系统和信息安全相关技术 (3) 3 年以上数据库系统管理工作经验,较强的分析问题、解决问题能力
	机房管理员	保障机房不间断电源、空调、门禁和监控系统的正常运行	(1) 大专以上,熟悉 Windows 桌面系统、网络系统和安防系统维护 (2) 良好的服务意识、沟通协调能力和较强的工作责任心 (3) 3 年以上工作经验,较强的分析问题、解决问题能力
	安全管理员	(1) 负责组织制定各种安全策略与配置规则 (2) 定期漏洞扫描,形成安全评估报告 (3) 维护门禁系统、堡垒机系统,保障门禁系统的正常运行	(1) 计算机、电子、信息专业本科或以上学历,了解防火墙、路由器、交换机等网络设备以及 Windows、Linux 操作系统的配置和管理 (2) 熟悉网络安全相关产品和技术 (3) 了解 ISO27001 信息安全管理体系 (4) 5 年以上工作经验,较强的分析问题、解决问题能力

岗位分类	岗位	职责	技能需求
IT 基础架构运维	安全审计员	根据 IT 系统监控记录、网络设备和服务器日志记录以及漏洞扫描结果，审核系统是否存在漏洞或非法操作，确保核心网络系统和重要应用服务器的安全性	(1) 计算机、电子、信息专业本科或以上学历，了解防火墙、路由器、交换机等网络设备以及 Windows、Linux 操作系统的配置和管理 (2) 熟悉网络安全相关产品和技术 (3) 了解 ISO27001 信息安全管理体系 (4) 5 年以上工作经验，较强的分析问题、解决问题能力

2. 岗位人员分离原则 为确保系统和数据安全，岗位人员应遵循以下原则：①应用系统管理员应该与系统管理员、数据库管理员和安全审计员分别分离；②安全审计员应该与网络管理员、系统管理员和数据库管理员分别分离（图 4-6）。

	应用系统管理员	网络管理员	系统管理员	数据库管理员	机房管理员	安全管理员	安全审计员
应用系统管理员			×	×			×
网络管理员							×
系统管理员							×
数据库管理员							×
机房管理员							
安全管理员							
安全审计员	×	×	×	×			
说明："×"表示岗位人员要分离，不能为同一个人							

图 4-6 医院信息化不相容岗位分离示意图

3. 岗位职责

(1) 应用系统管理员：为了进一步落实各相关应用系统管理责任，明确应用系统管理员职责，确保各应用系统安全，应用系统管理员应落实如下责任。①记录用户使用中出现的问题；②负责应用系统出现故障的排查；③用户提出的程序新功能的确认；④根据应用系统使用情况，提出修改意见；⑤负责新程序的测试；⑥负责风险分析、问题分析，根据分析结果制定应用系统优化方案；⑦对数据进行分析，为医院提供分析报告；⑧利用原始数据，根据需求编写专门程序；⑨负责软件版本管理；⑩负责软件文档管理；⑪ 检查各应用系统运行状态及日志，做好详细记录，发现异常提示信息及时处理。

(2) 网络管理员：为了进一步落实网络与信息安全管理责任，明确网络管理员职责，确保网络安全和信息安全，网络管理员应落实如下责任。①负责网络系统的部署以及网络产品、相关安全产品的配置、管理与监控，并对关键网络配置文件进行备份，及时修补网络设备的漏洞；②协助安全管理员制定网络设备安全配置规则，并落实执行；③为安全审计员提供完整、准确的重要网络设备运行日志；④及时解决网络系统异常或故障问题，同时详细记录发生异常时的现象、时间和处理方式，并上报主管领导；⑤编制网络设备的维修、报损、报废等计划，报主管领导审核；⑥若网络管理员工作疏忽或失误导致安全事故发生，网络管理员应承担相应责任。

（3）系统管理员：为了进一步落实主机安全和系统安全管理责任，明确系统管理员职责，确保主机安全和系统安全，系统管理员应落实如下责任。①负责主机操作系统的安全配置和系统应用软件的安装，从系统层面实现对用户与资源的访问控制；②协助安全管理员制定主机操作系统的安全配置规则，并落实执行；③负责主机设备的日常管理与维护，保证系统处于良好的运行状态；④为安全审计员提供完整、准确的主机系统运行活动日志记录；⑤及时解决主机系统异常或故障问题，同时详细记载发生异常时的现象、时间和处理方式，并上报主管领导；⑥编制主机设备的维修、报损、报废计划，报主管领导审核；⑦若由于系统管理员工作疏忽或失误而导致安全事故发生，系统管理员应承担相应责任。

（4）数据库管理员：为了进一步落实主机和数据库安全管理责任，明确数据库管理员职责，确保主机和数据库安全，数据库管理员应落实如下责任。①负责数据库系统的安全配置，从数据库管理层面实现对用户与资源的访问控制；②协助安全管理员制定数据库系统的安全配置规则，并落实执行；③负责数据库的日常管理与维护，保证数据库系统处于良好的运行状态；④为安全审计员提供完整、准确的数据库系统运行日志记录；⑤及时解决数据库系统异常或故障问题，同时详细记载发生异常时的现象、时间和处理方式，并上报主管领导；⑥制订数据库备份、恢复、迁移和灾备策略，根据业务的需要执行数据恢复、迁移等操作；⑦若由于数据库管理员工作疏忽或失误而导致安全事故发生，数据库管理员应承担相应责任。

（5）机房管理员：为了进一步落实网络与信息安全管理责任，明确机房管理员职责，确保机房安全，机房管理员应落实如下责任：①负责机房所有设备的台账和实物管理；②定期检查机房内的空调、不间断电源（uninterruptible power system，UPS）、门禁、监控等设施运行状况和机房温度、湿度等环境状况，并填写检查记录，发现异常或安全隐患要及时整改和上报；③定期检查机房设备运行状态，并填写巡检记录，发现异常或安全隐患要及时整改和上报；④严格核实出入机房人员审批手续的真实性和有效性，确保进入机房人员的作业内容与审批手续完全一致；⑤保持机房环境整洁卫生、走道畅通，机房设备器材应摆放整齐、机房外鞋柜内拖鞋摆放整齐；⑥若由于机房管理员工作疏忽或失误而导致安全事故发生，机房管理员应承担相应责任。

（6）安全管理员：为了进一步落实网络与信息安全管理责任，明确安全管理员职责，确保网络与信息安全，安全管理员应落实如下责任：①负责对安全产品购置提供建议，负责组织制定各种安全策略与配置规则，负责跟踪安全产品投产后的使用情况；②负责指导并监督各安全岗位工作人员及普通用户的安全相关工作；③负责组织 IT 系统的安全风险评估工作，并定期进行系统漏洞扫描，形成安全评估报告；④根据信息安全需求，定期提出信息安全改进意见，并上报主管领导；⑤定期查看信息安全站点的安全公告，跟踪和研究各种信息安全漏洞和攻击手段，在发现可能影响信息安全的安全漏洞和攻击手段时，及时做出相应的对策，通知并指导系统管理员、网络管理员、数据库管理员进行安全防范；⑥负责整合各种安全方案、安全审计报告、应急计划以及整体安全管理制度并报主管领导；⑦若由于安全管理员工作疏忽或失误而导致安全事故发生，安全管理员应承担相应责任。

（7）安全审计员：为了进一步落实网络与信息安全管理责任，明确安全审计员职责，确保信息系统安全，安全审计员应落实如下责任：①负责根据系统管理员提供的主机运行日志记录以及网络管理员提供的网络设备运行日志进行安全审计工作，判断信息系统是否存在安全隐患，并按时上交安全审计报告；②对审计过程中发现的安全问题及时处理，上报备案，并通知相关负责人;③做好审计记录、内容以及存储设施的安全保护,以防止非授权的访问;④确保对储存和处理的审计日志进行了保质期识别并登记,如果确定已过期记录无保存价值,则必须采取适当的措施销毁记录;⑤若由于安全审计员工作疏忽或失误而导致安全事故发生,安全审计员应承担相应责任。

(黄守勤)

第七节 财务内控管理

一、互联网医院财务内控概述

互联网医院财务内部控制建设是确保互联网医院在"互联网＋医疗健康"的大背景下各项业务合法、合规发展的重要措施。互联网诊疗是传统诊疗的线上延伸,互联网医院内部控制与实体医院有不少共通之处,但也有自身的许多特点,内控手段不能仅仅停留在传统层面,应适应"互联网＋"新形势,结合互联网医院发展的新情况做出必要的调整,从而保障互联网医院良性运行。

国家卫生健康委员会、国家中医药管理局重视互联网医院财务内部控制管理,《公立医院内部控制管理办法》(国卫财务发〔2020〕31 号,以下简称《管理办法》)对互联网诊疗的风险评估、业务内部控制作出了明确的规定,强调要重点关注互联网诊疗管理情况的风险评估,包括实现互联网诊疗业务归口管理;是否取得互联网诊疗业务准入资格;开展的互联网诊疗项目是否经有关部门核准;是否建立信息安全管理制度;电子病历及处方等是否符合相关规定等。

互联网医院兼具互联网诊疗、互联网信息系统双重属性,因而互联网医院内部控制管理应包括医疗业务内部控制、信息化建设业务内部控制两个方面。

(一)互联网医疗业务内部控制

《管理办法》第三十七条对此提出明确要求:

1. 开展互联网医疗业务的医院应当建立健全互联网诊疗服务与收费的相关管理制度,严格诊疗行为和费用监管。

2. 医院应当明确互联网医疗业务的归口管理部门及其职责权限。明确临床科室、医务部门、信息部门、医保部门、财务部门、审计部门等内部相关部门在互联网医疗业务管理工作中的职责权限。

3. 建立互联网医疗业务的工作流程、业务规范、沟通配合机制,对互联网医疗业务管理的关键环节实行重点管控。

(二)信息化建设业务内部控制

《管理办法》第三十九条对此提出明确要求:

1. 医院应当建立健全信息化建设管理制度 涵盖信息化建设需求分析、系统开发、升级改造、运行维护、信息安全和数据管理等方面内容。

2. 信息化建设应当实行归口管理 明确归口管理部门和信息系统建设项目牵头部门，建立相互合作与制约的工作机制。

3. 合理设置信息系统建设管理岗位 明确其职责权限。信息系统建设管理不相容岗位包括但不限于：信息系统规划论证与审批、系统设计开发与系统验收、运行维护与系统监控等。

4. 应当编制中长期信息化建设规划以及年度工作计划 根据事业发展战略和业务活动需要，编制中长期信息化建设规划以及年度工作计划，从全局角度对经济活动及相关业务活动的信息系统建设进行整体规划，提高资金使用效率，防范风险。

5. 医院应当建立信息数据质量管理制度 信息归口管理部门应当落实信息化建设相关标准规范，制定数据共享与交互的规则和标准；各信息系统应当按照统一标准建设，能够完整反映业务制度规定的活动控制流程。

6. 应当将内部控制关键管控点嵌入信息系统 设立不相容岗位账户并体现其职责权限，明确操作权限；相关部门及人员应当严格执行岗位操作规范，遵守相关业务流程及数据标准；应当建立药品、可收费医用耗材的信息流、物流、单据流对应关系；设计校对程序，定期或不定期进行校对。

7. 加强内部控制信息系统的安全管理 建立用户管理制度、系统数据定期备份制度、信息系统安全保密和泄密责任追究制度等措施，确保重要信息系统安全、可靠，增强信息安全保障能力。

总之，建立健全互联网医院财务内部控制制度，有利于规范互联网医院经济活动及相关业务活动，有利于有效防范和管控内部运营风险，有利于建立健全科学有效的内部制约机制，对于提升互联网医院服务效能和内部治理水平，保障人民群众健康具有十分重要的意义。

二、互联网医院收入控制

医院最主要的收入来源是业务收入。目前，互联网医院收入占医院业务收入的比重虽然不高，但呈逐年上升态势。互联网医院收入具有支付隐蔽性强、经办人员多、内容复杂和管理难度较大等特点。建立健全互联网医院收入内部控制制度，可以促使医院积极合理组织收入，有效预防跑冒滴漏，保证收入的合法性、合规性，确保各项收入全面纳入医院预算，实行统一核算与管理，使各项收入得以全面地反映；可以有效防范收入环节中乱收费、贪污、私收费等行为的发生；对于保证互联网医院收入合法、安全和完整，提高医院社会、经济效益以及可持续健康发展具有重要的意义。

（一）互联网医院收入控制的定义

1. 收入是指互联网医院开展互联网医疗业务活动及其他活动依法取得的非偿还性资金，是医院经济利益的流入。

2. 互联网医院收入控制是指为了保证收入业务活动的有效进行，保证收入的合法、合理、安全和完整，防止和及时发现并纠正错误与舞弊，确保互联网医院收入控制目标的实现，采用一系列具有控制职能的方法、措施和程序，进行有效的组织、制约、考核和调节，以明确收入岗位的职责和权限,使之保持相互联系、相互制约的关系,并予以系统化、规范化,从而形成的一个严密控制管理体系的管理制度。

(二) 互联网医院收入控制的范围

纳入收入控制范围的基本环节包括收入的发生、收入的确认、收入从发生到确认实现、会计核算、核对、报告、分析等。

1. 收入的取得　互联网医院所有收入的发生,必须按照价格主管部门制订的医疗服务价格有关政策规定取得,并保证其合法性。

2. 票据的开具　互联网医院所有收入,必须开具正规的、统一编号的医疗收费收据,包括纸质票据和电子票据两种,保证收据的完整性。

3. 收入的确认和计量　互联网医院所有收入必须是已实现并且是可计量的。医院收入应统一结账时间,保证收入的正确确认和计量。

4. 收入的核算　设置合理的互联网医院收入会计核算账簿体系,各项收入应按规定设置总账、分类账、明细账,以保证收入核算的真实性和准确性。

5. 收入的报告　负责互联网医院收费的人员每日定期编制个人日报表和汇总日报表,科室核算员每日汇总科室收入日报表,财务部门每日汇总记账凭证汇总日报表,每月定期编制互联网医院收入财务会计报表。

6. 收入的分析　定期或不定期分析互联网医院收入变化情况,主要分析收入结构变化情况和收入增减变动情况,找出影响收入变动原因,认真进行因素分析,提出应对措施和建议。

7. 收入的授权　互联网医院收入全部由财务部门统一管理和核算,未经特殊授权,医院内部其他部门和任何个人,不得自行收取,更不得设立"小金库"。

(三) 互联网医院收入控制的要点

收入控制是对所有互联网医院收入的全过程控制,贯穿于整个收入、收款、票据、货币资金及应收医疗款等控制的全过程。互联网医院收入控制包括价格、预算、发生、退出、核算、报告、票据、检查、分析与考核等基本环节,这些基本环节都是收入控制的要点(图4-7)。

(四) 互联网医院收入控制的方法

互联网医院业务收入控制的方法多种多样,最主要的控制方法有以下几种:

1. 业务岗位控制　建立互联网医院收入业务的职责分工制度,使收入业务发生与收款业务职能、收入票据使用与审核保管职能、收入票据保管与出纳职能、收入退款与审批等不相容职能岗位相分离。

2. 授权批准控制　实行收入收款授权控制,互联网医院的所有收入必须统一由财务部门管理,未经授权批准,任何科室和个人不得收取款项。

3. 会计核算控制　确定收入统一结账时间,正确确认互联网医院收入。已确认发生的互联网医院收入,必须及时记账核算。建立有关收入报告制度,负责互联网医院收费的人员每日编制互联网医院收入日报表,科室核算部门每日编制科室收入日报表,财务部门每月逐日编制汇总收入日报表、按月编制收入明细报表。

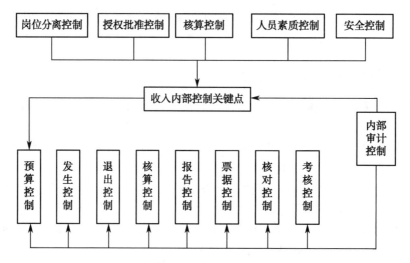

图 4-7　互联网医院收入控制的基本流程图

4. 预算控制　编制互联网医院收入预算,确保互联网医院一切收入统一纳入预算管理,不得坐收坐支现金,不得私设"小金库"及账外账。

5. 人员素质控制　互联网医院的收费人员不同于一般的商场收银员,其业务性质不仅仅是收款,同时要开具正式收费票据,熟知医疗服务价格和计算机知识,要遵守《中华人民共和国会计法》及现金管理相关规定。因此,办理互联网医院收入业务的人员应当持有计算机等级证书和初级会计资格证书上岗,具备良好的职业道德,忠于职守,廉洁奉公,遵纪守法,客观公正,同时对收入岗位的人员定期轮岗。

6. 安全控制　门诊收费处应限制非财务人员接触,收费印章要妥善保管,加强互联网医院收入票据管理,建立收入票据登记簿,加强收入票据的审核,确保收入的安全、完整。

(五)互联网医院收入控制的主要形式

1. 岗位控制　财务控制要求建立健全互联网医院收入、价格、医疗预收款、票据管理制度及岗位责任制。建立健全与收入相关的管理制度,按照不相容职务分离的原则合理设岗,建立互联网医院收入岗位责任制。

(1)控制内容和关键控制点

1)控制内容:建立健全互联网医院收入的管理制度及按照不相容职务相互分离的原则建立收入岗位责任制。

2)关键控制点:包括提供服务、收入确认、收取费用、价格管理、价格执行、医疗预收款、票据管理、票据使用、收入稽核、收入经办等岗位,这些关键控制点要按照不相容职务相互分离的原则,合理设岗,确保相互制约和监督。

(2)控制的设计与实施

1)建立健全收入、价格、医疗预收款、票据管理制度:互联网医院收入主要是业务收入,以门诊医疗收入为主。互联网医院收入管理制度应包括门诊收费管理制度、价格管理制度、票据管理制度、医疗预收款管理制度、收入管理制度、收入分析管理制度等。

2)健全岗位责任制,明确收入岗位的职责、权限:健全互联网医院收入岗位责任制度,实行职能分工控制,合理设置岗位,明确收入岗位的职责、权限。与互联网医院收入相关的岗位包括:收入核算会计岗位、出纳岗位、价格管理岗位、票据管理岗位、票据复核岗位、科室收入核算岗位、收入核对岗位、门诊收费岗位、门诊收费处汇总复核岗位等。建立严格的授权批准审批控制,明确审批人员对互联网医院收入业务的批准审批方式、权限、程序、责任和相关控制措施,实行合理授权,明确收入人员职责范围和工作要求。未经授权,任何部门和人员不得办理互联网医院收入业务。各项收入由财务部门统一核算、统一管理,其他任何部门、科室和个人不得收取款项。

3) 建立岗位制约机制,明确不相容职务的相互分离:加强互联网医院收入岗位人员的素质控制,医院应当配备合格的人员办理互联网医院收入业务,办理收入业务的人员应当具备良好的业务素质和职业道德;建立定期培训、轮换、回避制度,特别是门诊收费岗位人员应定期内部轮岗;实行合理分工,确保提供服务与收取费用、价格管理与价格执行、收入票据保管与使用、收入稽核与收入经办等不相容职务相互分离、制约和监督。

2. 业务流程控制 互联网医院收入从提供服务到收入确认和实现,经过许多环节,明确要求制定收入管理业务流程,对互联网医院收入的有关环节都要明确控制要求,并提出重点控制的对象是门诊收入。

(1) 控制内容和关键控制点

1) 控制内容:互联网医院收入的全过程,均属于收入管理流程控制的内容,收入流程控制的重点内容是门诊收入的流程控制。

2) 关键控制点:互联网医院收入业务流程控制的关键点包括收入提供、收入确认、价格管理、票据管理、报告管理、核对管理等。

(2) 控制的设计与实施

1) 价格管理流程控制:互联网医院的医疗服务和药品价格必须执行价格主管部门制定的互联网诊疗、药品价格标准。任何科室或个人无权私自决定新增医疗收费项目和擅自提高医疗服务收费标准。应按照规定实行互联网医院价格公示制度,对医疗服务收费实行明码标价,设置医疗服务收费和药品价格计算机查询系统。门诊收费票据提供医疗服务项目和药品价格清单,主动接受社会监督,保证互联网医院各项收入的取得符合国家有关法律法规和政策规定。对违反互联网医院物价政策乱收费、多收费、不合理收费、少收费的科室或个人,追究相关责任。

2) 门诊收入流程控制:包括门诊收费流程控制、收费票据管理、收入日报表审核等。互联网医院复诊患者经医生诊察后,医生开出处方,药师审核处方,由患者进行线上支付或到门诊收费处办理结算缴款手续。门诊收费人员按规定出具医疗收费收据。财务部门应指定专人负责互联网医院收入票据的管理,建立票据登记簿,详细登记票据的领用、交回、核销情况。门诊收费稽核人员负责核对互联网医院门诊收入汇总日报表与每个收费员日报表的相符情况,收费处应指定专人负责汇总填制门诊收入汇总日报表。

3. 合规性控制 互联网医院各项收入的取得应符合国家有关法律法规和政策规定。医院应在符合法规的前提下积极合理组织收入,做到应收则收,应收不漏,控制不合规、不合法收入的发生。

(1) 控制内容和关键控制点

1) 控制内容:包括所有互联网医院收入取得的合法性控制,收入确认和核算的合规性控制,收入的集中统一管理控制,全面预算管理控制等。

2) 关键控制点:包括收入取得必须符合物价政策;收入取得应开具统一票据;按照医院财务会计制度确认和核算收入;全部互联网医院收入必须纳入医院财务部门统一核算管理,其他部门、科室和个人不得收取任何款项;实行互联网医院收入全面预算管理,严禁设立"小金库"。

(2) 控制的设计与实施

1) 开具统一票据控制:所有互联网医院收入均应纳入财务部门统一核算,并且按规定开具统一票据,不得私自使用规定以外的不合规票据。

2) 确认、核算收入控制:严格按照医院财务会计制度规定确认、核算收入。

3) 统一核算与管理控制:互联网医院各项收入由财务部门统一核算,统一管理,其他任何部门、科室和个人不得收取款项。这是保证提供服务与收取费用岗位分离、保证互联网医院收入安全与完整的重要组织保证措施。

4) 严禁设立"小金库":按照国家相关规定,凡违反国家财经法规及其他有关规定,侵占、截留国家和单位收入,未列入互联网医院财务会计部门账内或未纳入预算管理,私存私放的各项资金均属"小金库"。

4. 收入票据控制 详见本节"互联网医院票据管理"相关内容。

5. 收入结算时间控制 医院收入结算起止时间非常关键,互联网医院收入每日 24 小时基本都有发生,只是发生的频率不同,门诊收入每日、每月没有结算起止时间规定,门诊收费和财务结账时间若不统一,就不能及时正确反映当日互联网医院收入的状况,影响当月的收支核算,造成核算不准确、收支不配比,财务记账与科室核算收入核对困难、不能及时发现收入流失隐患。

(1) 控制内容和控制关键点

1) 控制内容:包括门诊收入结算时间、科室核算结算时间、财务记账收入结算时间等。

2) 关键控制点:收入结算时间控制的关键点是每日统一结算起止时间、每月统一结算起止时间,只有统一结算起止时间,才能有利于互联网医院收入的核对,保证收入的安全。

(2) 控制的设计与实施

1) 月收入结算起止时间控制:互联网医院每月收入结算起止时间,应按照《中华人民共和国会计法》要求采取每月的自然天数作为结算起止时间,每月 1 日至每月最后一天根据每日收入结算起止时间,作为当月收入的结算起止时间。

2) 收入核算与核对控制:统一规定互联网医院收入结算起止时间控制,使收入按照权责发生制原则进行确认,有利于财务会计记账收入与科室核算收入、门诊收入核对工作的顺利进行,可以有效保证财务收入核算及时、准确与完整。

三、互联网医院财务信息数据内控

传统医院财务信息数据内部控制主要为了防止舞弊和差错而建立的体现权责分离、内部稽核、互相制约等目标的工作制度。互联网医院最重要的资产是数据资产。互联网医院的财务信息数据具有实时性、远程性、共享性等特点,其财务信息数据内部控制比起传统医院内控应更加注重数据的安全、准确、完整,确保财务信息数据在开发、运维、安全、应用等环节都做到有效、有序。

（一）财务信息数据控制的内容与风险点

互联网医院财务信息数据控制包括财务信息数据开发控制、运维控制、安全控制、应用控制4个方面。其中,首要目标是统一基础数据管理,应建立全套财务报表体系,包含收入结构、结算数据、付款平台、财务对账等信息。财务信息数据在开发环节应保证基础数据的统一性,即与线下医院信息系统(HIS)数据采集及核算口径一致,各系统间财务信息数据应保证互相对应、互相关联,便于数据稽核。通过明确权限组织结构,对各类操作人员设置操作权限和规范操作流程,防止人为或者意外的泄密情况发生,确保财务信息数据的安全性。

相应的,上述4个方面控制目标也是财务信息数据主要风险点:

1. 在开发控制方面 互联网医院系统属于独立的一套系统,财务信息数据独立产生,容易导致其数据核算口径与院内信息系统(HIS)不一样,从而影响数据的准确性、连贯性。

2. 在运维控制方面 互联网医院财务信息数据风险防范碎片化、较分散,容易给突发性的医疗服务事件或内容造成管理上的疏忽或遗漏。

3. 在安全控制方面 互联网医院的数据更具开放性,若数据使用者、管理者、维护者权责不清,容易增加数据泄露的安全风险。

4. 在应用控制方面 互联网医院借助于网络实现医疗收费、医疗记账、医保费用对账、网银交易等系列活动,财务信息数据的沟通日益频繁,带来财务内部控制上的风险。

（二）财务信息数据控制建设

1. 开发控制建设 互联网医院收入应纳入医院信息系统(HIS)统一管理,提供工作量明细报表进行对账。

2. 运维控制建设 财务部门应指定专门的系统管理员负责互联网医院财务系统的管理,收集、分析、确认各应用人员提交的功能需求,及时提交给系统工程师。互联网医院目前通过统一支付平台进行缴费结算,应保证支付数据在互联网医院系统、支付平台、银行、医院信息系统(HIS)四方数据一致,保持关联性,数据可以相互印证。

3. 安全控制建设 财务部门应指定专门的系统管理员负责互联网医院财务信息数据的统计和核对。有条件的医院可以聘请专业的IT专家团队和内控团队,针对互联网医院系统进行专项设计和评估,从而保证财务信息数据的安全和稳定。

4. 应用控制建设 在输入控制上,建立数据输入规则,规定输入内容、字段长短、逻辑原理、钩稽关系,所有可输入内容字段应事先通过审批。在处理控制上,系统设立自动核查机制,在输入数据进行排序、汇总等处理过程中进行自动控制。在输出控制上,设置严格的财务信息数据输出规则和权限,保证所有可输出的数据已经通过授权审批;只有赋予权限的人员才能执行数据输出操作;财务信息数据根据权限范围输出给特定的使用人员。

四、互联网医院运营控制

互联网医院运营是指对互联网诊疗运营过程的计划、组织、实施和控制,是与患者体验和服务创造密切相关的各项管理工作的总称。公立医院运营管理应坚持公益性、整体性、融合性、成本效率和适应性五项原则,以新时代卫生健康工作方针为指引,推动核心业务工作与运营管理工作深度融合,提升运营管理效益和投入产出效率。

互联网医院的运营本质就是医疗服务管理,以线上诊疗业务流程管理为核心,对互联网医院内部运营各环节进行设计、计划、组织、实施、控制和评价等管理,通过科学配置人、财、物、技术等核心资源,达到精细管理和有效使用的目的,最终实现人民群众获得便捷、优质的线上医疗服务,互联网医院可持续健康发展。

(一)互联网医院运营控制方法

1. 依托实体医院运营 "医院＋互联网"和"互联网＋医院"模式在医疗资源(医务人员及患者等资源)、互联网医院平台运营及技术能力、医疗信息广度和深度的可及性、政策监管的完整性、患者体验度和全流程(包含诊前和诊后管理)以及医保对接等方面各有优劣,但无论采用哪种模式,都无法脱离实体医院单独运营。因此,互联网医院运营要注重借鉴实体医院在医疗资源、政策及医保支持、医疗质量管理和患者安全保障方面所积累的经验,实现"借船出海、借梯登高"。

2. 发挥"互联网＋"优势 互联网企业作为商业机构,虽然不是医疗机构,但其互联网运营、创新变革能力以及生态链合作伙伴资源等优势突出,依靠"单点突破"实现整体服务模式变革虽然难度较大,但依然有可圈可点之处。

随着政策鼓励实体医院建立互联网医院,目前越来越多的实体医院开始主导上线互联网医院,实现现有医疗服务的线上延伸,形成大量的单体互联网医院。互联网企业与实体医院相互兼容、深度合作,有利于整合各方资源,重构医疗服务流程,延伸医疗生态圈,持续助力分级诊疗,助推卫生健康行业创新变革。

(二)基于运营控制的绩效管理

1. 绩效管理的目标 绩效管理是为互联网医院的战略管理服务,其设计的指导思想是通过绩效评价及持续改进,达到提高医院的绩效,实现医院可持续发展的目标。基于互联网医院运营控制的绩效管理,应以互联网医院战略为起点,立足实体医院运营实际情况进行绩效方案设计,主要通过绩效指挥棒作用,加大激励和倾斜力度,将医院战略转化为员工具体行动,用绩效考核驱动互联网医疗发展。

2. 互联网医院关键绩效指标的设置 关键绩效指标(key performance indicator,KPI)是用来衡量某一职位工作人员工作绩效表现的具体量化指标,是对工作完成效果的最直接衡量方式。关键绩效指标来自对互联网医院总体战略目标的分解,反映最能有效影响互联网医院价值创造的关键驱动因素。设立关键绩效指标的价值在于使互联网医院经营管理者将精力集中在对绩效有最大驱动力的经营行动上,及时研判医院诊疗活动中的问题,采取提高绩效水平的改进措施。KPI具有可操作性、关键性和系统性等特点,KPI数量应尽可能少,一般限于10个以内。

KPI设置建议指标主要有:①医疗质量指标,如合理用药、预约诊疗、患者等待时间等;②运营效率指标,如收支节余、收支结构、门诊和住院次均费用变化等;③满意度指标,如门诊与住院患者满意度、员工满意度等。

3. 互联网医院绩效分配的原则与实施 互联网医院绩效分配应以突出"关键业绩指标为主的绩效导向、定性与定量相结合和公正与客观"的原则,充分发挥"互联网＋"优势,提高医院内部绩效分配方案的导向性。具体实施内容如下:

（1）加大预约挂号绩效考核力度：按照诊查费的一定比例直接激励医生，让医生更加关注网上挂号患者，提前了解就诊数量。

（2）促进互联网诊疗推广：提供分时段预约诊疗、智能导医分诊、检查检验结果查询等网上服务功能。采用季度或月绩效考核方式纳入考核指标，促进网上诊疗的推广度。

（3）提高优质高效的复诊服务激励力度：设计在线提供部分常见病、慢性病复诊服务，以及随访管理和远程指导专项绩效激励措施，采取双倍激励方法，充分利用医生的业余时间，提高患者与医院的黏度。

（4）增加提高医疗服务效率精准激励：对于开展移动护理、生命体征在线监测、家庭监测服务的，增加单项绩效激励。对于推进智能医学影像识别、病理分型诊断的，加大激励力度。

（5）单独增加多学科会诊绩效：利用绩效导向推进多学科会诊工作，强调多学科协作整体效益，充分体现会诊医生的技术劳务价值，加大医生会诊绩效激励力度。

五、互联网医院投资控制

实体医院尤其是公立医院举办的互联网医院多按公立医院的财务管理制度，以预算管理为手段，根据医院战略投资建设互联网医院。而第三方依托实体医院独立设置的互联网医院，因有资本参与而使得互联网医院投资控制更加复杂。无论是作为投资主体的第三方，还是独立运营的互联网医院，均应建立健全投资相关管理制度和岗位责任制。明确相关部门和岗位的职责、权限，确保项目可行性研究与评估、决策与执行、处置的审批与执行等不相容职务相互分离，合理设置岗位，加强制约和监督。

1. 决策控制 建立互联网医院投资决策控制制度。加强投资项目立项、评估、决策环节的有效控制，一般应事先立项，组织由财务、审计、监察等职能部门和有关专家或有资质的中介机构进行风险性、收益性论证评估，经领导集体决策，并逐级上报批准。

2. 审批控制 严格投资授权审批权限控制，不得超越权限审批。建立投资责任追究制度。对出现重大决策失误、未履行集体审批程序和不按实施细则执行的部门及人员，应当追究相应的责任。

3. 核算控制 加强互联网医院投资会计核算控制。财务部门应建立账务控制系统，加强投资会计核算核对控制，对其增减变动及投资收益的实现情况进行会计核算。

4. 追踪控制 建立互联网医院投资项目的追踪管理制度。对出现的问题和风险及时采取应对措施，保证资产的安全与完整。加强投资项目收回、转让和核销等处置控制。

六、互联网医院票据管理

互联网医院票据由财政部门和卫生健康主管部门统一监制和印制，医院统一购买。票据由财务部门统一管理，应建立购买、印制、保管、领用、核销、遗失处理、清查、归档等环节的管理权限和程序，并设立票据登记簿进行详细记录，防止空白票据遗失、盗用。

（一）互联网医院纸质票据内部控制

1. 控制内容和控制关键点

（1）控制内容：互联网医院收入票据控制的内容包括票据的购买、保管、领用、核销、遗失处理、清查、归档等。

(2) 关键控制点：互联网医院收入票据控制的关键点是财务部门统一管理，建立健全票据管理的岗位责任制，明确票据管理流程，建立票据登记簿并详细记录有关票据购买、印制、批准、验收、领取、收回、核销、归档等内容。

2. 控制的设计与实施

(1) 收入票据统一管理控制：各类互联网医院收入票据由财务部门统一管理，其他任何部门均无收入票据管理权。除财务人员外，其他科室任何人员都不得领用和开具收款收据；除财务部门、门诊收费部门外，任何部门和个人都不得向患者和合作单位直接收取任何费用。

(2) 收入票据购买与印制控制：互联网医院票据的购买、印制的权限按照有关规定执行，国家有统一规定收入票据的，医院不得自行印制，须经财政部门批准后方可印制；国家没有统一规定的收入票据，医院要按照职责权限严格审批手续。所有收入票据要连续编号，严格收入票据的购买印制全过程管理。

(3) 收入票据的入库验收控制：互联网医院收入票据入库前必须履行验收手续，验收人员应由除票据管理人员以外的其他财务人员参加，验收内容包括票据连续编号情况、印刷质量、数量是否与批准的数量相符，验收无误后，所有参加验收的人员在验收登记记录上签名负责。

(4) 收入票据的登记记录控制：指定专人负责互联网医院收入凭证票据的领、交、销、保管，健全各类收入票据领用、核销登记、遗失处理、清查、归档等环节记录制度，建立登记簿。定期盘点库存票据并与登记簿核对，防止错收、错发以及空白票据遗失或被盗用。收费人员向财务部门票据管理人员领取票据，要在票据发放登记本上签字，票据管理人员必须严格控制发放数量。

(5) 收入票据使用管理控制：收费结算人员必须按照领取的票据号码从小到大连续使用，实行计算机信息化管理的单位，由票据管理员输入收费员所领取的票据号码后，收费员方能使用。

(6) 收入票据核对控制：指定专人复核互联网医院收入凭证票据存根联，并与记账收入核对。收费员使用后的票据存根连同收入报表要及时上缴财务部门，收费处负责人根据每日已结账的收费汇总表金额与个人日报表总额相核对后，在汇总表签名盖章以示已核对，并与日报表一同送交财务部门。

（二）互联网医院电子票据内部控制

财政电子票据是由财政部门监管，行政事业单位依法收取政府非税收入或者从事非营利性活动收取款项时，运用计算机和信息网络技术开具、存储、传输和接收的凭证。财政电子票据是互联网医院财务收支和会计核算的原始凭证，是财政、审计等部门进行监督检查的重要依据。

医疗电子票据相比传统纸质票据优势明显：①节约交易成本，缩减患者排队时间，提升就医体验；②减少纸质票据使用和保管环节，降低医院票据管理成本；③有利于减少票据欺诈行为，降低票据管理的风险；④电子票据自动审验，解决医疗票据核销难问题；⑤为未来建立医疗大数据中心积累经验。当然，互联网医院电子票据也存在使用变造、伪造票据、"克隆票"、作废票据、数据文件丢失、系统瘫痪、网络攻击以及纸质票据重复开具,"多头报销"欺诈骗保等风险,其中一部分属于电子载体安全的共性问题。

电子票据控制建设内容如下:

1. 建设医疗电子票据管理平台 完善的电子票据管理平台是医疗电子票据实施的必要条件,推进医疗电子票据管理改革,必须建设安全完善的医疗电子票据管理平台。互联网医院应满足财政电子票据改革的需要,严格遵循财政部的财政电子票据管理改革的标准规范和业务要求,接入医疗电子票据,完成电子票据的开具、送达、查验、入账、归档。同时,医疗电子票据在生成、传输、储存等过程中,始终保持真实、完整、唯一、安全且未被更改。

2. 建设医疗电子票据服务平台 要实现电子票据的社会化流转,除了灵活有效的机制和政策外,还必须在社会化支撑的具体落地上有所实践,建立社会化公众服务平台,为社会公众提供财政电子票据的真伪查验、票据流转、下载和入账报销等服务。

3. 构建医疗电子票据安全保障体系 按照国家相关管理规范和标准要求,建设符合信息安全第三等级要求的医疗电子票据管理体系和安全保障制度,从系统、数据、管理等多个维度构建安全体系,消除系统漏洞,杜绝安全隐患。在系统建设上,要做好身份鉴别、访问控制、安全审计、通信完整性、通信保密性等方面安全防护,确保系统安全;在数据管理上,要通过数字签名技术增强财政电子票据防伪功能,要使用多点备份、异地备份等多种技术手段,保障电子票据数据信息存储安全;在管理安全方面,要加强对财政部门及用票单位管理人员数字证书的发放、保管、使用等方面监管,防范人为数据泄露风险。

(陆守坤)

第五章

互联网医院安全

本章重点介绍互联网医院安全管理方面的知识,围绕涉及互联网医院重大风险点的信息网络安全、数据安全、运维安全进行阐述,详细介绍了网络安全等级保护的相关知识,并就互联网医院应急预案管理展开讨论。

第一节　信息网络安全

一、互联网安全发展

互联网诞生至今,安全话题始终备受关注。当前,国际、国内网络安全形势纷繁复杂,针对关键行业和新技术、新场景的网络安全威胁事件频发,迫使各国持续深化关键基础设施安全举措,强化新技术、新应用安全风险防范。随着我国数字经济由高速增长阶段转向高质量发展阶段,为应对安全新形势、新挑战,网络安全理念、技术产品、产业格局等都将迎来关键变革。信息网络安全管理要坚持预防为主、积极防御、综合防护的原则,通过技术和数据手段,在危机发生之前识别并解决业务中的各类风险,以免发生安全问题后才考虑"亡羊补牢"。

1. 网络安全现状　全球网络安全形势不容乐观,针对医疗、能源、交通、电信等关键行业的网络攻击事件频发,对社会稳定运行和民众生产生活产生深远的影响。在攻击手段上,利用漏洞实施链式攻击的攻击行为更加频繁;在攻击战术上,网络防御方安全能力的提升加大了网络攻击的难度,网络攻击方转向以多种手段规避网络安全防线,达到网络攻击入侵目的;在攻击目标上,网络攻击目标愈加精准,攻击者受利益驱动通过收集攻击目标信息,瞄准"高价值"目标实施攻击。

2. 网络安全立法　我国网络安全立法执法持续推进,全方位保障网络空间安全。①重点领域网络安全顶层制度设计不断完善。《中华人民共和国网络安全法》《中华人民共和国密码法》《中华人民共和国数据安全法》《中华人民共和国个人信息保护法》以及《网络安全审查办法》《关键信息基础设施安全保护条例》等多部法律法规、部门规章相继颁布,标志着我国在数据安全、个人信息保护、关键信息基础设施保护等重点领域迎来了有法可依、有章可循的新时代。②行业监管部门积极落实国家网络安全监管要求,先后制定出台本行业、本领域的规章制度和管理规定,如国家卫生健康委员会、国家中医药管理局、国家疾病预防控制局制定印发了《医疗卫生机构网络安全管理办法》。③持续加大网络安全执法力度、规范网络执法行为,坚决依法查处各类违法违规案件。近年来,网络安全领域执法检查活动更加频繁,执法更加严厉,运营商和互联网行业主管部门持续推进 APP、小程序等专项治理活动,组织开展互联网行业市场秩序专项整治。

3. 网络安全发展趋势 数字化推动安全概念升级,网络安全向数字安全不断外延。近年来,数字化衍生出安全新形势、新需求,驱动安全界限不断向网络物理融合空间拓展,推动安全概念迭代升级。数字时代的安全问题从网络空间向物理世界延伸,不仅要防范网络中断和系统瘫痪等风险、保障"线上"网络系统安全可靠运转,更要进一步保障"线下"经济社会运行秩序稳定。在此背景下,网络安全逐渐成为过程性因素,向着安全覆盖范围更大、安全防护边界更广的数字安全体系演进。数字安全集成了应用领域和专业基础领域的安全概念,将安全作用域拓展延伸至数字业务、应用场景等数字化融合领域。当前,我国数字安全体系已具雏形,逐渐成为保障数字化发展安全的新引擎。未来 3~5 年,随着数字经济新模式和新业态的蓬勃发展,安全技术和产品创新发展,智能化、主动化将成为竞争力的关键,数据安全领域将步入放量增长"快车道"。

二、互联网安全威胁

近年来,网络安全攻击事件持续增加,不仅表现在载体与数量上,而且影响日益广泛,主要有:

1. 勒索软件 是一种恶意攻击,攻击者对组织的数据进行加密,并要求付款以恢复访问。在某些情况下,攻击者还可能窃取组织的信息,并要求额外付款,以换取不向竞争对手或公众等披露信息。勒索软件是当前网络安全的主要威胁,主要通过网络钓鱼电子邮件和对远程桌面协议(remote display protocol,RDP)服务进行暴力攻击而造成危害。2021 年以来,多重勒索的发生率有大幅上升,在最初从组织窃取和加密敏感数据并威胁在未付款的情况下将其公开发布或破坏,演变为攻击者在向组织进行勒索的同时还以组织的客户或合作伙伴为目标索要赎金,以实现利润最大化。

2. 恶意软件 指任何旨在对单个计算机、服务器或计算机网络造成损害的软件。恶意软件可能是病毒、蠕虫、特洛伊木马或其他感染主机的基于代码的实体。间谍软件和某些形式的广告软件属于恶意软件。根据创建者的目标,恶意软件可能具有各种不同的功能。例如,RATs(远程访问特洛伊木马 / 工具)是允许参与者远程控制受感染系统的恶意软件,信息窃取者或浏览者用来获取信用卡信息;僵尸网络则是受恶意软件感染并由 C&C 服务器控制的计算机机器人网络。恶意软件威胁一直存在,每年都会出现新的家族和毒株,且攻击次数常年居于高位。

3. 加密劫持 也称挖矿劫持,是加密货币领域的新兴词汇,指的是在未经授权的情况下利用他人的硬件设备进行加密货币挖矿。通常发生在受害者无意中安装了恶意脚本程序,允许网络罪犯访问其计算机或其他互联网连接设备时,例如通过单击电子邮件中的未知链接或访问受感染的网站。然后,罪犯使用"硬币矿工"的程序创建或"挖掘"加密货币。随着加密货币的扩散及其日益被广大公众所接受,相应的网络安全事件也有所增加。

4. 与电子邮件有关的威胁 主要由网络钓鱼、鱼叉式网络钓鱼、欺骗、伪装、商业电子邮件泄露和垃圾邮件等载体组成,利用人类心理和日常习惯中的弱点而不是信息系统中的技术漏洞实施的一系列威胁。尽管针对此类攻击开展了许多提高认识和教育的活动,但这种威胁在一定范围内始终存在，多年来一直位居主要威胁列表的前列。

5. 对数据的威胁 数据泄露或数据窃取是恶意参与者用来攻击、复制和传输敏感数据的一种技术，目的是获取未经授权的访问、披露、错误信息、虚假信息等，或将敏感、机密、受保护的数据发布到不受信任的环境中。此外，鉴于数据的重要性，尤其是私人和敏感数据的重要性，对手正在将更复杂的威胁与目标数据相结合，如勒索软件或供应链攻击。

6. 对可用性和完整性的威胁 可用性和完整性是众多威胁和攻击的目标，其中分布式拒绝服务（distributed denial of service，DDoS）和 Web 攻击最为突出。DDoS 与基于 Web 的攻击密切相关，是 IT 系统最严重的威胁之一，它通过耗尽资源、导致性能下降、数据丢失和服务中断来攻击系统的可用性。DDoS 以系统和数据可用性为目标，尽管不是一个新的威胁，但仍然是网络领域的一个重大威胁。基于 Web 的攻击主要目标是数据完整性和可用性。通过这种方法，威胁参与者可以使用 Web 系统和服务作为威胁向量欺骗受害者。

7. 虚假信息／错误信息 信任是网络安全的基础。此类威胁主要通过破坏信任这一网络安全的基础，连锁波及整个网络安全生态系统，并可能产生严重影响。虚假信息和错误信息活动经常与其他网络安全威胁一起使用，从而导致高级混合威胁。随着社交媒体平台和在线媒体的使用增加，此类威胁随之增加，其在网络世界中的重要性愈加受到重视，并出现在威胁态势报告中。

8. 非恶意威胁 威胁通常被认为是由具有攻击特定目标动机的对手所进行的自愿和恶意活动。该类别涵盖了恶意意图不明显的威胁。主要是基于人为错误和系统错误配置，但也可能是针对 IT 基础设施的物理灾难。非恶意威胁可分为两类：①错误和错误配置，是由疏忽、缺乏意识或人为错误造成的。例如管理 IT 系统时的错误、开发时间错误、应用程序级错误等。②物理灾害，例如光纤电缆的意外损坏、互联网连接的丧失、火灾、电力供应不稳定，自然灾害等，导致 IT 基础设施和相关服务／应用程序不可用。非恶意威胁是许多现有恶意威胁的主要威胁载体。例如，安全漏洞、错误配置、漏洞和修补程序管理不足可能为 DDoS 攻击、恶意软件和勒索软件打开大门。同时，人为错误是网络钓鱼和社会攻击的主要载体。当下，由于系统和基础设施的复杂性日益增加，向云环境迁移行为不断增加，以及物联网设备和边缘计算的集成，病毒大流行等因素，加剧了非恶意威胁的影响。

三、网络安全等级保护

网络安全等级保护是指对网络（包括信息系统、数据）实施分等级保护、分等级监管，对网络中使用的网络安全产品实行按等级管理，对网络中发生的安全事件分等级响应、处置。在国内，网络安全等级保护工作一般包括定级、备案、安全建设和整改、等级测评和安全检查5 个阶段。其中定级是网络安全等级保护的首要环节，通过定级，可以梳理医院信息系统的类型、重要程度和数量等，确定安全保护的重点。而安全建设整改是落实网络安全等级保护工作的关键，通过建设整改使具有不同等级的信息系统达到相应等级的基本保护能力，从而提高医院的整体网络安全防护能力。等级测评主要由公安部认证的具有资质的测评机构进行测评，对信息系统安全等级保护状况进行检测评估。

根据网络在国家安全、经济建设、社会生活中的重要程度，以及其一旦遭到破坏、丧失功能或者数据被篡改、泄露、丢失、损毁后，对国家安全、社会秩序、公共利益以及相关公民、法人和其他组织的合法权益的危害程度等因素,网络分为 5 个安全保护等级:第一级,一旦受到破坏会对相关公民、法人和其他组织的合法权益造成损害,但不危害国家安全、社会秩序和公共利益的一般网络;第二级,一旦受到破坏会对相关公民、法人和其他组织的合法权益造成严重损害,或者对社会秩序和公共利益造成危害,但不危害国家安全的一般网络;第三级,一旦受到破坏会对相关公民、法人和其他组织的合法权益造成特别严重损害,或者会对社会秩序和社会公共利益造成严重危害,或者对国家安全造成危害的重要网络;第四级,一旦受到破坏会对社会秩序和公共利益造成特别严重危害,或者对国家安全造成严重危害的特别重要网络;第五级,一旦受到破坏后会对国家安全造成特别严重危害的极其重要网络。

按照《互联网医院管理办法(试行)》中的要求,互联网医院信息系统应按照国家有关法律法规和规定,实施第三级信息安全等级保护(图 5-1)。

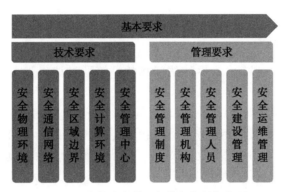

图 5-1 网络安全第三级等级保护框架图

第三级信息安全等级保护基本要求具体如下:

(一) 安全物理环境

1. 物理位置选择 本项要求包括:①机房场地应选择在具有防震、防风和防雨等能力的建筑内;②机房场地应避免设在建筑物的顶层或地下室,否则应加强防水和防潮措施。

2. 物理访问控制 机房出入口应安排专人值守或配置电子门禁系统,控制、鉴别和记录进入的人员。

3. 防盗窃和防破坏 ①应将设备或主要部件进行固定,并设置明显的不易除去的标识;②应将通信线缆铺设在隐藏安全处。

4. 防雷击 应将各类机柜、设施和设备等通过接地系统安全接地。

5. 防火 ①机房应设置火灾自动消防系统,能够自动检测火情、自动报警,并自动灭火;②机房及相关的工作房间和辅助用房应采用具有耐火等级的建筑材料。

6. 防水和防潮 ①应采取措施防止雨水通过机房窗户、屋顶和墙壁渗透;②应采取措施防止机房内水蒸气结露和地下积水的转移与渗透。

7. 防静电 应采用防静电地板或地面并采用必要的接地防静电措施。

8. 温湿度控制 应设置温湿度自动调节设施,使机房温湿度的变化在设备运行所允许的范围之内。

9. 电力供应 ①应在机房供电线路上配置稳压器和过电压防护设备;②应提供短期的

备用电力供应,至少满足设备在断电情况下的正常运行要求。

10. 电磁防护　电源线和通信线缆应隔离铺设,避免互相干扰。

(二) 安全通信网络

1. 网络架构　①应划分不同的网络区域,并按照方便管理和控制的原则为各网络区域分配地址;②应避免将重要网络区域部署在边界处,重要网络区域与其他网络区域之间应采取可靠的技术隔离手段。

2. 通信传输　应采用校验技术保证通信过程中数据的完整性。

3. 可信验证　可基于可信根对通信设备的系统引导程序、系统程序、重要配置参数和通信应用程序等进行可信验证,在检测到其可信性受到破坏后进行报警,并将验证结果形成审计记录送至安全管理中心。

(三) 安全区域边界

1. 边界防护　应保证跨越边界的访问和数据流通过边界设备提供的受控接口进行通信。

2. 访问控制　①应在网络边界或区域之间根据访问控制策略设置访问控制规则,默认情况下除允许通信外受控接口拒绝所有通信;②应删除多余或无效的访问控制规则,优化访问控制列表,并保证访问控制规则数量最小化;③应对源地址、目的地址、源端口、目的端口和协议等进行检查,以允许/拒绝数据包进出;④应能根据会话状态信息为进出数据流提供明确的允许/拒绝访问的能力。

3. 入侵防范　应在关键网络节点处监视网络攻击行为。

4. 恶意代码防范　应在关键网络节点处对恶意代码进行检测和清除,并维护恶意代码防护机制的升级和更新。

5. 安全审计　本项要求包括:①应在网络边界、重要网络节点进行安全审计,审计覆盖到每个用户,对重要的用户行为和重要安全事件进行审计;②审计记录应包括事件的日期和时间、用户、事件类型、事件是否成功及其他与审计相关的信息;③应对审计记录进行保护,定期备份,避免受到未预期的删除修改或覆盖等。

6. 可信验证　可基于可信根对边界设备的系统引导程序、系统程序。重要配置参数和边界防护应用程序等进行可信验证,并在检测到其可信性受到破坏后进行报警,并将验证结果形成审计记录送至安全管理中心。

(四) 安全计算环境

1. 身份鉴别　①应对登录的用户进行身份标识和鉴别,身份标识具有唯一性,身份鉴别信息具有复杂度要求并定期更换;②应具有登录失败处理功能,应配置并启用结束会话、限制非法登录次数和当登录连接超时自动退出等相关措施;③当进行远程管理时,应采取必要措施防止鉴别信息在网络传输过程中被窃听。

2. 访问控制　①应对登录的用户分配账户和权限;②应重命名或删除默认账户,修改默认账户的默认口令;③应及时删除或停用多余的、过期的账户,避免共享账户的存在;④应授予管理用户所需的最小权限,实现管理用户的权限分离。

3. 安全审计 ①应启用安全审计功能,审计覆盖到每个用户,对重要的用户行为和重要安全事件进行审计;②审计记录应包括事件的日期和时间、用户、事件类型、事件是否成功及其他与审计相关的信息;③应对审计记录进行保护,定期备份,避免受到未预期的删除、修改或覆盖等。

4. 入侵防范 本项要求包括:①应遵循最小安装的原则,仅安装需要的组件和应用程序;②应关闭不需要的系统服务、默认共享和高危端口;③应通过设定终端接入方式或网络地址范围对通过网络进行管理的管理终端进行限制;④应提供数据有效性检验功能,保证通过人机接口输入或通过通信接口输入的内容符合系统设定要求;⑤应能发现可能存在的已知漏洞,并在经过充分测试评估后,及时修补漏洞。

5. 恶意代码防范 应安装防恶意代码软件或配置具有相应功能的软件,并定期进行升级和更新防恶意代码库。

6. 可信验证 可基于可信根对计算设备的系统引导程序、系统程序、重要配置参数和应用程序等进行可信验证,在检测到其可信性受到破坏后进行报警,并将验证结果形成审计记录送至安全管理中心。

7. 数据完整性 应采用校验技术保证重要数据在传输过程中的完整性。

8. 数据备份恢复 本项要求包括:①应提供重要数据的本地数据备份与恢复功能;②应提供异地数据备份功能,利用通信网络将重要数据定时批量传送至备用场地。

9. 剩余信息保护 应保证鉴别信息所在的存储空间被释放或重新分配前得到完全清除。

10. 个人信息保护 ①应仅采集和保存业务必需的用户个人信息;②应禁止未授权访问和非法使用用户个人信息。

(五) 安全管理中心

1. 系统管理 ①应对系统管理员进行身份鉴别,只允许其通过特定的命令或操作界面进行系统管理操作,并对这些操作进行审计;②应通过系统管理员对系统的资源和运行进行配置控制和管理,包括用户身份、系统资源配置、系统加载和启动、系统运行的异常处理、数据和设备的备份与恢复等。

2. 审计管理 ①应对审计管理员进行身份鉴别,只允许其通过特定的命令或操作界面进行安全审计操作,并对这些操作进行审计;②应通过审计管理员对审计记录进行分析,并根据分析结果进行处理,包括根据安全审计策略对审计记录进行存储、管理和查询等。

(六) 安全管理制度

1. 安全策略 应制订网络安全工作的总体方针和安全策略,阐明机构安全工作的总体目标、范围、原则和安全框架等。

2. 管理制度 ①应对安全管理活动中的主要管理内容建立安全管理制度;②应对管理人员或操作人员执行的日常管理操作建立操作规程。

3. 制订和发布 ①应指定或授权专门的部门或人员负责安全管理制度的制订;②安全

管理制度应通过正式、有效的方式发布,并进行版本控制。

4. 评审和修订 应定期对安全管理制度的合理性和适用性进行论证和审定,对存在不足或需要改进的安全管理制度进行修订。

(七) 安全管理机构

1. 岗位设置 ①应设立网络安全管理工作的职能部门,设立安全主管、安全管理各个方面的负责人岗位,并定义各负责人的职责;②应设立系统管理员、审计管理员和安全管理员等岗位,并定义部门及各个工作岗位的职责。

2. 人员配备 应配备一定数量的系统管理员、审计管理员和安全管理员等。

3. 授权和审批 ①应根据各个部门和岗位的职责明确授权审批事项、审批部门和批准人等;②应针对系统变更、重要操作、物理访问和系统接入等事项执行审批过程。

4. 沟通和合作 ①应加强各类管理人员、组织内部机构和网络安全管理部门之间的合作与沟通,定期召开协调会议,共同协作处理网络安全问题;②应加强与网络安全职能部门、各类供应商、业界专家及安全组织的合作与沟通;③应建立外联单位联系列表,包括外联单位名称、合作内容、联系人和联系方式等信息。

5. 审核和检查 应定期进行常规安全检查,检查内容包括系统日常运行、系统漏洞和数据备份等情况。

(八) 安全管理人员

1. 人员录用 ①应指定或授权专门的部门或人员负责人员录用;②应对被录用人员的身份、安全背景、专业资格或资质等进行审查。

2. 人员离岗 应及时终止离岗人员的所有访问权限,取回各种身份证件、钥匙、徽章等以及机构提供的软硬件设备。

3. 安全意识教育和培训 应对各类人员进行安全意识教育和岗位技能培训,并告知相关的安全责任和惩戒措施。

4. 外部人员访问管理 ①应在外部人员物理访问受控区域前先提出书面申请,批准后由专人全程陪同,并登记备案;②应在外部人员接入受控网络访问系统前先提出书面申请,批准后由专人开设账户、分配权限,并登记备案;③外部人员离场后应及时清除其所有访问权限。

(九) 安全建设管理

1. 定级和备案 ①应以书面的形式说明保护对象的安全保护等级及确定等级的方法和理由;②应组织相关部门和有关安全技术专家对定级结果的合理性和正确性进行论证和审定;③应保证定级结果经过相关部门的批准;④应将备案材料报主管部门和相应公安机关备案。

2. 安全方案设计 ①应根据安全保护等级选择基本安全措施,依据风险分析的结果补充和调整安全措施;②应根据保护对象的安全保护等级进行安全方案设计;③应组织相关部门和有关安全专家对安全方案的合理性和正确性进行论证和审定,经过批准后才能正式实施。

3. 产品采购和使用 ①应确保网络安全产品采购和使用符合国家的有关规定;②应确保密码产品与服务的采购和使用符合国家密码管理主管部门的要求。

4. 自行软件开发 ①应将开发环境与实际运行环境物理分开,测试数据和测试结果受到控制;②应在软件开发过程中对安全性进行测试,在软件安装前对可能存在的恶意代码进行检测。

5. 外包软件开发 ①应在软件交付前检测其中可能存在的恶意代码;②应保证开发单位提供软件设计文档和使用指南。

6. 工程实施 ①应指定或授权专门的部门或人员负责工程实施过程的管理;②应制定安全工程实施方案控制工程实施过程。

7. 测试验收 ①应制订测试验收方案,并依据测试验收方案实施测试验收形成测试验收报告;②应进行上线前的安全性测试,并出具安全测试报告。

8. 系统交付 ①应制订交付清单,并根据交付清单对所交接的设备、软件和文档等进行清点;②应对负责运行维护的技术人员进行相应的技能培训;③应提供建设过程文档和运行维护文档。

9. 等级测评 ①应定期进行等级测评,发现不符合相应等级保护标准要求的及时整改;②应在发生重大变更或级别发生变化时进行等级测评;③应确保测评机构的选择符合国家有关规定。

10. 服务供应商选择 ①应确保服务供应商的选择符合国家的有关规定;②应与选定的服务供应商签订相关协议,明确整个服务供应链各方需履行的网络安全相关义务。

(十) 安全运维管理

1. 环境管理 ①应指定专门的部门或人员负责机房安全,对机房出入进行管理,定期对机房供配电、空调、温湿度控制、消防等设施进行维护管理;②应对机房的安全管理做出规定,包括物理访问、物品进出和环境安全等;③应不在重要区域接待来访人员,不随意放置含有敏感信息的纸档文件和移动介质等。

2. 资产管理 应编制并保存与保护对象相关的资产清单,包括资产责任部门、重要程度和所处位置等内容。

3. 介质管理 ①应将介质存放在安全的环境中,对各类介质进行控制和保护,实行存储环境专人管理,并根据存档介质的目录清单定期盘点;②应对介质在物理传输过程中的人员选择打包、交付等情况进行控制,并对介质的归档和查询等进行登记记录。

4. 设备维护管理 ①应对各种设备(包括备份和冗余设备)、线路等指定专门的部门或人员定期进行维护管理;②应对配套设施、软硬件维护管理做出规定,包括明确维护人员的责任、维修和服务的审批、维修过程的监督控制等。

5. 漏洞和风险管理 应采取必要的措施识别安全漏洞和隐患,对发现的安全漏洞和隐患及时进行修补或评估可能的影响后进行修补。

6. 网络和系统安全管理 ①应划分不同的管理员角色进行网络和系统的运维管理,明确各个角色的责任和权限;②应指定专门的部门或人员进行账户管理,对申请账户、建立账户、删除账户等进行控制;③应建立网络和系统安全管理制度,对安全策略、账户管理、配置管理、日志管理、日常操作、升级与打补丁、口令更新周期等方面作出规定；④应制订重要设备的配置和操作手册，依据手册对设备进行安全配置和优化配置等；⑤应详细记录运维操作日志，包括日常巡检工作、运行维护记录、参数的设置和修改等内容。

7. 恶意代码防范管理 ①应提高所有用户的防恶意代码意识，对外来计算机或存储设备接入系统前进行恶意代码检查等；②应对恶意代码防范要求做出规定，包括防恶意代码软件的授权使用、恶意代码库升级、恶意代码的定期查杀等；③应定期检查恶意代码库的升级情况，对截获的恶意代码进行及时分析处理。

8. 配置管理 应记录和保存基本配置信息，包括网络拓扑结构、各个设备安装的软件组件、软件组件的版本和补丁信息、各个设备或软件组件的配置参数等。

9. 密码管理 ①应遵循密码相关国家标准和行业标准；②应使用国家密码管理主管部门认证核准的密码技术和产品。

10. 变更管理 应明确变更需求，变更前根据变更需求制订变更方案，变更方案经过评审，审批后方可实施。

11. 备份与恢复管理 本项要求包括：①应识别需要定期备份的重要业务信息系统数据及软件系统等；②应规定备份信息的备份方式、备份频度、存储介质、保存期等；③应根据数据的重要性和数据对系统运行的影响，制订数据的备份策略和恢复策略、备份程序和恢复程序等。

12. 安全事件处置 本项要求包括：①应及时向安全管理部门报告所发现的安全弱点和可疑事件；②应制订安全事件报告和处置管理制度，明确不同安全事件的报告、处置和响应流程，规定安全事件的现场处理、事件报告和后期恢复的管理职责等；③应在安全事件报告和响应处理过程中，分析和鉴定事件产生的原因，收集证据，记录处理过程，总结经验教训。

13. 应急预案管理 ①应制订重要事件的应急预案，包括应急处理流程、系统恢复流程等内容；②应定期对系统相关的人员进行应急预案培训，并进行应急预案的演练。

14. 外包运维管理 ①应确保外包运维服务商的选择符合国家的有关规定；②应与选定的外包运维服务商签订相关的协议，明确约定外包运维的范围、工作内容。

四、云安全等级保护

以上要求为网络安全等级保护基本要求中的通用要求，如互联网医院部署在云环境当中，则还需要考虑云安全扩展要求，具体如下：

1. 安全物理环境 基础设施位置应保证云计算基础设施位于中国境内。

2. 安全通信网络 网络架构：①应保证云计算平台不承载高于其安全保护等级的业务应用系统；②应实现不同云服务客户虚拟网络之间的隔离；③应具有根据云服务客户业务需求提供通信传输、边界防护、入侵防范等安全机制的能力。

（一）安全区域边界

1. 访问控制 ①应在虚拟化网络边界部署访问控制机制，并设置访问控制规则；②应在不同等级的网络区域边界部署访问控制机制，设置访问控制规则。

2. 入侵防范 ①应能检测到云服务客户发起的网络攻击行为，并能记录攻击类型、攻击时间、攻击流量等；②应能检测到对虚拟网络节点的网络攻击行为，并能记录攻击类型、攻击时间、攻击流量等；③应能检测到虚拟机与宿主机、虚拟机与虚拟机之间的异常流量。

3. 安全审计 本项要求包括：①应对云服务商和云服务客户在远程管理时执行的特权命令进行审计，至少包括虚拟机删除、虚拟机重启；②应保证云服务商对云服务客户系统和数据的操作可被云服务客户审计。

（二）安全计算环境

1. 访问控制 ①应保证当虚拟机迁移时，访问控制策略随其迁移；②应允许云服务客户设置不同虚拟机之间的访问控制策略。

2. 镜像和快照保护 ①应针对重要业务系统提供加固的操作系统镜像或操作系统安全加固服务；②应提供虚拟机镜像、快照完整性校验功能，防止虚拟机镜像被恶意篡改。

3. 数据完整性和保密性 ①应确保云服务客户数据、用户个人信息等存储于中国境内，如需出境应遵循国家相关规定；②应确保只有在云服务客户授权下，云服务商或第三方才具有云服务客户数据的管理权限；③应确保虚拟机迁移过程中重要数据的完整性，并在检测到完整性受到破坏时采取必要的恢复措施。

4. 数据备份恢复 ①云服务客户应在本地保存其业务数据的备份；②应提供查询云服务客户数据及备份存储位置的能力。

5. 剩余信息保护 ①应保证虚拟机所使用的内存和存储空间回收时得到完全清除；②云服务客户删除业务应用数据时，云计算平台应将云存储中所有副本删除。

（三）安全建设管理

1. 云服务商选择 ①应选择安全合规的云服务商，其所提供的云计算平台应为其所承载的业务应用系统提供相应等级的安全保护能力；②应在服务水平协议中规定云服务的各项服务内容和具体技术指标；③应在服务水平协议中规定云服务商的权限与责任，包括管理范围、职责划分、访问授权、隐私保护、行为准则、违约责任等；④应在服务水平协议中规定服务合约到期时，完整提供云服务客户数据，并承诺相关数据在云计算平台上清除。

2. 供应链管理 ①应确保供应商的选择符合国家有关规定；②应将供应链安全事件信息或安全威胁信息及时传达到云服务客户。

（四）安全运维管理

云计算环境管理，云计算平台的运维地点应位于中国境内，境外对境内云计算平台实施运维操作应遵循国家相关规定。

五、互联网医院安全挑战

互联网医院利用"互联网＋"技术、人工智能（AI）、大数据、物联网等技术，构建了一种全新的医疗服务模式，赋予了医疗服务机构、医疗相关企业、医疗监管机构以及医师、患者许多新功能，重构了医疗健康服务方式。首先，互联网医疗服务处于互联网环境下，随时面临着未知人员的恶意访问与攻击行为；其次，面对互联网医院线上线下的医疗信息互联互通共享的需求,传统的相对封闭的内网医疗信息环境与外部互联网对接融合,原本呈现网格状连接的院内系统与互联网医院连接后,内外网边界更加模糊,内网面临的网络入侵和信息泄露风险将明显增大;再次,在数据防护方面,由于医疗数据的复杂性以及数据水印、加密等技术挑战,数据安全管理已然成为互联网医院网络安全建设的重点与难点。面对不可控的互联网环境和多机构的数据共享,患者身份认证信息丢失、第三方机构数据保管不当、互联网医院系统被攻击都可能导致患者数据泄露。

1. 互联网诊疗进一步增加医院网络安全风险　国家先后出台卫生行业信息安全等级保护工作的指导意见、全国医院信息化建设标准与规范(试行)等一系列文件,以等级保护建设为中心推动医疗机构网络安全建设。2022年颁布的《医疗卫生机构网络安全管理办法》明确了各医疗卫生机构网络及数据安全管理基本原则、管理分工、执行标准、监督及处罚要求,体现了统筹安全与发展的总体平衡,与此前出台的一系列政策法规一脉相承,为医疗卫生机构指明了网络安全管理的总方向。然而,我国医疗机构网络安全建设落实情况依然不容乐观。根据CHIMA《2019—2020年度中国医院信息化状况调查报告》,在参与调查的医院中,仅50%的医院有二级和三级信息网络安全保护备案,多数医疗机构尤其是三级以下医院仍然未开展网络安全等级保护建设。

2. 资金投入不足限制互联网医院安全建设　与政府、金融等其他部门、行业相比,医疗行业信息化建设近年来虽然发展较快,但仍然相对落后。大多数医疗机构,尤其是三级以下医院,信息化建设资金主要来源于财政拨款,这部分资金用于建设能够提升医疗机构效率的系统已经捉襟见肘,用于网络安全建设的资金更是微乎其微。在资金不足的情况下,无法为医疗机构带来直接效益的网络安全建设更是难以推动。

3. 安全人才短缺制约互联网医院安全防护效果　专业的网络安全人才是医疗机构尤其是互联网医院运营后的网络安全建设关键,只有专业的网络安全人才能够帮助医疗机构合理进行互联网医院网络安全规划。然而,根据CHIMA《2019—2020年度中国医院信息化状况调查报告》,三级医院信息部门全职职工规模主要分布在6~15人,分布量为59.97%;规模在6~10人的医院居多,分布量为37.07%。而三级以下医院信息部门全职职工人数主要分布在1~10人,分布量为96.54%;其中1~5人,占69.87%,6~10人,占26.67%。在这样的人员配比情况下,医院信息中心将人力资源主要用于信息化建设以及应用系统和硬件的维护等工作,专职负责网络安全建设的人员寥寥无几。

4. 亟需新兴技术应对医院互联网转型的新挑战　互联网医院预约挂号、线上问诊、学术分享等业务需要系统具备良好的稳定性作为支撑。多数互联网医院在建设之初均充分考虑到应用系统性能的问题,甚至有的选择使用云服务公司提供的云环境部署互联网医院系统,以便于应用系统性能扩容。然而,面对未知、复杂的互联网环境,互联网医院难以提前确切预测可能遇到的问题,有时为了提高网络稳定性而采取提高带宽或采取专线方式,但也带来高昂的网络建设费用。这些亟需发展新兴技术以应对医院互联网转型带来的新挑战。

5. 数据共享引发的数据泄露问题将面临行政处罚　互联网医院将原本仅在医院内部流通的病历、处方、检查信息等与诊疗相关的信息开放到互联网环境中,患者数据更加集中,更容易获得。同时,互联网医院需与医疗保障机构、药企、健康管理中心、物流配送等第三方机构进行数据共享,患者数据在各机构之间流转。面对不可控的互联网环境和多机构的数据共享,患者身份认证信息丢失、第三方机构数据保管不当、互联网医院系统被攻击都可能导致患者数据泄露。互联网医院所依托的实体医院和企业作为互联网医院网络运营者,采集和控制患者数据,承担着数据防护的职责。患者数据涉及隐私和利益,一旦泄露不仅影响患者对互联网医院的信任,也将对实体医院形象造成严重影响,同时也会面临监管部门的处罚。

六、互联网医院安全建设

在互联网医疗的服务模式下,网络安全建设是必不可少的一部分。互联网医院实行网络安全责任制,应坚持"管业务就要管安全""谁主管谁负责、谁运营谁负责、谁使用谁负责"的原则,根据《互联网医院管理办法(试行)》《互联网诊疗监管细则(试行)》《医疗卫生机构网络安全管理办法》《公立医疗机构互联网医院建设规范》等管理要求,以等保三级标准规范为准绳,加强互联网医院网络安全管理,防范网络安全事件发生。

(一)安全建设原则

1. 域属划分,各司其职 根据安全域的划分原则及相关技术规范,结合医疗机构现有的基础设施及对应的业务职能,应分别对医疗机构现有的数据中心设施及网络接入域进行定义,分别构建各域属的业务设施及安全防护、检测及安全管理等设施,同步规划、同步建设和同步防护互联网医院业务支撑系统。

2. 场景定义,精准防护 互联网医院业务系统主要通过互联网接入打通及整合医院内外部医疗资源而实现,为此要根据互联网医院业务场景的实际情况,结合本地安全防护设施,实事求是地设计、实施云安全解决方案,形成互联网医院应用服务的纵深防御体系,以保障互联网医院的业务连续性和数据安全性。

3. 三化六防,持续优化 互联网医院的安全防护体系应依据网络安全等级保护三级要求进行设计和建设,围绕信息网络安全"实战化、体系化、常态化"的防护标准和建设目标,在安全运营及安全管理方面进行持续优化和风险管控,包括:软件应用 App、应用小程序隐私合规检测、互联网医院系统代码安全性检测、渗透测试、风险评估及安全防护体系咨询优化等服务,构建互联网医院网络安全"六防"(动态防御、主动防御、纵深防御、精准防护、整体防护、联动防控)能力。

(二)安全建设体系

1. 整体框架 互联网医院安全建设整体框架须在国家政策、法律法规要求的指引前提下,以安全基础设施为依托,与信息系统的业务流程、应用框架和数据资源紧密结合,以安全技术、安全管理为要素进行整体框架的设计(图 5-2)。

2. 技术体系 互联网医院安全建设的技术体系一般分为网络安全、国密改造、数据安全三大部分。

(1)互联网医院网络安全建设

1)安全物理环境:互联网医院服务器应当部署在具备防震、防风和防雨等能力的建筑内,针对进出人员应当进行身份的鉴别与访问的控制,保障该建筑具备防雷击、防火、防水和防潮、防静电、防电磁攻击等多项安全防护。

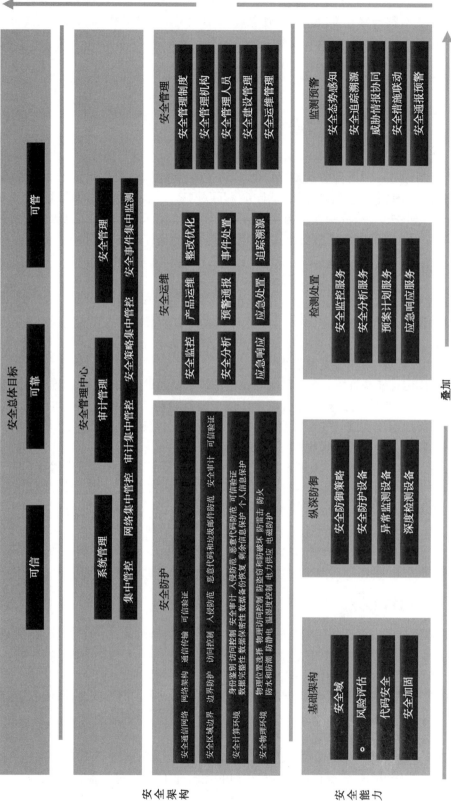

图 5-2　互联网医院安全建设整体框架

2）安全通信网络：应当确保网络设备的业务处理能力及带宽能够满足互联网医院业务高峰期的需要；为保证互联网医院业务的稳定性，还需提供关键设备的冗余；在业务数据的传输过程中要确保数据的完整性、可用性和保密性。

3）安全区域边界：需要在网络及各区域的边界进行访问控制，禁止非授权的设备或用户进行访问；应对入侵攻击、恶意代码攻击、垃圾邮件进行安全防范；对于访问用户的行为需要进行安全的审计，审计结果包括事件的日期和事件、用户、事件类型等。

4）安全计算环境：需要对登录到系统的用户进行身份鉴别，鉴别方式需要采用多种组合的身份认证，对于用户的登录访问权限需要进行控制，确保用户所需的最小权限即可；要对每个用户进行安全审计，达到全用户、重要用户行为、重要安全事件的审计目标；对于入侵的行为和恶意代码攻击行为能够进行及时的报警与阻断，确保数据的完整性、保密性、数据的备份恢复、剩余信息保护和个人信息保护。

5）安全管理中心：需要对系统进行安全管理，只允许系统管理员进行系统运行的配置与管理，审计管理员进行审计操作的配置，安全管理员进行安全策略的配置；应划分出特定的管理区域，对网络链路、网络设备和服务器、安全设备等进行集中的管控，并进行安全事件的识别、报警与分析。

6）安全管理制度：需要对安全管理机构、安全管理人员、安全建设管理、安全运维管理等多方面进行安全制度的建设。

(2) 互联网医院国密改造建设

1）安全物理环境：需要进行物理访问身份的鉴别，保证进入人员身份的真实性；需利用密码技术保证电子门禁系统、视频监控音像等记录数据的存储完整性；对于采用的密码产品需要符合国家的相关安全要求。

2）网络和通信安全：需要对通信实体进行身份的鉴别，保证通信实体身份的真实性；需利用密码技术保证通信过程中的数据、网络边界访问控制信息的完整性，通信过程中重要数据的机密性，外部接入到内部网络的设备身份真实性；对于采用的密码产品需要符合国家的相关安全要求。

3）设备和计算安全：需要对登录设备的用户进行身份的鉴别，保证登录到设备用户身份的真实性；需利用密码技术保证系统资源访问控制信息、设备中的重要信息资源安全标记、日志记录的完整性与其来源的真实性；对于采用的密码产品需要符合国家的相关安全要求。

4）应用和数据安全：需要对登录用户进行身份鉴别，保证登录到系统用户身份的真实性；需利用密码技术保证应用的访问控制信息、重要信息资源安全标记、重要数据传输过程、重要数据存储过程的完整性和机密性；对于采用的密码产品需要符合国家的相关安全要求。

5）安全管理：需要对密码应用进行安全制度的管理，包括人员管理、密钥管理、建设运行、应急处置、密码软硬件及介质管理等制度的建设。

(3) 互联网医院数据安全建设

1）建设前期：需要进行互联网医院数据资产梳理、敏感数据识别与数据的分类分级，通过对互联网医院的数据进行发现与识别、业务场景的梳理，辅以立体化的互联网数据资产梳理，掌握数据资产的分布、使用状况及数据库分布，并根据梳理结果评估当前互联网医院数据资产的风险，依此确定下一步的安全防护措施。

2）建设中期：在对数据进行梳理与识别之后，实施相关的安全防护措施，如数据传输加密、数据存储加密、数据静态脱敏、动态脱敏、数据水印、数据访问审计、应用访问审计等，有效提高互联网医院数据在使用过程中的安全性。

3）建设后期：需要建立完善的安全运营管理制度，持续做好互联网医院数据安全的监测，建立应急响应和追踪溯源机制，发生数据安全事件时能够准确定位、精准溯源。

（三）安全建设方案

互联网医院在给患者带来便利的同时，潜在安全风险也大为增加，必须按照 GB/T 22239—2019《信息安全技术　网络安全等级保护基本要求》中第三级的各项要求执行，并参照福建地方标准 DB35/T 2046—2021《公立医疗机构互联网医院建设规范》，互联网医院网络区域应包括但不限于：互联网医院业务区、实体医院业务区、安全运维区等安全域，具体可根据医疗机构网络现状进行细分。对于各网络区域配置要求如下：

1. 互联网医院业务区与实体业务区之间需要通过网络隔离设备进行逻辑隔离，如网闸、防火墙。

2. 互联网医院业务区应提供数据库审计系统、安全威胁检测与防御系统，以及具备阻断功能的入侵防御系统等。

3. 在安全运维区方面需要日志审计系统对设备进行集中监视，堡垒机对运维操作进行审计，记录操作行为。

除上述的网络安全措施外，还应重点关注数据安全及患者隐私保护问题。互联网医院应加强数据安全监管，对数据进行梳理，对数据访问行为进行监管，对数据安全事件进行追踪溯源，从而确保互联网医院数据的安全。

七、不同建设方式互联网医院安全方案

（一）互联网医院本地部署网络安全建设

由于互联网医院需要开放面向公众用户提供医疗服务，面临来自互联网的安全威胁，主要方式包括病毒、木马及人为的特定攻击等。互联网医院网络安全建设必须按照 GB/T 22239—2019《信息安全技术　网络安全等级保护基本要求》中第三级的各项要求执行，可参照福建地方标准 DB35/T 2046—2021《公立医疗机构互联网医院建设规范》，梳理医院互联网网络结构，划分安全区域，建立互联网应用区、内外网数据交换区、业务网区的三层结构。

网络拓扑可参考图 5-3。

互联网医院业务服务器所在的整体网络框架可分为以下区域：

1. 互联网出口区　互联网作为全球最大的公共网络，是网络攻击、病毒传播的主要途径，也是网络攻击的主要来源，鉴于互联网的开放性，必须将其独立为一个安全域。

2. 互联网业务应用区　部署互联网医院应用服务器，可通过互联网直接进行访问。

3. 内外数据交换区　部署互联网系统的数据库服务器和前置服务器，具有访问医院业务网区的权限和被互联网业务应用区访问的权限。

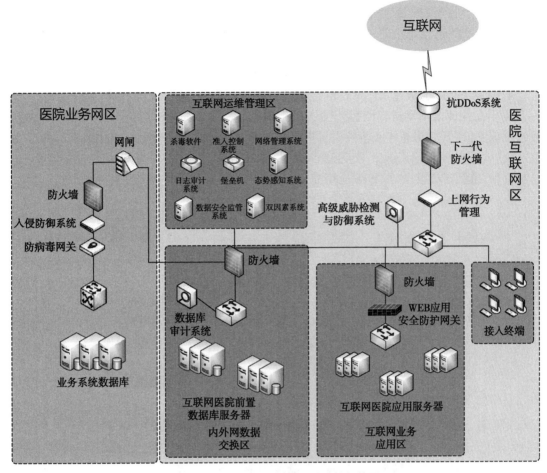

图 5-3 本地部署互联网医院网络拓扑图

4. 互联网运维管理区 部署各类必要的互联网安全运维管理系统,提供对互联网区的安全运维管理,保障运维效率。

5. 医院业务网区 在医院内网区部署医院核心业务系统,系统应能被内外网数据交换区访问,禁止被互联网应用区访问。

参照 GB/T 22239—2019《信息安全技术 网络安全等级保护基本要求》中的等保三级建设要求,对于不同区域的建设需要的安全设备也不相同,通过不同设备的安全建设,可在多层面、多层级对互联网医院进行全面的安全防护。

(1)互联网出口区域:作为安全建设的主要环节之一,需要通过部署抗 DDoS 系统、下一代防火墙、上网行为管理和高级威胁检测与防御系统来进行互联网边界的安全防护(图 5-4)。

1)抗 DDoS 系统:DDoS 攻击是现在最常见的一种黑客攻击方式,其攻击原理是利用一批受控的机器向一台机器发起攻击,这样来势迅猛的攻击令人难以防备,因此具有较大的破坏性。互联网医院对于业务的实时性要求相对较高,需要利用抗 DDoS 系统来抵御黑客的 DDoS 攻击。

2）下一代防火墙：下一代防火墙作为互联网边界的第一道防线，是集访问控制、入侵防御、病毒防护等多功能为一体的综合性安全防护设备，可在满足等级保护要求的基础上，实现对互联网边界的安全防护。

3）上网行为管理：上网行为管理主要是针对互联网终端用户的行为进行管控，通过灵活的策略管理，帮助医院建立安全、高效、健康的网络环境。

4）高级威胁检测与防御系统：高级持续性威胁是指隐匿而持久的网络入侵过程，其通常是出于商业或政治动机，针对特定组织或国家实施攻击。传统的安全设备无法识别高级持续性威胁，需要利用高级威胁检测与防御系统来进行高级威胁的检测与防御。

（2）互联网业务应用区：作为互联网医院服务器所在的区域，是互联网医院安全建设的重要环节，需要部署防火墙、Web 应用安全防护网关来进行安全防护（图 5-5）。

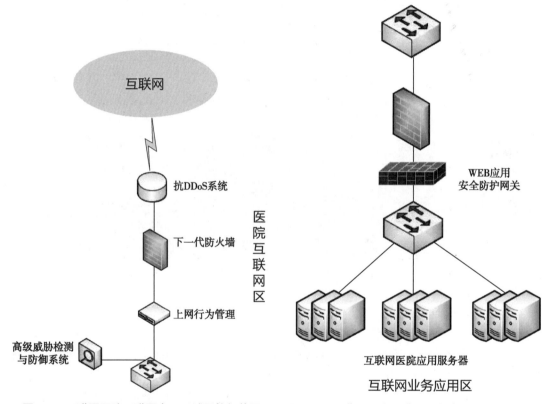

图 5-4　互联网医院互联网出口区域网络拓扑图　　图 5-5　互联网医院互联网业务应用区网络拓扑图

1）防火墙：通过部署防火墙，对访问互联网业务应用区的行为进行控制，隔离不同的安全区域，避免某一区域发生安全事件时进行传播，影响互联网医院业务的稳定运行。

2）Web 应用安全防护网关：Web 应用安全防护网关，通过多种机制的分析检测，能够有效地阻断来自应用层面攻击，如 SQL 注入攻击、网页篡改、网页挂马等，保证 Web 应用合法流量的正常传输，有效降低安全风险。

（3）内外数据交换区：作为互联网医院业务数据与内网数据进行交换的区域，其安全重要性不言而喻,需要针对该区域部署防火墙、数据库审计系统进行安全审计与防护(图5-6)。

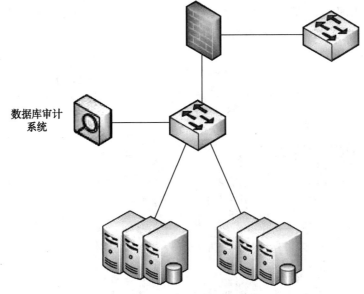

数据库审计系统

互联网医院前置数据库服务器

内外网数据交换区

图5-6　互联网医院内部数据交换区网络拓扑图

1)防火墙:利用防火墙实现访问控制,限制其他区域对内外数据交换区的访问,只允许互联网业务应用区和内网业务进行访问,从而降低数据泄露的风险。

2)数据库审计系统:数据库审计在满足要求的同时,可对安全事件难以追溯或定位、自身审计严重消耗系统资源、数据库操作行为难以监控等风险进行安全审计。

(4)互联网运维管理区:主要部署杀毒软件、准入控制系统、网络管理系统、日志审计系统、堡垒机、态势感知系统、数据安全监管系统、双因素认证系统等(图5-7)。

1)杀毒软件:杀毒软件通过统一部署在服务器与计算机中,进行漏洞的修复与病毒的查杀,有效解决黑客利用木马病毒攻击终端,并以此为跳板攻击到互联网医院业务系统中的问题。

2)准入控制系统:准入控制系统通过用户认证、安全检查、权限控制等多种功能,限制非法终端的访问,保障接入网络人员合法性的同时,加强医院内部网络的可控性,方便管理员对网络的统一管理。

3)网络管理系统:网络管理系统可管理网络设备、服务器、数据库、安全设备等各种软硬件设备,以管理概念为导向,对各种IT基础设施进行资源、状态的管理,防止因为网络设施的问题导致互联网医院的业务无法稳定运行。

4)日志审计系统:日志审计系统具备对整个信息系统中的各类日志进行集中采集、集中管理、集中审计的能力,能为组织审计人员提供日志实时监控、高效检索、审计报表等日志审计手段。通过日志审计系统,可以集中收集、长时间存放所有记录日志,避免日志遭到恶意篡改或删除而在安全事件发生时无据可查的状况发生。

5)堡垒机:互联网医院面临事前身份不确定、授权不清晰,事中操作不透明、过程不可控,事后结果无法审计、责任不明确等安全风险。堡垒机可监控服务器、网络设备、安全设备的操作,实现账号集中管理、高强度认证加固、细粒度访问授权控制、加密和图形操作协议的审计等功能,让内部人员、第三方人员的操作处于可管、可控、可见、可审的状态下,规范运维的操作步骤,避免误操作和非授权操作带来的隐患。

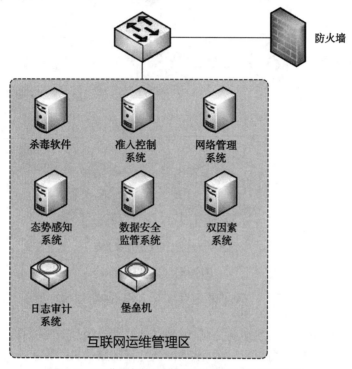

图 5-7　互联网医院互联网运维管理区网络拓扑图

6）态势感知系统:利用安全态势感知系统,贯穿安全风险监控、分析、响应和预测的全过程,以威胁、风险、资产、业务、用户为主要对象,站在全局网络安全视角进行安全风险评估,做到事态可评估、趋势可预测、风险可感应、执行可管控。

7）数据安全监管系统:主要功能有①通过大屏展示全网数据安全态势,以数据资产为核心,构建数据资产底账;②监控数据资产变更,发现僵尸、幽灵和复用等脆弱性资产,全面掌握数据资产风险;③建立数据安全资产基线,实时发现数据安全问题,通过告警的方式及时告知医院,做好安全防护,并做到事前预警、事中防护以及事后追踪溯源。

8）双因素认证:双因素认证系统可为互联网医院系统提供多重认证,在原有的账号密码认证的基础上增加双重保护,提升账号安全,实现用户认证可实名追溯,解决因口令欺诈而导致互联网医院的重大损失,防止恶意入侵或人为破坏导致的口令泄露问题。

（二）互联网医院云部署网络安全建设

互联网医院依托于第三方云服务公司与开发公司将系统部署在云上,虽然不在本地进行建设,但互联网医院系统仍然要与本地医院的信息系统进行数据交互、同步,医院在云上建设互联网医院时也需考虑数据在与本地信息系统交互时的安全问题。首先,对于互联网接入边界应当部署下一代防火墙,防止互联网病毒、木马等威胁攻击;其次,互联网医院与内网信息系统的交互应当在 DMZ 区进行,在保证内网数据安全的同时进行数据交互;第三,还应单独划分安全运维区,部署相应网络与数据安全审计设备,对 DMZ 区的服务器进行安全审计,对安全事件进行预警。基于在云上进行部署的模式,其安全建设如图 5-8。

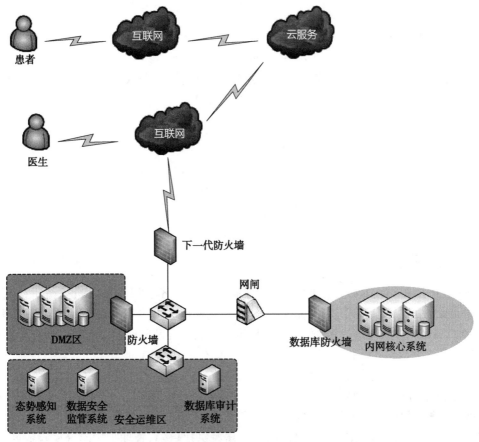

图 5-8　互联网医院云部署网络安全建设示意图

1. 互联网边界　应当在互联网边界部署下一代防火墙,参考纵深防御的思想对边界进行防护建设。下一代防火墙通过其入侵防御功能和病毒防护功能,可以确保互联网边界的安全,通过利用其安全检测与应用识别的能力,实现对用户、应用和内容的深入分析,提供智能的一体化安全防护。

2. DMZ 区　DMZ 区域属于互联网医院与内网核心系统数据交互的重要区域,需要进行区域隔离,确保内网系统的安全。

(1) 防火墙:通过部署防火墙,进行防火墙策略的细化,限制其他区域对 DMZ 区的访问,从而降低数据泄露的风险。

(2) 网闸:利用网闸将医院内外网进行安全隔离,不同网络默认禁止通信,通过策略的配置,以最小细粒度开放数据的同步共享。

(3) 数据库防火墙:由于互联网医院请求到本地医院的内网时,会经过协议最终转换为对数据库的请求,即应当考虑对这部分请求进行防护,可以利用数据库防火墙对异常数据库请求进行过滤与告警。

3. 安全运维区 主要考虑通过部署审计类、预警类设备,在安全事件发生时及时做好预警通报以及事后的追踪溯源工作。

(1) 态势感知系统:利用安全态势感知系统,对安全风险进行实时监控、分析、响应和预测,针对互联网医院的请求进行细分与告警,并通过对 DMZ 区服务器的日志进行采集与分析,制定告警规则,做好及时的预警。

(2) 数据安全监管系统:通过数据安全监管系统实时监控数据访问行为,全面感知数据安全威胁和隐患,实现对数据的集中安全审计和风险预警。

(3) 数据库审计系统:利用数据库审计系统,对数据库行为以及数据库的日志进行审计与分析,确保安全事件发生时可以及时进行溯源工作。

(王小军　杨秋波)

第二节　数据安全管理

一、网络数据

《医疗卫生机构网络安全管理办法》所称的数据为网络数据,是指医疗卫生机构通过网络收集、存储、传输、处理和产生的各种电子数据,包括但不限于各类临床、科研、管理等业务数据、医疗设备产生的数据、个人信息以及数据衍生物。互联网医院运营过程中产生的数据具有健康医疗大数据的特性,应纳入网络安全管理的范畴。

健康医疗大数据具有如下特征:

1. 数据来源广泛 健康医疗大数据来源自医疗、医保、医药等机构运营、管理产生的各类数据,主要包括各类医疗卫生机构信息系统产生的临床医疗、疾病预防、公共卫生、医学教育、医院管理等数据;城镇职工医疗保险、城镇居民医疗保险、长期护理险等保险数据;药品及疫苗采购、配送、零售以及监管等药品监督管理数据;生命科学、环境科学、计划生育、人口学和医疗服务调查等卫生统计数据。互联网数据资源,如网上获取医学相关数据、患者评价,产生于互联网的关于疾病、健康或寻医的话题、互联网上的搜寻内容和购药行为等均属于健康医疗大数据的来源。

2. 数据规模巨大 我国人口基数大,虽然人口总量增速放缓,但仍然保持着平稳增长。2020 年,我国总人口达到 14.1 亿人,约占全球总人口的 18%,仍然是世界第一人口大国。每个人全生命周期产生的健康医疗数据,如影像检查、基因序列等本身就有容量较大的特点,健康医疗服务过程中包含大量在线、实时数据处理,随着技术的发展,越来越多的医疗信息被数字化,形成了海量规模的健康医疗大数据。

3. 数据结构多样 健康医疗数据有各种结构化表、非结构化或半结构化文本、影像等多种多样的数据存储形式,具有多态、时序等特点。

4. 数据性质敏感 主要涉及隐私与伦理两大方面敏感问题。健康医疗大数据中蕴藏着个人基本信息、诊疗方案、保险记录以及医务人员的诊疗记录、处方数据等重要信息,涉及国家秘密和个人隐私,较为敏感。健康医疗大数据的开发利用,又涉及数据应用的伦理问题,包括公平可及、正当获取、善意使用、生命价值等内容。对个人数据的运用时要注意"脱敏""去标识化",采取数据加密、数据备份、数据脱敏等技术,加强数据收集、传输、存储、使用、交换、销毁等全生命周期的安全防护。

5. 数据价值较高 健康医疗大数据涵盖人的全生命周期,是国家重要的基础性战略资源,分析与应用健康医疗大数据,对探索和改革健康医疗模式、提升健康医疗服务质量和效率具有十分重要的意义。

二、数据安全管理

健康医疗大数据的应用发展,标准是前提,安全是保障,服务是目的。互联网医院应根据有关法律法规,参照国家网络安全标准,履行数据安全保护义务,坚持保障数据安全与发展并重,通过管理和技术手段保障数据安全和数据应用的有效平衡。关键信息基础设施运营者应拟定关键信息基础设施安全保护计划,建立健全数据安全和个人信息保护制度。

(一)建立数据安全管理组织架构

明确业务部门与管理部门在数据安全活动中的主体责任,通过安全责任书等方式,规范本单位数据管理部门、业务部门、信息化部门的数据安全管理权责,建立数据安全工作责任制,落实追责追究制度。每年对数据资产进行全面梳理,在落实网络安全等级保护制度的基础上,依据数据的重要程度以及遭到破坏后的危害程度建立本单位数据分类分级标准。数据分类分级应遵循合法合规原则、可执行原则、时效性原则、自主性原则、差异性原则及客观性原则。

(二)数据安全管理建章立制

互联网医院和省级监管平台应当建立网络安全、数据安全、个人信息保护、隐私保护等制度,确保互联网诊疗信息安全。建立健全数据安全管理制度、操作规程及技术规范,涉及的管理制度每年至少修订一次,建议相关人员每年度签署保密协议。每年对本单位的数据进行数据安全风险评估,及时掌握数据安全状态。加强数据安全教育培训,组织安全意识教育和数据安全管理制度宣传培训。结合本单位实际,建立完善数据使用申请及批准流程,遵循"谁主管、谁审查",遵循事前申请及批准、事中监管、事后审核原则,严格执行业务管理部门同意、医疗卫生机构领导核准的工作程序,指导数据活动流程合规。数据全生命周期活动应在境内开展,因业务确需向境外提供的,应当按照相关法律法规及有关要求进行安全评估或审核,针对影响或者可能影响国家安全的数据处理活动需提交国家安全审查,防止数据安全事件发生。

(三)数据全生命周期管理

加强数据收集、存储、传输、处理、使用、交换、销毁全生命周期安全管理工作。

1. 数据收集 合法性是管理的重点。要明确业务部门和管理部门在数据收集合法性中的主体责任。采取数据脱敏、数据加密、链路加密等防控措施,防止数据收集过程中数据被泄露。

2. 数据存储　按照有关法规标准,选择合适的数据存储架构和介质在境内存储,并采取备份、加密等措施加强数据的存储安全。涉及云上存储数据时,应当评估可能带来的安全风险。数据存储周期不应超出数据使用规则确定的保存期限。加强存储过程中访问控制安全、数据副本安全、数据归档安全管控。

3. 数据传输　在数据分类分级的基础上,进一步明确不同安全级别数据的加密传输要求。加强传输过程中的接口安全控制,确保在通过接口传输时的安全性,防止数据被窃取。

4. 数据使用　应严格规定不同人员的权限,加强数据使用过程中的申请及批准流程管理,确保数据在可控范围内使用,加强日志留存及管理工作,杜绝篡改、删除日志的现象发生,防止数据越权使用。各数据使用部门和数据使用人须严格按照申请所述用途与范围使用数据,对数据的安全负责。未经批准,任何部门和个人不得将未对外公开的信息数据传递至部门外,不得以任何方式将其泄露。

5. 数据交换　发布、共享数据时应当评估可能带来的安全风险,并采取必要的安全防控措施;涉及数据上报时,应由数据上报提出方负责解读上报要求,确定上报范围和上报规则,确保数据上报安全可控。

6. 数据销毁　应采用确保数据无法还原的销毁方式,重点关注数据残留风险及数据备份风险。

(四) 人脸识别的管理

开展人脸识别或人脸辨识时,应当遵循合法、正当、自愿与不得滥用、防泄露等安全保护原则。

1. 合法性　人脸识别技术的使用必须遵守国家法律法规,如《中华人民共和国网络安全法》《中华人民共和国数据安全法》《中华人民共和国个人信息保护法》等。

2. 正当性　人脸识别技术的使用目的应当正当,不应违背社会公德和公共利益。

3. 自愿性　使用人脸识别处理人脸信息应当取得个人的单独同意或者依法取得书面同意,并在收集、使用个人信息时,明示收集、使用信息的目的、方式和范围,确保信息主体充分了解并同意。

4. 安全保护性　对于存储的人脸信息,应当进行严格的保密管理,防止信息泄露、篡改、丢失或者被非法获取及利用,需提供的安全保护措施包括数据加密、安全审计、访问控制、授权管理、入侵检测和防御等技术措施。

此外,只有在具有特定的目的和充分的必要时,方可使用人脸识别技术处理人员信息,并同时提供非人脸识别的身份识别方式,不得因数据主体不同意收集人脸识别数据而拒绝数据主体使用其基本业务功能,人脸识别数据不得用于除身份识别之外的其他目的,包括但不限于评估或预测数据主体工作表现、经济状况、健康状况、偏好、兴趣等。各医疗卫生机构应采取安全措施存储和传输人脸识别数据,包括但不限于加密存储和传输人脸识别数据,采用物理或逻辑隔离方式分别存储人脸识别和个人身份信息等资料。

三、患者隐私保护

患者隐私是指患者不愿意告知他人或不愿意公开的有关人格尊严的私生活秘密。主要包括:患者的个人身体秘密,主要指患者的生理特征、生理心理缺陷和特殊疾病,如奇特体征、性器官异常,患有"难言之隐"的疾病;患者的身世和历史秘密,包括患者的出生、血缘关系(如系非婚生子女、养子女)、生育婚恋史及其他特殊经历;患者的性生活秘密,包括夫妻性生活、未婚先孕、堕胎、性功能缺陷等;患者的家庭生活和社会关系秘密,包括夫妻生活关系,家庭伦理关系、亲属情感状况和其他各种社会关系。

在医疗健康领域隐私保护立法方面,《中华人民共和国医师法》《护士条例》中的一些章节或条款有所提及,在《中华人民共和国数据安全法》《中华人民共和国个人信息保护法》中涉及部分的内容,但并未对患者隐私保护的概念、范围、保护原则以及相关监督部门的职责做出详细规定。对于患者的隐私保护,除了需要相关法律法规进行规范以外,还需医疗机构及互联网医院通过技术或管理的手段,防止他人恶意窃取患者隐私,防止患者隐私泄露。

(一)数据流转监测

为了应对日益严峻的数据传输/数据共享问题,可通过专业的监管平台与安全运营人员监控和分析相结合的方式,对患者隐私数据进行全天、实时的安全监控,在隐私数据存在异常行为时第一时间进行安全处置,降低隐私数据安全风险。

(二)隐私数据脱敏

隐私数据脱敏按照脱敏方式分为动态脱敏与静态脱敏。

1. 动态脱敏是在访问隐私数据的同时进行脱敏处理,可以为不同角色、不同权限及不同的数据类型执行不同的动态脱敏,从而确保返回的数据安全可用。

2. 静态脱敏是数据的搬移并仿真替换,将隐私数据抽取进行脱敏处理后,下发给下游环节使用,隐私数据脱敏后数据与生产环境相隔离,将不涉及患者隐私的敏感信息。

(三)数据加密

数据加密包括数据传输加密与数据存储加密。

1. **数据传输加密** 包括链路加密、节点加密与端到端加密,不管使用哪种加密方法,其本质都是在数据传输前进行加密,数据传输到达目标后进行解密。

2. **数据存储加密** 主要是在数据库层面对数据进行加密,当患者的隐私数据存储在数据库里时,数据库加密就能实现对数据字段进行加密,从而保证隐私数据存储安全。

(四)隐私数据安全管理制度

医疗机构及互联网医院应根据当前患者隐私数据安全保障体系实时现状,建立覆盖各个层面的数据管理制度,该制度内容要符合国家、省、市相关的数据安全要求,并能明确每个控制点的落实要点、落实方法和执行责任人。患者隐私数据安全管理制度应明确基于患者隐私数据的数据安全制度规范和管理办法,如数据安全人员管理制度、数据供应链安全管理制度、隐私数据安全风险管理制度等。

(王小军 杨秋波 黄守勤)

第三节 安全运维管理

一、安全运维管理概述

网络安全运维保障是包括互联网医院在内的各医疗卫生机构信息化建设和系统安全体系中不可或缺的一部分,是医院信息化成熟度的重要衡量指标。

互联网医院安全运维管理具有以下3个特点:

1. 全流程管控 互联网医院网络安全运维应当按照"事前可预防、事中可控制、事后可恢复"的网络安全保障要求,制定运维操作规范和工作流程,实行全流程闭环管理。加强物理安全防护,完善机房、办公环境及运维现场等安全控制措施,防止非授权访问物理环境造成信息泄露。加强远程运维管理,因业务必须通过互联网远程运维的,应进行评估论证,并采取相应的安全管控措施,防止远程端口暴露引发安全事件。加强业务连续性管理并持续监测网络运行状态。对于信息安全等保评级第二级及以上的网络应加强保障关键链路、关键设备冗余备份,有条件的医疗卫生机构应建立应用级容灾备份,防止关键业务中断。

2. 全员管理 所有涉及、接触到互联网医院网络安全的人员均应纳入运维安全管理。关键信息基础设施运营者应当对安全管理机构负责人和关键岗位人员进行安全背景审查。加强网络运营相关人员管理,包括本单位内部人员及第三方人员,明确内部人员入职、培训、考核、离岗全流程安全管理,针对第三方应明确人员在接触网络时的申请及批准流程,做好实名登记、人员背景审查、保密协议签署等工作,防止因人员资质及违规操作引发的安全风险。

互联网医院运维管理员拥有对系统的绝对权限,可以在没有任何业务流程约束的情况下,任意修改数据值,或协助其他公司获取重要信息等。同时,外包系统维护人员、外包开发人员通常情况下拥有直接访问系统的权限,可能有意无意地出现高危操作,导致对数据造成破坏。针对这些风险,医院应具备完整记录运维访问行为的能力,识别越权、高危操作等违规行为,实行运维全程记录,完整审计业务信息,重溯高危操作,准确定责。因此,需规范统一运维入口,对运维管理员、外包系统维护人员、外包开发人员的操作进行完全监控。

3. 全时段保障 互联网医院对信息技术和信息系统的依赖日益加强,系统应能够7×24小时不间断运行,确保其所承载的医疗业务系统正常使用,主要应从以下三方面入手保障系统的无故障运行。

(1)网络不断:保障网络畅通是业务正常进行不可或缺的必要条件之一。网络作为信息系统中的数据载体,应保证业务数据向每个角落的延伸和可达性。

(2)系统不瘫:业务系统作为底层基础设施,担当着承载医疗业务和运行业务的重任。保障业务系统不瘫也是业务正常进行不可或缺的必要条件之一。

(3)数据不丢:数据是记录业务的核心资料,数据丢失将导致医疗业务造成重大损失。在业务的进行中,应定期或不定期开展文档核验、漏洞扫描、渗透测试等多种形式的安全自查,确保数据的完整性和有效性。

二、漏洞管理

漏洞,又称脆弱性,是计算机系统在硬件、软件、协议的设计和实现或系统安全策略上存在的不足和缺陷。漏洞是影响计算机系统安全的重要因素,漏洞数据总体呈现增长趋势,传统软硬件厂商漏洞数据居高不下,移动系统漏洞数量持续增长,知名杀毒软件、安全防护软件连续爆出严重漏洞。

(一)漏洞管理存在的主要问题

1. 忽视漏洞管理工作 在网络安全攻防中,攻防双方地位是不对等的,防守方需要防守的目标很多,包括硬件、网络、软件、数据等;而攻击只要在众多目标当中挖掘到一个漏洞并加以利用,即可完成网络入侵的行为。如果医疗机构部署了防火墙、入侵防御等安全防护设备,却未设置启用防御规则,忽视漏洞管理,则容易引发安全事件。

2. 轻视安全漏洞信息 攻防双方除了地位不对等以外还存在信息不对称的现象,攻击者拥有更多的专业知识、更强的专业技能,把目光聚焦在系统的漏洞信息、各式各样的网络攻击工具上,而互联网医院主要关心系统的建设与运维,往往只重视系统的应用是否正常,忽视了网络安全漏洞的信息。有的医院直到系统被黑客入侵时,网络管理员还不知道攻击者是如何入侵的、究竟利用了什么漏洞。

3. 忽略漏洞管理特点 大数据环境下的网络安全漏洞具有大数据相同的特点,如数据体量大、数据类型多、数据价值高、数据变化快等。从外部角度看,国内外漏洞库、威胁情报平台众多,既有商业机构提供的有偿服务,也不乏开源方式的免费服务。无论有偿的还是开源的方式,大数据时代的漏洞情报都具有多、杂、快的特点;从内部角度看,实时的流量信息、事后的日志信息都是大数据,要从流量和日志中挖掘漏洞情报,或进行与攻击行为特征相匹配的操作均不容易。

(二)漏洞管理流程

根据《信息安全技术 网络安全漏洞管理规范》,漏洞管理分为漏洞的发现和报告、漏洞接收、漏洞验证、漏洞处置、漏洞发布和漏洞跟踪六个阶段。

1. 漏洞的发现和报告阶段 在遵循国家相关法律法规的前提下,通过人工或者自动化方式对漏洞进行探测与分析,并证实漏洞存在的真实性,主动评估可能存在的风险,防止漏洞信息的泄露。

2. 漏洞接收阶段 需要制订并公开发布漏洞接收策略,便于漏洞报告者报告漏洞,接收策略包括但不限于漏洞接收范围、漏洞接收渠道、漏洞接收要求、漏洞接收流程等内容。同时漏洞接收者在接收到漏洞报告后应当及时给予漏洞报告者确认或反馈,并采取有效措施防止漏洞信息泄露。

3. 漏洞验证阶段 在接收到漏洞报告后需要及时进行漏洞验证,包括漏洞的存在性、等级、类别等内容,可联合漏洞报告者对漏洞进行验证,如该漏洞涉及其他提供者或网络运营者,应及时通知相关提供者或网络运营者共同进行验证。

4. 漏洞处置阶段 经过对漏洞进行核验后,应及时联合相关提供者、网络运营者协同开展漏洞处置工作,在处置过程中进行深入分析,判断该漏洞是否影响其他产品或服务,并及时做好修复措施。

5. 漏洞发布阶段　遵循国家相关规定要求发布漏洞信息。对于未修复或尚未制定漏洞规范措施前,不应发布漏洞信息。

6. 漏洞跟踪阶段　应持续监测系统或产品是否稳定运行,并视情况对漏洞修复或防范措施进行下一步改进,在确认漏洞修复完成且不影响系统或产品稳定运行时,可终止漏洞管理活动。

三、安全巡检保障

1. 机房巡检　需制订机房巡检制度,保障互联网医院系统及设备的稳定运行,内容包括卫生检查、线路方面检查、环境外设检查、服务器运行检查、安全架构检查、危险源检查及防盗检查等。

2. 基础设施巡检　对互联网医院系统的基础设施(如动力设备、环境设备、视频监控设备等)进行监控和管理,保障系统基础平台的稳定运行。

(1) 动力设备:动力设备包括但不限于精密空调、不间断电源(UPS)、配电柜、交流切换开关等。需要能够在远端控制精密空调机,改变温度与湿度的设定值,并可以查看动力设备的运行状态、运行参数、告警信息等参数的实时数据。

(2) 环境设备:环境设备包括但不限于烟雾传感器、温湿度传感器、水浸传感器等,支持查看机房内的气体浓度、温湿度等参数的实时数据。

(3) 视频监控:通过对摄像机、网络视频录像机的巡检,支持查看机房的实时情况,以及视频信息的存储、回放。

(4) 告警管理:接收被管理设备产生的告警,并提供多种方式显示和统计告警。运维人员可以更快地发现、定位并解决设备故障。

(5) 能耗管理:提供独立的能源使用效率(PU5)动态显示界面,通过能效分析功能,实现对基础设施的 IT 设备、空调设备、照明设备、电源等系统的用电情况进行实时监测,对设备耗电情况进行精细化的统计和分析,提供节能改造依据,提高能源利用率。

3. 服务器巡检　包括服务器故障巡检和性能巡检,及时发现可能出现的硬件和系统问题,最大程度上为系统的连续稳定运行提供保证。故障巡检主要对各种服务器操作系统的可用性、运行状况、故障的集中检查;性能巡检主要通过报警、图形化分析、自动报告等手段监控服务器的应用性能。巡检工作主要如下:

(1) 主机系统运行状态:对系统 CPU、内存、I/O 状态、进程等检查。

(2) 外部设备运行状态:对磁盘阵列、磁带机、外置光驱、维护终端等进行状态、设置进行检查;对风扇、后备电池、磁盘、磁带、键盘等敏感部件进行重点检查,如有故障征兆则进行先期更换。

(3) 连接件检查:对连接插头、电缆、电源插座等进行检查。

(4) 环境检查:包括电源电压、接地和室内温度、湿度、空气洁净度等。

(5) 清洁保养:清除机箱、滤清器内的灰尘与异物。

(6) 系统优化:对系统进行系统性能调整和系统优化,提高系统效率;进行相关的安全性进程检查。

(7) 巡检完成后,应给出详细的报告,根据检查结果给出相应建议和改进方案。

4. 网络设备巡检 网络设备是指医院所使用的包括路由器、交换机等设备。巡检人员需主动进行日常网络设备巡检服务,排除故障隐患,降低故障成本。并及时对故障多发和高发设备进行预防性巡检,网络设备巡检内容包括但不限于:①网络拓扑、拓扑分析、拓扑建议;②网络带宽、链路类型、链路信息;③网络设备信息、设备品牌、设备型号、设备放置、设备性能参数、设备内存大小、设备槽位、设备序列号、设备购买年限、设备保修状态、设备各种状况、设备标签完善程度;④网络设备软件版本信息、当前 IOS 版本信息、最新 IOS 版本信息、设备持续运行时间、设备 IOS 备份情况、设备 CPU 利用率、设备内存利用率、设备模块运行状态、设备风扇及电源状况、设备端口数量、设备端口类型、设备运行机箱温度;⑤设备连通性、冗余协议运行状态、VLAN 信息、以太网通道信息、路由协议、邻居关系、交换协议、生成树 STP 协议、NAT 连接数状态、FLASH 信息、设备配置信息分析、多余配置信息分析、配置精简建议、IOS 安全建议。

四、廉政风险管控

互联网医院尚处于新生阶段,存在制度管理灰色地带、监督盲区,廉政风险同样不可避免。

(一) 互联网医院廉政风险评估

结合实体医院廉政风险点评估的方法与实践,梳理互联网医院可能存在的包括制度机制、岗位职责、业务流程、内部管理、外部环境等 5 个方面 30 个廉政风险点(表 5-1),从互联网医院廉政风险点的严重程度、发生概率两个维度,组织互联网医院关联部门的医务人员、行政管理人员进行评估,按照评估人员对各类廉政风险点的关注程度,列出互联网医院应着重关注的廉政风险点(表 5-2)。

表 5-1 互联网医院廉政风险点梳理

序号	廉政风险点
1	政策法规不健全
2	管理机制不健全
3	医疗药品、器械合规性
4	线上资源垄断
5	超负荷接诊
6	恶意就诊
7	大平台虹吸医生和患者
8	续方、复诊、初诊以及常见病、慢性病的概念界定模糊不清
9	医务人员身份真实性
10	患者身份真实性
11	非处方药品审核
12	处方审核、调剂
13	医务人员廉政意识差
14	员工对处方数据进行统方牟利

序号	廉政风险点
15	第三方(物流配送中)利用药品核对清单进行统方牟利
16	目录外药品借助处方外流牟利
17	高价回扣药品借助处方外流牟利
18	医务人员串换药品、耗材、物品
19	第三方串换药品、耗材、物品
20	医患之间私下交易
21	医务人员虚构医药服务,与患者共同骗取医保基金
22	医务人员串通将应由个人负担的药品更换为计入医保基金支付范围的药品
23	医院药品处方数据泄露
24	医生信息泄露
25	患者个人信息、诊断信息等隐私泄露
26	患者医保身份信息泄露
27	医院信息系统入侵
28	医保信息库入侵
29	医务人员指定药店购买药品
30	医务人员不合理使用药品、医用耗材

表 5-2　评估位居前十的廉政风险点

排序	廉政风险点
1	患者医保身份信息泄露
2	员工对处方数据进行统方牟利
3	续方、复诊、初诊以及常见病、慢性病的概念界定模糊不清
4	医疗药品、器械合规性
5	第三方(物流配送中)利用药品核对清单进行统方牟利
6	线上资源垄断
7	患者身份真实性
8	医务人员虚构医药服务,与患者共同骗取医保基金
9	高价回扣药品借助处方外流牟利
10	管理机制不健全

　　风险评估表明,对互联网医院廉政风险点关注程度较高的主要集中在 3 个方面:一是互联网医院医务工作者的岗位职责风险,不仅包括第三方与互联网医院合作存在的廉政风险(如数据统方、物流问题、隐私泄露、药品回扣等),还包括互联网医院医师与患者合作存在的廉政风险(如双方的私下交易、联合骗保等);二是互联网医院制度设计导致的廉政风险,包含管理机制、概念界定、医疗器械合规性等;三是内部管理方面,包含患者信息、医师信息、医保库信息等多个信息存在泄露导致的廉政风险。

（二）互联网医院廉政管理重点

1. 加强从业人员廉政教育 加强对互联网医院有关的从业人员法制教育、警示教育，对从事可能诱发腐败问题的重要岗位、关键领域、重点环节等人员强化廉政意识教育。开展廉政风险排查，制定细化防控措施和细则，对各种苗头性、倾向性问题要及早介入处理，防微杜渐。

2. 建立健全内控制度 互联网医院内部管理制度不够健全是廉政风险问题多发的原因之一。完善监管制度能有效降低廉政风险，保护患者隐私和权益。结合互联网医院线上医疗的特点，有针对性地制订互联网医院从业管理制度及廉政风险预防和控制方案，将互联网医院线上线下、上游下游相关从业人员纳入监管范围，确保监管全覆盖无缝隙。互联网医院应严格执行《医疗机构工作人员廉洁从业九项准则》等有关规定，加强互联网发布信息的内容管理，确保信息合法合规、真实有效。不得违规发布互联网诊疗广告。

3. 完善数据库系统建设 互联网诊疗具有一定的虚拟性，互联网医院廉政风险更加隐匿，要加强互联网医院内控制度的建设，完善互联网医院的软硬件设施建设及后台数据库数据安全。做好互联网医院诊疗、药品、用量等信息的保密、备份工作，完善身份鉴别、访问控制、安全审计等数据库系统的必要措施，严格按照等保三级规定建设互联网医院平台，可以在一定程度上减少廉政风险。

（王小军　杨秋波　黄守勤）

第四节　应急预案管理

一、医院应急管理

应急预案是针对可能发生或预想会发生的概率事件所做的计划。它是在辨识和评估潜在的重大危险、事件类型、发生的可能性及发生过程、事件后果及影响严重程度的基础上，对应急机构与职责、人员、技术、装备、设施（备）、物资、救援行动及其指挥与协调等方面预先做出的具体安排。它明确了在突发公共事件发生之前、发生过程中以及刚刚结束之后，谁负责做什么，何时做，以及相应的策略和资源准备等。

医院应急预案一般包括综合应急预案、专项应急预案、现场处置方案、单项应急预案，互联网医院网络应急预案涉及面比较广，属于综合应急预案的范畴。目前，针对医疗机构的预案体系没有统一的明确要求，在日常应急管理工作中要抓住预案体系中核心的部分以及本机构风险评估中最可能发生的重大事件，制订、调整和完善相关应急预案。

1. 灾害脆弱性分析 开展年度灾害脆弱性分析（hazard vulnerability analysis，HVA）报告，根据风险排序结果，明确医院需要应对的主要突发事件，制订医院应对各类突发事件的总体预案和部门预案，明确各个部门及相关人员职责以及应急反应行动的程序。相关人员掌握突发事件应急预案并具备做出快速应急反应能力。部门定期完善相关应急预案和调整应对策略，提升快速反应能力。

2. 应急物资储备　根据医院应急预案的要求,制订应急物资和设备的储备计划与紧急供应保障措施,合理进行应急物资和设备的储备,应能够满足医院应急需求。应急物资和设备仓储符合规范要求,有必备物资储备目录,有应急物资和设备的使用登记。有定期维护,确保有效期,自查有记录。

3. 应急培训和演练　根据医院应急预案的要求,制订完善应急技能培训及考核计划,定期对各级各类人员进行应急相关法律、法规、预案及应急知识、技能和能力的培训,并组织考核。培训考核的内容应涵盖本地区、本院需要应对的主要公共突发事件。相关人员掌握主要应急技能和防灾技能,对应急培训和演练中发现的问题有检查、分析、评估、反馈和督促整改等,在此基础上进一步完善应急预案。

二、网络安全应急处置

各医疗卫生机构应建立网络安全应急处置机制,建立完善应急预案,组织或参与网络安全攻防和应急演练,提高应对网络安全事件能力,有效处理网络中断、网络攻击、数据泄露等安全事件。互联网医院应制订在线复诊患者风险评估与突发状况预防处置制度、人员培训考核制度,停电、断网、设备故障、网络信息安全等突发事件的应急预案。贯彻预防为主的思想,树立常备不懈的观念,做好应对信息安全突发事件的思想准备、预案准备和工作准备。加强对信息安全隐患的日常监测,发现和防范重大信息安全突发事件,及时采取有效措施,迅速控制事件影响范围,力争将损失降到最低限度。

(一)网络安全突发事件

包括关键网络设备或电力系统故障、机房消防系统故障、网络中断或故障、关键业务系统故障、数据库故障、硬件系统的物理故障以及大规模病毒攻击等恶意危害、黑客攻击导致的危害事件。

1. 关键网络设备或电力系统故障　关键网络设备或电力系统故障会导致互联网医院业务中断,无法正常提供业务。关键网络设备或电力系统的故障包含自然损坏与人为破坏两种。自然损坏是指设备自然风化或老化造成的损坏,或者自然灾害对设备造成的损坏;人为破坏是指由于人的原因,非正常使用或恶意破坏造成的设备损坏。

2. 机房消防系统故障　机房消防系统故障可能会导致在本地建设互联网医院的服务器遭受到破坏,从而造成互联网医院无法访问。机房消防系统故障的主要原因有线路故障、探测器故障及报警器故障等。

(1)线路故障:主要有电线的绝缘层破损、电线连接头松动、机房内环境湿度过大造成线路绝缘下降等。

(2)探测故障:主要有机房内的温湿度过大或过低、机房内粉尘超标、机械振动过大,探测器使用时间过长,器件参数下降、探测器发生损坏等。

(3)报警器故障:主要有报警器损坏出现故障导致误报警、外接其他探测器时链接不正确导致误报警、手动按钮问题引起报警器报警等。

3. 网络中断或故障　网络中断或故障会导致互联网医院业务无法正常运行,而导致网络中断或故障的原因比较常见的有逻辑故障、配置故障、网络故障和协议故障等。

(1) 逻辑故障：由于网络设备配置错误，或是一些重要进程或端口被关闭，导致系统负载和路由器负载过高。

(2) 配置故障：主要表现为不能接入互联网，不能访问某种代理服务器，网络链路无法连接到网络等。

(3) 网络故障：主要包括线路、线缆、连接器件、端口、网卡、网桥、集线器、交换机或路由器等出现的故障。

(4) 协议故障：主要导致计算机无法登录至服务器，无法通过局域网接入互联网。

4. 关键业务系统故障 关键业务系统故障会导致互联网医院无法访问，主要包括普通故障、安全故障及灾害性故障。普通故障是指系统软硬件因自身原因或操作不当引起的系统故障；安全故障是指因感染病毒、网络入侵、黑客攻击等行为造成的系统故障；灾害性故障是指因火灾、雷击、地震等不可抗力造成的故障。

5. 数据库故障 数据库故障会导致互联网医院的重要数据丢失，主要包括事务故障、系统故障以及介质故障。事务故障的原因是非预期的、不正常的程序结束所造成的故障；系统故障是由于某种原因，造成系统停止运转，致使所有正在运行的事务以非正常的方式终止；介质故障是指系统在运行过程中，由于辅助存储器介质受到破坏，使得系统无法运行。

6. 硬件系统的物理故障 硬件系统的物理故障会导致如服务器、网络设备等硬件设备损坏，从而造成互联网医院的业务无法稳定运行，包括内存故障、CPU 故障、主板故障、电源故障、硬盘故障、风扇故障等。

7. 大规模病毒攻击等恶意危害 大规模的病毒攻击可能会造成互联网医院的业务中断，并对医院带来不良影响。其攻击方式主要为利用各式各样的病毒、木马对互联网医院业务系统进行破坏，包括系统病毒、蠕虫病毒、木马病毒、脚本病毒、宏病毒、后门病毒、病毒种植程序病毒、破坏性程序病毒等。

8. 黑客攻击 黑客攻击的目标范围庞大，如互联网医院涉及的服务器、网络设备、数据库等，但无论是哪种类型的攻击，都会破坏互联网医院的业务，从而带来恶劣的影响。黑客攻击的手段主要有钓鱼邮件攻击、DDoS 攻击、系统漏洞攻击、高级持续攻击等。

(二) 网络安全应急防控措施

对机房网络设备运行状态定期监督、检查，对路由器、防火墙、访问审计、漏洞扫描以及 IDS 等安全设备产生的日志进行分析，并生成安全运行报告，对产生的安全隐患提前预警，及时采取安全防范措施，确保互联网医院安全正常运行。具体防范措施如下：

1. 确保医院中心机房安全、可靠、稳定的运行环境 包括安装门禁系统防止设备被盗和人为破坏；安装防雷电设施，线路接地防静电；安装恒温（温度在 18~23℃）、恒湿空调系统；建立消防系统、UPS 电源系统和备用柴油发电机电源系统等。

2. 对网络行为进行实时监视和监测 使用网络监控软件对关键网络产品 CPU、内存进行实时监控；安装日志审计设备，对所有终端使用网络的日志进行审计监控；采用 IP、MAC 等认证方式接入网络，避免非法接入等。

3. 确保关键业务系统可靠、稳定的机制 包括对硬件设备统一采用可靠、稳定的品牌设备；重要的关键业务系统实现双链路冗余加负载机制；对业务系统产生的数据进行本地及异地的备份机制;遵守安全操作规范,安装有效的防病毒软件,及时更新升级病毒库及补丁;对所有用户的安全技术进行培训等。

4. 应对病毒、木马及黑客的恶意攻击　安装硬件防火墙、网管软件配置访问策略以最小权限和内容过滤限制内外访问;安装日志审计设备,实时监控系统日志,对监测的恶意攻击、病毒破坏等非法侵入信息进行报警,信息安全人员及时控制有害信息经过网络传播;防火墙安装有效的防病毒模块,及时更新升级病毒库,对病毒、木马进行预防及查杀等。

(三) 网络安全应急处置措施

发生安全事件时,可按照预案内的流程与方法及时进行处置,减少安全风险,降低对互联网医院造成的影响,具体处置措施如下:

1. 电力系统故障处置措施　外部供电中断后,机房管理人员应立即检查中心机房 UPS 电源是否正常供电,并查明中断原因,及时向信息主管负责人报告。如因楼内或医院内部线路故障,要求总务后勤部门查明原因并迅速恢复供电。如因外部供电部门因素导致供电中断,立即向总务后勤及供电部门联系,要求供电部门迅速恢复供电。如告知需要长时间停电,应作如下安排:预计停电 1 小时以内,由 UPS 供电。当电力系统恢复供电后,关闭 UPS,切换到市电供电,并检查电路是否正常等。预计停电 1 小时以上,启用柴油发电机等发电设备保障,当电力系统恢复供电后,切换到市电供电,并检查电路是否正常等。

2. 消防系统(火灾)处置措施　出现火情、火灾时,消防灭火系统会自动释放灭火气体迅速排出空气达到灭火效果,机房管理人员应在最短时间内撤离并通知信息主管负责人及相关领导。若火情严重时,应迅速拨打 119 电话报警并通知保卫安全员,尽可能采取一些可行的方法做初步的处理,使用周围的灭火器材或采用其他灭火措施、手段。在灭火的同时,立即疏散灾情范围的工作人员。进展情况随时向信息主管负责人及分管领导报告。

3. 网络中断处置措施　网络中断后,机房管理人员要迅速判断故障节点,查明故障原因。如发现属外部线路的问题,应与线路运营商联系,敦促尽快恢复故障线路。如发现属内部线路故障,应立刻重新维护或者更换线路。如属防火墙、交换机等网络设备逻辑故障,信息部门应立即检修并调试通畅。如防火墙、交换机等网络设备系统配置文件丢失或破坏,信息部门应迅速按照要求重新配置或恢复备份文件,调试通畅。必要时,请有关原厂技术单位协助调测畅通。如需要更换设备,应上报信息主管负责人和分管院领导,经批准后马上更换故障设备,尽快恢复系统运行。信息部门无法及时修理时,应立即通知相关供应商及维护人员,在最短时间内安排修理。

4. 业务系统故障处置措施　关键业务系统应建立冗余及负载机制,当主服务器发生设备或系统故障时,自动切换到备用服务器运行。系统管理人员应立即向信息主管负责人汇报,检查业务的连续性是否正常,排查主服务器发生的故障问题,恢复正常后手动切换到正常模式。一般业务系统发生故障后,系统管理人员应立即向信息主管负责人汇报,经确认后停止该系统的运行,如有备份系统应切换至备份系统,如没有应快速通过查询日志和查找问题点或通过第三方技术支持,快速解决问题,恢复业务的正常进行。如不能快速恢复系统的,及时通知各应用部门,问题解决后应再次通知各应用部门。发生业务系统故障时信息科应及时组织并通知第三方维保单位做好软件系统和有关数据的恢复工作。

信息技术人员对相关日志、操作记录等资料进行分析,确定故障原因,对发生的故障进行技术总结,避免再次发生。信息部门会同第三方相关技术人员将实施处理的过程和结果向有关领导汇报。

5. 数据库系统故障处置措施　数据库系统必须存有备份且必须有多日的备份,并保存在安全处。当数据库系统发生故障以后,系统管理人员立即向信息主管负责人汇报,经同意后采用重启服务或其他手段尽快恢复数据库运行,保证业务不中断。如不能通过重启服务等基本操作来恢复正常的,应立即联系第三方维保单位,对运行日志和操作记录进行分析后做好数据库的恢复工作。如不能快速恢复系统,及时通知各应用部门,问题解决后应再次通知各应用部门。如发生数据库损坏、丢失的故障,系统管理人员应立即向信息主管负责人汇报,联系第三方维护单位一同分析发生的故障原因,排除问题点后通过备份系统或异地容灾系统来还原备份的数据。还原数据库后需先进行测试,待恢复正常后通知各应用部门正常使用。信息部门应及时组织并同时通知第三方维保单位做好数据库系统切换和有关数据的恢复工作。信息技术人员对相关日志、操作记录等资料进行分析,确定故障原因,对发生的故障进行技术总结,避免再次发生。信息科会同第三方相关技术人员将实施处理的过程和结果向有关领导汇报。

6. 设备硬件故障处置措施　小型机、PC 服务器、网络设备等关键设备损坏后,系统管理人员应立即向信息主管负责人报告。信息部门立即组织信息技术人员查明原因,联系维保单位更换受损部件。如果故障设备一时不能修复,应向分管院领导汇报,并开启备用设备或申请购买替换设备保证业务正常进行。

7. 大规模及恶意攻击处置措施　使用防火墙进行全面隔离,并做好相关日志的保存以便进行分析。如发现反病毒软件无法清除该病毒,应向信息主管负责人汇报,组织并通知相关第三方维保单位研究解决。情况较为严重的,还应及时向分管院领导报告,并向公安部门报警,配合公安部门展开调查。

8. 黑客攻击处置措施　使用防火墙并开启日志审计模块,发现网络上有黑客攻击行为时,立即向信息主管负责人报告情况。系统管理人员应立即将被攻击的服务器等设备从网络中隔离出来,保护现场。如事态较为严重,经由分管院领导请示后,立即向公安部门报警,配合公安部门展开调查,由法务部门追究相关法律责任。系统管理人员做好被攻击或破坏系统的恢复与重建工作。信息部门负责组织技术力量追查非法信息来源。信息管理人员将实施事件处理的过程和结果向主管领导汇报。

(四) 网络安全应急后续处理

网络安全事件应急处置结束后还要进行必要的后续处理,包括善后处理与调查和评估。

善后处理是指在应急处理工作结束后,医院应迅速采取措施,抓紧组织抢修受损的信息设施,减少损失,尽快恢复正常工作,统计各种数据,查明原因,对事件造成的损失和影响以及恢复重建能力进行分析评估,制订恢复重建计划,迅速组织实施。

调查和评估是指在应急处理工作结束后,医院组织有关人员成立事件调查小组,对事件发生的原因及其处理过程进行全面调查,查清事件原因及财产损失状况并总结经验教训。

(王小军　杨秋波)

第六章

互联网医院监督管理

本章重点介绍互联网医院监督管理的具体内容,省级互联网医疗服务监管平台建设规范和互联网医院对接要求,以及互联网医院的在线结算、医保监测、稽核要求等相关内容。

第一节 互联网医院进入"强监管"时代

互联网医院、互联网诊疗是对传统医疗模式的变革,对互联网医院的边界、医师责任和监督管理等问题仍处于摸索、完善之中。2022年2月,国家正式发布《互联网诊疗监管细则(试行)》,明确了互联网医院监督管理的具体内容,将互联网医疗服务省级监管平台作为落实监管的重要信息手段,这预示着互联网医院进入"强监管"时代。

一、互联网诊疗监管概述

(一) 互联网医院可能存在的风险

1. 互联网医疗的局限性 互联网医院最大的局限在于难以确保诊断的依据与患者实际病情的相匹配,存在信息不对称下误诊的风险。医师希望当面见到患者的实际状态,通过观察患者的身体状况,并进一步深入了解,以获得更多有利于诊断的线索。医师若仅仅通过图文、语音、视频与患者交流,有时难以获得全面支持诊断的信息。互联网医院给人们带来便利的同时,像先药后方、AI(人工智能)开处方、变相收取回扣等一些问题也随之凸显。此外,对复诊的界定一直困扰互联网诊疗领域从业者,互联网医院的盈利模式及利益分配机制仍在摸索中。

2. 互联网诊疗的责任不明晰 长期以来,医疗机构、互联网平台、医师、患者之间的权责问题没有厘清,一旦医师在互联网医院平台上执业出现问题,就有可能发生投诉、纠纷处理"踢皮球"的现象。

3. 互联网医院带来新的网络安全挑战 "互联网＋医疗健康"是基于各种通信网络设备与专用医疗保健设备配合而完成的医疗保健活动。现有互联网及网络通信中所存在的风险,以及各种专用设备可能发生的安全问题,都可能发生在"互联网＋医疗健康"的活动中,影响到医疗保健服务的安全有效。归纳起来,至少有如下几个方面的问题。

(1) 数据完整性问题:电子健康档案(electronic health records,EHR)和其他健康档案中或IT系统中数据错误或丢失,包括区域群体基本信息的丢失或错误及个人健康档案或数据的错误两个方面,将会导致对区域健康状况的误判或对个人诊断治疗的误判,后果都很严重。

（2）数据准确性问题：设备性能问题导致的错误报警数据；患者操作失误导致监测数据失真,如血压、血糖等异常值。

（3）隐私信息泄露风险：互联网医院通过互联网方式在患者与医师间建立联系,数据交互频繁,甚至需要将健康问题的描述通过文字、语音、图片、视频等方式传输,因网络安全问题导致的居民个人隐私外泄风险大增。

（二）监管细则应时而生

国家卫生健康委员会、国家中医药管理局在《互联网诊疗管理办法（试行）》等政策文件的基础上,针对当前互联网诊疗监管中面临的突出问题,制定了《互联网诊疗监管细则（试行）》（以下简称《细则》）,适用于开展互联网诊疗活动的医疗机构,《细则》至少解决了以下几个问题：

1. 明确各方权责 《细则》为互联网医院设置了清晰的底线,明确相关部门职责和管理的尺度,同时细化了互联网医院平台如何管理及从业人员职责。《细则》对互联网医院的医疗机构监管、人员监管、业务监管、质量安全监管、监管责任等多个方面作出明确规定。严禁使用人工智能等自动生成处方；未开具处方的,严禁向患者提供药品；严禁以商业目的进行统方,以及医务人员的个人收入不得与药品收入相挂钩等。

2. 落实实名制管理 《细则》中对互联网医院的人员管理沿用传统医疗机构的管理逻辑,对从业人员实行实名制,并按要求进行信息公开和上报。《细则》指出,当患者病情出现变化、本次就诊经医师判断为首诊或存在其他不适宜互联网诊疗的情况时,接诊医师应当立即终止互联网诊疗活动,并引导患者到实体医疗机构就诊。《细则》强调互联网医疗机构对医务人员的管理责任,机构需要核实医务人员身份的真实性,确保其具有诊疗资格、由本人接诊、接受必要的培训、考核等。

3. 建立全程可追溯体系 《细则》延续了全程可追溯、责任倒追的原则。如提出对患者的电子病历的保存时间不得少于 15 年,诊疗中的图文对话、音频资料等过程记录时间不得少于 3 年。

4. 加强数据安全保护 《细则》重视互联网医院的数据安全,强调相关方面参照数据安全法和个人信息保护法,采取"最少可用的原则"采集电子病历、电子处方、用药情况等相关数据。

（三）互联网诊疗监管基本原则、要点

互联网医院监督管理首次在《互联网医院管理办法（试行）》第四章提及,强调互联网医院应当严格按照国家法律法规加强内部各项管理,建立互联网医疗服务不良事件防范和处置流程,落实个人隐私信息保护措施,加强互联网医院信息平台内容审核管理,保证互联网医疗服务安全、有效、有序开展。《细则》进一步明确了互联网诊疗监管的基本原则：①以促进互联网诊疗健康发展为目标,细化规范互联网诊疗服务活动；②以属地化监管为主线,落实地方各级卫生健康主管部门的监管责任；③以保障医疗质量和安全为根本,遵守网络安全、数据安全、隐私保护等法律法规；④以实体医疗机构为依托,将互联网诊疗纳入整体医疗

服务监管体系;⑤以信息化为支撑,创新监管手段,对接省级监管平台,开展线上线下一体化监管。

《细则》的重点内容主要有:①对开展互联网诊疗活动的医疗机构提出监管要求:具体包括监管方式及内容,明确了部门设置、管理制度、患者知情同意、社会监督、评价和退出机制等相关要求。②对开展互联网诊疗活动的医务人员提出监管要求:具体包括医务人员身份与资质认证、培训考核、注册备案等相关要求。③对互联网诊疗的业务活动提出监管要求:具体包括实名制就诊、接诊与终止条件、电子病历管理、药品管理、收费管理、行风建设、数据接口、数据保存等相关要求。④明确了互联网诊疗活动的医疗质量、患者安全、网络安全、信息反馈渠道、不良事件报告、发布内容等监管责任要求。

(四) 互联网诊疗监管细则影响分析

1. 为互联网医院发展提供政策指引 互联网诊疗以互联网为载体,有效整合医疗资源,改善患者就医体验,是医疗行业的新兴业态。在传染病流行期间,互联网医院在保证患者医疗服务需求、缓解实体医院线下医疗服务压力、减少人员聚集、降低交叉感染等方面发挥了积极作用。随着《细则》出台,为互联网医院发展提供有力的政策指引,必将推动互联网医院蓬勃发展。

2. 规范互联网医院安全健康发展 《细则》条款规定紧扣质量与安全这一主线,明确要求以实体医疗机构为依托,将互联网诊疗纳入整体医疗服务监管体系。《细则》不仅鼓励与推广借助互联网的优势来支撑医疗服务良性发展的行为,同时拒绝任何假借互联网的名义挑战医疗质量安全底线的行为。《细则》强调医疗服务流程要服从于质量和安全,在突破传统就医流程限制,提升医疗服务的可及性的同时,要特别注重实现医疗质量和患者安全、法理和医理之间的有序平衡,真正推动医疗服务可及性、经济性、有效性和透明性。

3. 创新监管手段 《细则》要求各省要建立省级监管平台,各医疗机构要主动与省级监管平台对接,通过持续的监管应用来梳理业务流程,完善平台功能,推动底层数据流通。鼓励人工智能、大数据等新技术在具体业务工作中的合理应用,要求实现互联网诊疗和监管线上线下一体化。

二、互联网诊疗监管细则具体内容

(一) 医疗机构监管

1. 对接省级互联网医院监管平台 省级卫生健康主管部门应当建立省级互联网医疗服务监管平台(以下简称"省级监管平台"),对开展互联网医院活动的医疗机构(以下简称"医疗机构")进行监管。医疗机构应当主动与所在地省级监管平台对接,及时上传、更新《医疗机构执业许可证》等相关执业信息,主动接受监督。

2. 建立相应管理制度 医疗机构应有专门部门管理互联网诊疗的医疗质量、医疗安全、药学服务、信息技术等,建立相应的管理制度,包括但不限于医疗机构依法执业自查制度、互联网诊疗相关的医疗质量和安全管理制度、医疗质量(安全)不良事件报告制度、医务人员培训考核制度、患者知情同意制度、处方管理制度、电子病历管理制度、信息系统使用管理制度等。

3. 实行医疗机构备案年检制度 对首次申请互联网医院的机构实行备案制度,同时将备案信息上传省级监管平台。对已运营的互联网医院,实行年检管理。如作为实体医疗机构第二名称的互联网医院,与该实体医疗机构同时校验;依托实体医疗机构单独获得《医疗机构执业许可证》的互联网医院,校验时间为每年 1 次。

4. 建立公开公示制度 ①医疗机构应当在互联网医院平台显著位置公布本机构提供互联网诊疗服务医务人员的电子证照等信息,方便患者查询。医疗机构还应当充分告知患者互联网诊疗相关的规则、要求、风险,取得患者知情同意后方可开展互联网诊疗活动。②地方各级卫生健康主管部门应当向社会公布辖区内批准开展互联网医院的医疗机构名单、监督电话及其他监督方式,设置投诉受理渠道,及时处置违法违规行为。③地方各级卫生健康主管部门应当按照《医疗机构管理条例》及其实施细则,对互联网诊疗活动建立评价和退出机制。

(二) 人员监管

1. 实行实名制管理 在互联网医院平台上的医务人员要实行实名认证,并确保医务人员具备合法资质。医师接诊前需要进行实名认证,确保由本人提供诊疗服务,强调其他人员、人工智能软件等不得冒用、替代医师本人提供诊疗服务。

2. 加强人员信息管理并上传到省级监管平台 ①各级卫生健康主管部门应当负责对在该医疗机构开展互联网诊疗的人员进行监管。省级监管平台与医师、护士电子化注册系统对接,药师信息应当上传监管平台且可查询,有条件的同时与卫生健康监督信息系统对接。②医务人员如在主执业机构以外的其他互联网医院开展互联网诊疗活动,应当根据该互联网医院所在地多机构执业相关要求进行执业注册或备案。③医疗机构应当将互联网医院上的医务人员信息上传至省级监管平台。这些信息包括身份证号码、照片、相关资质、执业地点、执业机构、执业范围、临床工作年限等。

3. 加强人员考核和培训 ①医疗机构要对互联网医院的医务人员建立考核机制并建立准入、退出机制,考核内容包括依法执业、医疗质量、医疗安全、医德医风、满意度等。②医疗机构要对开展互联网诊疗活动以及从事相关管理服务的人员开展定期培训,内容包括卫生健康相关的法律法规、医疗管理相关政策、岗位职责、互联网诊疗流程、平台使用与应急处置等。

(三) 业务监管

1. 确保患者信息真实准确 ①患者应实名制就诊,有义务向医疗机构提供真实的身份证明及基本信息,不得假冒他人就诊。②患者就诊时应当提供具有明确诊断的病历资料,如门诊病历、住院病历、出院小结、诊断证明等,由接诊医师留存相关资料,并判断是否符合复诊条件。

2. 明确互联网诊疗的终止条件 当患者病情出现变化、本次就诊经医师判断为首诊或存在其他不适宜互联网诊疗的情况时,接诊医师应当立即终止互联网诊疗活动,并引导患者到实体医疗机构就诊。

3. 规范电子病历信息管理 ①实行线上线下一体化管理,医疗机构开展互联网诊疗过程中所产生的电子病历信息,应当与依托的实体医疗机构电子病历格式一致、系统共享,由依托的实体医疗机构开展线上线下一体化质控。②保存时限：互联网诊疗病历记录按照门诊电子病历的有关规定进行管理，保存时间不得少于15年。诊疗中的图文对话、音视频资料等过程记录保存时间不得少于3年。③保管主体：互联网医院变更名称时，所保管的病历等数据信息应当由变更后的互联网医院继续保管。互联网医院注销后，所保管的病历等数据信息由依托的实体医疗机构继续保管。所依托的实体医疗机构注销后，可以由省级卫生健康主管部门或者省级卫生健康主管部门指定的机构按照规定妥善保管。

4. 加强处方管理 医疗机构开展互联网诊疗活动应当严格遵守《处方管理办法》等规定，加强药品管理：①处方应由接诊医师本人开具，严禁使用人工智能等自动生成处方。②处方药应当凭医师处方销售、调剂和使用。严禁在处方开具前，向患者提供药品。严禁以商业目的进行统方。③医疗机构自行或委托第三方开展药品配送的，相关协议、处方流转信息应当可追溯，并向省级监管平台开放数据接口。

5. 加强行风建设 ①实行收费公示，互联网诊疗的医疗服务收费项目和收费标准应当在互联网诊疗平台进行公示，方便患者查询。②加强行风建设，严格执行《医疗机构工作人员廉洁从业九项准则》等有关规定，医务人员的个人收入不得与药品收入相挂钩，严禁以谋取个人利益为目的转介患者、指定地点购买药品、耗材等。

6. 发挥省级监管平台作用 ①省级卫生健康主管部门应当按照"最少可用原则"采集医疗机构的相关数据，重点包括医疗机构资质、医务人员资质、诊疗科目、诊疗病种、电子病历、电子处方、用药情况、满意度评价、患者投诉、医疗质量（安全）不良事件等信息，对互联网诊疗整体情况进行分析，定期向各医疗机构及其登记机关反馈问题，并明确整改期限，医疗机构在收到省级卫生健康主管部门问题反馈后应当及时整改，并将整改情况上传至省级监管平台，同时报其登记机关。②医疗机构应当保证互联网诊疗活动全程留痕、可追溯，并向省级监管平台开放数据接口。③鼓励有条件的省份在省级监管平台中设定互联网诊疗合理性判定规则，运用人工智能、大数据等新兴技术实施分析和监管。

（四）质量安全监管

1. 强化网络安全 ①医疗机构要建立网络安全、数据安全、个人信息保护、隐私保护等制度，并与相关合作方签订协议，明确各方权责关系。②省级监管平台和医疗机构用于互联网诊疗平台应当实施第三级及以上信息安全等级保护，并将等保测评结果上传至省级监管平台。③建立应急预案，如医疗机构发生患者个人信息、医疗数据泄露等网络安全事件时，应当及时向相关主管部门报告，并采取有效应对措施。

2. 加强医疗质量安全管理 ①医疗机构要对互联网诊疗活动的质量安全进行控制，并设置患者投诉处理的信息反馈渠道；建立医疗质量（安全）不良事件报告制度，指定专门部门负责医疗质量（安全）不良事件报告的收集、分析和总结工作，鼓励医务人员积极报告不良事件。②医疗机构要加强互联网诊疗信息发布的内容管理，确保信息合法合规、真实有效。③地方各级卫生健康主管部门要指导医疗机构加强医疗质量安全管理工作，实现持续改进。

（五）监管责任

1. 医疗机构责任 ①实体医疗机构以互联网医院作为第二名称时，实体医疗机构依法承担法律责任;②取得《医疗机构执业许可证》并独立设置的互联网医院,依法承担法律责任;③互联网医院合作各方按照合作协议书依法依规承担相应法律责任;④医疗机构在互联网诊疗过程中,有违反《中华人民共和国医师法》《中华人民共和国传染病防治法》《中华人民共和国中医药法》《医疗机构管理条例》《医疗事故处理条例》《护士条例》等法律法规行为的,按照有关法律法规和规定处理;⑤医疗机构在开展互联网诊疗活动过程中发生医疗事故或者引发医疗纠纷的,应当按照《医疗事故处理条例》《医疗纠纷预防和处理条例》等有关法律法规和规定处理。

2. 人员责任 医务人员在互联网诊疗过程中,有违反《中华人民共和国医师法》《中华人民共和国传染病防治法》《中华人民共和国中医药法》《医疗机构管理条例》《医疗事故处理条例》《护士条例》等法律法规行为的,按照有关法律法规和规定处理。

3. 卫生健康主管部门责任 ①医疗机构所在地县级以上卫生健康主管部门应当按照相关法律法规履行相应处理责任;②省级卫生健康主管部门应当将互联网诊疗纳入当地医疗质量控制体系,开展线上线下一体化监管,确保医疗质量和医疗安全;③国家通过信息系统对全国互联网诊疗相关数据进行监测分析。

(郑加明)

第二节 省级监管平台建设与对接

《互联网诊疗管理办法(试行)》《互联网医院管理办法(试行)》对医师准入、诊疗过程进行规范,要求各地开展互联网医院准入前必须建立省级互联网医疗服务监管平台,与互联网医院对接实现实时监管。这是国家基于互联网诊疗的特点,为保障线上诊疗质量安全而作出的一项制度性安排。全国各地基本建立省级互联网医疗服务监管平台,但总体功能尚处于探索完善阶段,存在建设水平、功能不均衡,监管的内容、监管的粗细程度不一致的问题。

一、主要功能需求

互联网医疗服务省级监管平台是卫生健康主管部门对提供互联网诊疗服务的机构、人员以及服务过程进行监督管理的基本工具,同时也为市民了解互联网医疗服务相关信息提供基础数据。在平台建设、功能设计以及日常监管中,要避免"缺位""越位"的问题,即在基本监管项目、内容上不能缺位,要保证各项措施落实到位,以保障医疗质量安全;同时,也要贯彻好"放管服"改革措施,不能"手伸得太长",将监管泛化,管了本应由运营主体、市场主体负责的事项。

主要功能需求有:

(一) 备案审批管理功能

省级监管平台应具备互联网医院备案申请、变更流程管理,对数据进行审核,记录备案审批的过程和结果。可设定数据预警规则,对医院的资质、医师多点执业备案、医师基本信息(包括执业证书、身份证件、诊疗科目等)等多项指标进行监管。在实现机构及医师信息电子化管理基础上,审批部门可对医师身份信息及资质是否合规、是否医师多点执业备案、是否可以开展网上诊疗等情况进行监督检查,通过提示信息进行溯源管理。如图6-1是一省级监管平台备案申请管理界面,可对发起申请的单位统一社会信用代码、单位名称、单位隶属、审核状态、审核时间、审核账号进行查询。

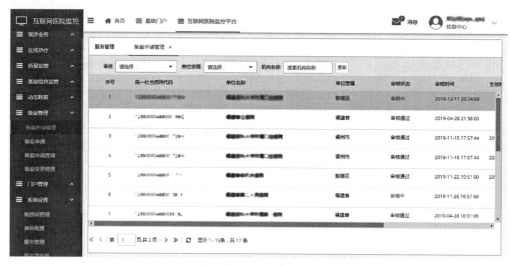

图6-1 省级监管平台备案申请管理界面

省级监管平台应具备医疗机构上传的备案信息与国家医疗机构和医师系统中医疗机构的注册信息自动比对功能,对不一致项目进行标记提醒。

(二)监管数据采集功能

省级监管平台应制定数据接口规范,统一与医疗机构信息系统共享数据的标准。相关接口规范应符合国家、行业相关标准要求。监管平台应具备与医疗机构信息系统连接,获取监管所需要数据的接口,同时也应提供数据录入的工具以进行数据的补充获取。在有条件的地区,监管平台还应能够与医疗机构管理系统、医师、护士执业注册管理系统等相关系统连接与共享数据。

(三)业务监管功能

省级监管平台应具备对互联网医院运营过程进行实时业务监管的功能。

1. 对互联网医院的医师、药师进行资格监管,验证和审核医师开展互联网诊疗服务的合规性,对于不符合提供互联网服务条件的医务人员,系统应能够提出警示。具备医疗机构提供互联网医疗服务人员情况的汇总统计功能。

2. 对互联网医院的诊疗科目范围、药品和诊断目录进行合规性监管,能进行自动分析与判断,发现不符合诊疗范围的情况进行提示。定期统计分析各个医疗机构诊疗范围的合规情况。

3. 对互联网医院的在线问诊、在线复诊业务进行监管。对处方的合理性、合规性、药品目录范围、医师诊断、药师审方等内容进行监管,并对违规事件预警。

(四) 决策支持功能

省级监管平台应提供对医疗机构、医务人员、医疗服务进行监管所需的数据统计与分析功能,并为监管机构的人员提供适当的形式展示,以方便监管人员高效实施监管。如提供备案信息汇总分析、医疗违规信息分析、重要监管指标信息分析等,对互联网医院涉及的医疗机构、诊疗科目、执业医师、互联网业务的备案情况进行统计与展示,直观显示问诊业务、复诊业务、电子处方违规和警告的统计信息及所占比重,方便管理人员了解目前互联网业务的开展情况,为全省互联网医院监管决策提供数据支持。

(五) 对外公示和满意度反馈功能

省级监管平台应提供已备案的互联网医院名单及其提供的服务项目等信息的公示功能。平台还需提供对外评价管理服务,接受患者对互联网医疗服务满意度的统一在线评价,可以针对医师和医疗机构配置相应的评价模板并能查询相应的记录。支持新建评价模板,查看历史评价信息,可作为各医院人员的绩效考核参考数据,同时也能反映出各个医院、各类人员的亮点,以及存在的问题,促进改善就医环境,给患者提供更优质的医疗服务。

(六) 符合安全与接入认证要求

省级监管平台应采取相应的安全措施并获得网络安全等级保护三级认证,并具备对使用平台人员与接入平台系统的可靠认证功能,以保护监管平台中的数据安全。

二、平台架构设计

省级监管平台一般包含前置接入、数据管理、系统管理和应用管理等部分,整体架构设计如图6-2所示。各互联网医院平台、监管相关业务系统、第三方机构系统等通过前置接入服务与省级监管平台实现对接。通过数据管理和系统管理,完成数据采集、服务管理、数据质控、标准管理等,提供机构管理、用户管理、流程管理、可视化管理等基础功能。根据业务监管要求,提供互联网医疗服务准入管理、互联网医疗业务服务过程监管、决策支持和满意度反馈等应用管理功能。此外,要加强平台信息标准、信息安全建设,这是实现平台功能的基础保障。

(一) 前置接入

省级监管平台涉及相关各方对接,需要提供前置接入功能。主要对接包括:

1. 与互联网医院平台对接,获取医疗机构基本信息、执业人员基本信息,获得互联网诊疗过程的相关信息。

2. 与医疗机构(医师)管理信息系统对接,获取医疗机构诊疗科室信息,查询各医疗机构的基本信息、诊疗科目等信息。

3. 与其他平台的对接,如与区域全民健康信息平台对接,按需实现数据交换与共享,满足包括互联网医院监管在内的卫生健康管理部门行业监管。

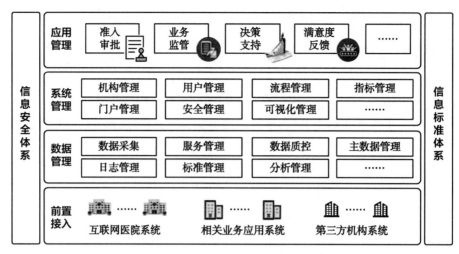

图 6-2 互联网医院监管平台总体架构

（二）数据管理

省级监管平台具备对数据、代码等进行管理并提供维护。

1. 对前置机中间库上的数据集、数据元和代码等，提供资源注册、资源查询、资源获取等功能，满足增加、删除、修改和查询等服务。

2. 提供评估数据和代码的标准化程度的自动判别功能。

3. 对各种组件服务进行管理与配置，包括提供对新的服务进行注册，对已经注册的服务进行信息修改、禁用，以及提供服务查询、审核功能。

（三）系统管理

1. 支持监管部门对医疗机构的基本信息、备案信息等内容进行管理，对医疗机构基本信息进行更新维护的功能。

2. 支持医疗机构对本机构的信息主要包括机构代码、机构名称、机构等级、所属行政归属及区域进行设置。

3. 支持对监管指标的维护与设置、分级监管，以及动态开启和关闭。

4. 提供用户身份认证、安全审计、数据的加密规则脱敏等功能。

（四）应用管理

1. 监管部门备案审核管理　对互联网医院、诊疗项目、从业人员进行线上备案审核。

2. 在线问诊（咨询）业务监管　对医师所属互联网医疗服务项目、医师所属科室、咨询内容描述等进行监管。

3. 在线复诊业务监管　对医师所属互联网医疗服务项目、接诊医师、医师所属科室、简要病史描述、复诊开始时间、复诊结束时间等进行监管。

4. 对处方的监管　按照开具处方的合理性、合规性、药品目录范围、医师合规性、药师审方等内容进行监管。

5. 决策分析驾驶舱功能 对全省互联网医疗服务数量、注册医师数,以及各项互联网医疗业务开展情况、人群分布、运营合规情况等核心指标提供整体趋势、对比及异常分析展示。

(五) 标准及安全体系

1. 规范平台的标准化建设 包括数据标准、医师、药师、护士实名认证体系、接口服务规范等。

2. 按照信息系统网络安全等级保护第三级要求定期对平台开展测评工作。

三、监管数据采集

(一) 医疗机构备案信息采集

监管平台应能采集并存储记录开展互联网医院的医疗机构注册、互联网服务基础设施及变更相关信息。采集方式可分为机构报送和平台查询两种方式,可根据实际情况进行内容细化。内容包括但不限于:医疗机构基本信息(机构代码、机构名称、执业许可证号、法人代表、人员情况等)、业务范围、药品目录、互联网服务设备存储位置、网络安全情况等。

在有条件的地区,监管平台应能够与机构注册管理系统连接,直接获取机构注册及变更信息。

(二) 执业人员数据采集

监管平台应能及时采集并存储记录各个医疗机构提供的互联网诊疗服务人员的相关信息,内容包括但不限于:医师、护士、药师等医务人员的身份证、执业证书、独立工作年限、职称、执业专业、照片、处罚记录等。

从事互联网诊疗服务的医务人员监管数据应主要从医疗机构信息系统中通过数据共享获取。有条件的地区,监管平台还应能够与医师、护士执业注册系统连接,获取执业资格的认证。可与身份证平台连接,获取身份证的认证。可与卫生健康监督处罚平台连接,获取处罚记录。

(三) 诊疗范围数据采集

监管平台应能够及时采集并记录用于诊疗范围监管的数据,内容包括但不限于:医疗机构确定的互联网诊疗服务病种、复诊判断规则文件,患者的线下初诊记录(示例见表6-1),线上就诊记录,诊疗后产生的病历记录等。

表 6-1 患者线下初诊数据集示例

序号	中文名称	类型	说明
1	患者身份证号	字符	患者的身份证号
2	患者姓名	字符	患者的姓名
3	患者病历号	字符	患者在医疗机构的病历号
4	就诊号	字符	就诊的唯一标识

序号	中文名称	类型	说明
5	就诊日期	日期	就诊日期
6	线下初诊就诊科室代号	字符	线下初诊就诊科室代号
7	线下初诊就诊科室名称	字符	线下初诊就诊科室名称
8	线下初诊就诊医生代号	字符	线下初诊就诊医生的执业医师代号
9	线下初诊就诊诊断	字符	线下初诊就诊产生的诊断
10	过敏史	字符	线下初诊就诊时患者的过敏史内容
11	现病史	字符	线下初诊就诊时患者的现病史内容

（四）处方信息采集

监管平台应能够及时采集并记录用于药物与处方监管的数据，内容包括但不限于：医疗机构用于互联网诊疗的药品目录，处方（诊断、患者年龄、药品、用法用量、开方医师、审核药师、处方日期等）数据（示例见表 6-2），药品目录数据（示例见表 6-3）。

表 6-2　患者处方数据集示例

序号	中文名称	类型	说明
1	就诊医院编码	字符	医疗机构代号
2	就诊医院名称	字符	医疗机构名称
3	患者编码类型	字符	
4	患者编码	字符	
5	患者姓名	字符	患者姓名
6	性别	字符	性别
7	出生日期	日期	出生日期
8	就诊医生	字符	就诊医生代号
9	就诊诊断代号	字符	诊断代号
10	就诊诊断名称	字符	诊断名称
11	处方号	字符	处方号
12	医嘱项目编码	字符	项目编码
13	医嘱项目名称	字符	项目名称
14	单次剂量	数字	单次剂量
15	单次剂量单位	字符	单次剂量单位
16	给药途径	字符	给药途径
17	频率	字符	频率
18	用药天数	数字	用药天数
19	电子签名状态	数字	1= 已电子签名，0= 未电子签名

续表

序号	中文名称	类型	说明
20	药品总量	数字	药品的总量
21	药品总量单位	字符	药品总量的单位
22	煎煮要求	字符	中药饮片的煎煮要求,例如:先煎、后下等

表 6-3 药品目录数据集

序号	名称	类型	说明
1	药品编号	字符	
2	药品通用名称	字符	
3	商品名	字符	
4	剂型	字符	
5	规格	字符	
6	包装规格	字符	
7	生产企业	字符	
8	配送企业	字符	
9	是否国家基本药物	字符	
10	批准文号	字符	
11	进口注册证号	字符	
12	抗生素级别	字符	药品的抗生素级别。如:特殊级、限制级、非限制级
13	医保类型	字符	药品的医保类型。有自付、无自付、全自付
14	医保编码	字符	药品的国家医保编码

(五)药品配送信息采集内容

监管平台应能够采集与记录药物配送监管所需的数据,内容包括但不限于:医疗机构确定的药物配送方式相关文件,第三方配送机构的资质文件,每张处方的药物配送方式记录等。

(六)服务反馈与投诉数据采集

监管平台应能够采集与记录患者服务反馈与投诉管理所需要的数据,内容包括但不限于:定期的患者服务反馈评价汇总统计数据,患者投诉记录与处理情况记录等。

有条件的地区可以连接医疗机构系统查看患者投诉及其处理结果的详细记录。

(七)诊疗过程数据采集

监管平台能够接收医疗机构定期上传的互联网诊疗服务管理相关数据,内容包括但不限于:各个科室、医师的挂号、接诊、诊断、患者所在区域情况、互联网诊疗相关的不良事件等。监管平台可调取与查询医务人员认证过程、诊疗交互过程、诊断确定过程和处方开立过程记录。

有条件的地区可以连接医疗机构的互联网诊疗过程记录系统,查看互联网诊疗过程的详细记录。

(八) 公众与社会监督信息

监管平台应为公众提供各个医疗机构提供互联网医疗服务情况的查询功能,包括但不限于:各个医疗机构的注册信息、互联网医疗准入情况、执业范围、互联网诊疗服务的医务人员信息、互联网诊疗药品目录、价格公示、服务数量、服务合规情况、患者安全不良事件、投诉与处理情况等。

(郑加明)

第三节　互联网医院医保监管

互联网诊疗、互联网医院的可持续发展,有赖于建立合理的定价、分配和分担机制。合理确定并动态调整价格和医保支付政策,让医师、患者、医疗机构、企业等主体均能从中受益,有利于培育互联网诊疗新业态,促进"互联网 +"在实现优质医疗资源跨区域流动、促进医疗服务降本增效和公平可及、改善患者就医体验等方面发挥积极作用。

一、互联网医院医保补充协议

互联网医院主要有实体医疗机构自行搭建信息平台,实体医疗机构与第三方机构合作搭建信息平台等形式。互联网医院均要依托实体医疗机构申请执业许可。《医疗机构医疗保障定点管理暂行办法》(国家医疗保障局令第 2 号)明确规定,互联网医院可依托其实体医疗机构申请签订补充协议,其提供的医疗服务所产生的符合医保支付范围的相关费用,由统筹地区经办机构与其所依托的实体医疗机构按规定进行结算。

医疗保障服务协议(简称"医保协议")是医疗保障部门为实现行政管理职能和公共服务目标制订的行政协议,互联网医院医保协议是所依托实体定点医疗机构医保协议的补充,同样具有行政协议属性。

(一) 补充协议签订的条件

申请"互联网 +"医保补充协议的医疗机构应具备以下基本条件:

1. 具备与国家统一医保信息业务编码对接的条件,以及药品、医用耗材、诊疗项目、医疗服务设施、疾病病种等基础信息数据库。

2. 具备与医保信息系统数据交换的条件,结合全国统一医保信息平台建设,实现医保移动支付,能够为患者提供电子票据、电子发票或及时邮寄纸质票据。

3. 依托医保电子凭证进行实名认证,确保就诊参保人真实身份。

4. 能够完整保留参保人诊疗过程中的电子病历、电子处方、购药记录等信息,实现诊疗、处方、配药等全程可追溯。

5. 能够核验患者为复诊患者,掌握必要的就诊信息。

6. 医院信息系统应能区分常规线下医疗服务业务和"互联网+"医疗服务业务。

(二) 补充协议的内容

统筹地区医保经办机构与提供"互联网+"医疗服务的定点医疗机构签订补充协议时,应明确纳入医保支付的"互联网+"医疗服务范围、条件、收费和结算标准、支付方式、总额指标管理以及医疗行为监管、处方审核标准等,原则上对线上线下医疗服务实行统一管理。医保经办机构与定点医药机构之间应密切配合、做好对接,对符合规定的"互联网+"医疗服务、在线处方药费等实现在线医保结算。

(三) 补充协议签订、中止与解除

1. 签订 经办机构负责确定定点医疗机构,并与定点医疗机构签订医疗保障服务协议,提供经办服务,开展医保协议管理、考核等。补充协议期限应与其所依托的实体定点医疗机构保持一致。

2. 续签 续签应由定点医疗机构于医保协议期满前 3 个月向经办机构提出申请或由经办机构统一组织。统筹地区经办机构与定点医疗机构就医保协议续签事宜进行协商谈判,双方根据医保协议履行情况和绩效考核情况等决定是否续签。协商一致的,可续签医保协议;未达成一致的,医保协议到期后自动终止。

3. 中止 医保协议中止是指经办机构与定点医疗机构暂停履行医保协议约定,中止期间发生的医保费用不予结算。中止期结束,未超过医保协议有效期的,医保协议可继续履行;超过医保协议有效期的,医保协议终止。

4. 解除 医保协议解除是指经办机构与定点医疗机构之间的医保协议解除,协议关系不再存续,协议解除后产生的医药费用,医疗保障基金不再结算。

实体定点医疗机构被中止或解除协议的,提供"互联网+"医疗服务的补充协议同时中止或解除;但提供"互联网+"医疗服务的医疗机构被中止或解除协议的,医保经办机构应当依据实体医疗机构定点协议的约定,决定是否中止或解除相应定点协议。

二、互联网医院医保支付管理

在互联网医院中引入医保支付能够进一步发挥互联网诊疗便民惠民的特点,也有利于缓解互联网医院面临的运营挑战。我国医保有着深刻的地域特点,各地支付管理、支付政策有所不同,本节内容主要依据《国家医疗保障局关于积极推进"互联网+"医疗服务医保支付工作的指导意见》(医保发〔2020〕45 号),若有变化,请参照最新的医保支付政策规定。

(一) 基本原则

做好"互联网+"医疗服务医保支付工作要遵循以下基本原则:

1. 优化服务,便民惠民　支持符合规定的"互联网+"医疗服务发展,做好医保支付政策衔接,发挥互联网在提高医疗资源利用效率、引导合理就医秩序方面的作用。

2. 突出重点,稳步拓展　优先保障门诊慢特病等复诊续方需求,显著提升长期用药患者就医购药便利性。在"互联网+"医疗服务规范发展以及医保管理和支付能力提升的基础上,稳步拓展医保支付范围。

3. 线上线下一致　对线上、线下医疗服务实行公平的医保支付政策,保持待遇水平均衡,鼓励线上线下医疗机构公平竞争。要适应"互联网+"医疗服务就医模式改变,不断改进和完善医保管理工作。

(二) 支付范围

根据地方医保政策和提供"互联网+"医疗服务的定点医疗机构的服务内容确定支付范围。

1. 参保人在本统筹地区"互联网+"医疗服务定点医疗机构复诊并开具处方发生的诊察费和药品费,可以按照统筹地区医保规定支付。其中个人负担的费用,可按规定由职工医保个人账户支付。可从门诊慢特病开始,逐步扩大医保对常见病、慢性病"互联网+"医疗服务支付的范围。

2. 结合门诊费用直接结算试点,参照《国家医疗保障局财政部关于推进门诊费用跨省直接结算试点工作的通知》(医保发〔2020〕40号)规定的异地就医结算流程和待遇政策,探索"互联网+"医疗服务异地就医直接结算。

3. 提供药品配送服务的费用不纳入医保支付范围。

(三) 支付政策

按照《国家医疗保障局关于完善"互联网+"医疗服务价格和医保支付政策的指导意见》(医保发〔2019〕47号)有关规定落实价格和支付政策。对于医疗机构申报的新增"互联网+"医疗服务价格项目,坚持以结果为导向、反映资源消耗规律、线上线下合理衔接的原则,加快受理审核,科学确定项目名称、服务内容、计价单元、收费方式等,为跨机构合作开展服务、分配收入提供政策依据。定点医疗机构提供符合规定的"互联网+"医疗复诊服务,按照公立医院普通门诊诊察类项目价格收费和支付。发生的药品费用比照线下医保规定的支付标准和政策支付。

(四) 处方流转

支持"互联网+"医疗复诊处方流转。探索定点医疗机构外购处方信息与定点零售药店互联互通,有条件的统筹地区可以依托全国统一医保信息平台,加快推进外购处方流转相关功能模块应用,便于"互联网+"医疗服务复诊处方流转。探索开展统筹地区间外购处方流转相关功能模块互认,实现"信息和处方多跑路,患者少跑腿"。

(五)"长处方"报销政策

国家医疗保障局实施"长处方"报销政策,支持医疗机构根据患者实际情况,合理增加单次处方用药量,减少患者到医疗机构就诊配药次数。对高血压、糖尿病等慢性病患者,经诊治医院医生评估后,支持将处方用药量放宽至 3 个月,保障参保患者长期用药需求。

(六) 探索线上支付方式改革

对于高血压、糖尿病等老年人常见慢性病,可结合互联网医疗的特点,推行慢性病预防、治疗、健康教育线上一体化管理,同步推进根据疾病严重程度分级的医保人头付费支付方式改革。通过"互联网 + 大数据"分析疾病发生、发展规律,强化诊疗、检查和修改治疗方案的关键时点,促进医疗资源的进一步优化利用并节省医保基金。

三、互联网医疗服务医保监管

(一) 医保费用智能审核、监控

医保经办机构可综合运用大数据、互联网等技术手段,使用医保智能审核监控系统对"互联网 +"医疗服务费用结算明细、药品、耗材、医疗服务项目和门诊病历等信息进行实时监管。运用音频、视频等形式查验"互联网 +"医疗服务接诊医师真实性。全面掌握参保人就诊信息和医疗机构核查复诊行为的有关记录。对不符合规定的诊察费和药品费予以拒付,并按协议约定进行处理。

(二) 严厉打击欺诈骗保行为

医保部门应充分利用多种手段加强对定点医疗机构的监督检查,重点对虚构身份、虚假诊治、虚开药品、伪造票据等欺诈骗保行为进行查处,严肃追究相关违法违约责任。参保人出现欺诈骗保情形的,按规定暂停其使用"互联网 +"医疗服务医保支付或医保直接结算的资格。

(三) 医保智能监测、预警

1. 医保智能监测、预警的定义　医保监测预警是指以医保经办机构及定点医疗机构信息系统中医保海量数据为监测对象,运用数据仓库、数据挖掘和计算机网络等技术研究、开发医保数据监测、预警功能,回溯跟踪、联网分析医保资金使用、医保相关疾病诊治等数据,通过比较分析及时发现异常情况,并提供事前提醒等预警功能,同时为医疗保障主管部门政策制订、定点医疗机构管理提供大数据支撑,推进医保服务科学化、精细化。

2. 线上线下全流程审核、监管　根据互联网医院服务的特点,落实线上实名制就医,配套建立在线处方审核制度、医疗服务行为监管机制,做到诊疗、处方、交易、配送全程可追溯,实现信息流、资金流、物流全程可监控,保障诊疗、用药合理性,杜绝虚构医疗服务,确保医保基金安全。

3. 规则库建设　医保智能监测、预警必须建设相关监测、预警、审核的规则库。规则库是基于医疗保障基金智能审核和监控所需知识和依据,判断监管对象相关行为合法合规合理性的逻辑、参数指标、参考阈值以及判断等级等的集合。规则要素包括规则名称、定义、逻辑、参数、应用场景、判断等级以及具体违规情形等(表 6-4)。这些规则应根据法律法规、政策变化做动态调整。

在规则库的基础上,可考虑在互联网医院信息系统嵌入智能审核、监测、预警的功能,实施如下操作:

(1) 将规则划分为"限制类规则""提醒类规则""监测类规则",赋予不同的功能,分类实施。

(2) 在设置提醒强度上,可按红、黄两档进行设置,红色规则,即医师必须修改医嘱,合规后才能通过;黄色规则,即提请医师注意,医师自主判断是否继续下一步操作。

(3) 根据使用活跃度、响应精准性等情况对规则进行动态调整。

表 6-4 医保智能监测、预警规则示例

规则编码	规则名称	二级规则名称	规则逻辑
01	限性别	A 药品限性别 B 诊疗项目限性别 C 耗材限性别	对于有性别使用特点的药品、项目、诊断进行提示
02	限定就医方式(住院)	A 药品限定就医方式(住院) B 诊疗项目限定就医方式(住院) C 耗材限定就医方式(住院)	限定门诊的药品或诊疗项目住院时收取予以报出,限定住院的药品或诊疗项目门诊就医时收取予以报出
03	限定就医方式(门诊)	A 药品限定就医方式(门诊) B 诊疗项目限定就医方式(门诊) C 耗材限定就医方式(门诊)	
04	限年龄	A 药品限年龄 B 诊疗项目限年龄 C 耗材限年龄	对于限定相关年龄使用的药品和项目,如果与限定的年龄不符的进行提示
05	限生育	A 药品限生育 B 诊疗项目限生育 C 耗材限生育	"限生育保险"支付的药品和诊疗项目予以报出
06	限工伤	A 药品限工伤 B 诊疗项目限工伤 C 耗材限工伤	"限工伤"支付的药品和诊疗项目予以报出
07	中药饮片单方、复方不支付	A 中药饮片单方不支付 B 中药饮片复方不支付	对同一个单据号中单方不支付和单复方均不支付的中药饮片进行限定
08	诊疗限特定医疗机构支付	诊疗项目限特定医疗机构支付	医疗服务价格中有规定限等级医疗机构使用的项目,如互联网医院、家庭病床试点、远程会诊等项目有规定三甲、二乙、二级、三级、专科医院医疗机构(如攻击风险测评限二级以上精神专科医院)收费,当项目与医疗机构等级/类型不相符的,对项目予以提示,提示内容限三甲医院收取/二乙医院收取/精神专科医院收取,诸如此类

规则编码	规则名称	二级规则名称	规则逻辑
09	微创手术收取特大、大换药	微创手术收取特大、大换药	针对部分简单的腔镜手术例如经腹腔镜阑尾切除等手术,同一个住院单据中收取特大换药、大换药,对特大换药、大换药编码进行提示"腔镜手术违规收取特大换药、大换药"(剔除单据中存在引流管冲洗、中心静脉置管术等的相关编码)
10	药品限特定医疗机构支付	药品限特定医疗机构支付	药品限用中有规定限等级医疗机构使用的药品,如某注射液,限二级及以上医疗机构使用,提示内容为限二级及以上医疗机构
……	……	……	……

（黄守勤）

第七章

互联网医院创新应用

本章重点介绍互联网医院创新概念，以及互联网医院第三方接入的各类应用，如基于"三医联动一张网"的惠民就医平台、VR 导诊、家庭病床服务终端、人工智能、可穿戴医疗设备应用等。

"创新"原意有更新、创造新的东西、改变等三层含义。现代管理理论认为，创新就是利用已存在的自然资源创造新事物的一种手段。美籍奥地利经济学家熊彼特首先提出创新理论，并用以解释资本主义经济发展和周期，他把创新定义为建立一种新的生产函数，即企业家实行对生产要素的新结合。它包括：①引入一种新产品；②采用一种新的生产方法；③开辟新市场；④获得原料或半成品的新供给来源；⑤建立新的企业组织形式。随着科技进步、社会发展，人们对创新的认识也在不断演进，特别是知识社会的到来，对创新模式的变化进一步被研究、被认识。根据熊彼特的创新理论，互联网医院创新应用包括以下三个方面：

1. 互联网医院基于自身建设的改进创新 ①作为软件信息系统，互联网医院平台自身存在的问题、缺陷需要在实践应用中及时发现、持续改进，通过与大数据、人工智能等新一代信息技术深度融合，不断吸收新技术、新成果，使平台更加好用、更加安全；②作为医疗机构新的组织类型，互联网医院呈现前所未有的新趋势，同时也催生许多新问题，需要进一步总结互联网诊疗实践的好做法、好经验，用创新思路解决遇到的问题，确保医疗质量的安全和数据信息的安全。

2. 互联网医院引入新理论新技术的应用创新 医疗健康相关的人工智能技术、大数据、物联网、医用机器人、大型医疗设备、应急救援医疗设备、生物三维打印技术和可穿戴设备等一系列新技术在互联网医院的研发、应用，拓展了在线看病就医的新场景。基于人工智能的临床诊疗决策支持系统，开展智能医学影像识别、病理分型和多学科会诊以及多种医疗健康场景下的智能语音技术应用，线上智能前置处方审核系统，提高医疗服务效率，释放了巨大的潜力，推动着"互联网＋医疗健康"新业态良性健康发展。

3. 互联网医院推动卫生健康部门的制度创新 互联网医疗在医疗资源配置、推动分级诊疗实现、重塑现代医疗服务体系方面具有独特的优势，为实现全社会统筹享受医疗资源分配提供了有效的探索途径。应将互联网医院、互联网诊疗作为深化医药卫生体制改革的重要措施，充分利用互联网技术，推动卫生健康高质量发展的制度创新，不断改善群众看病就医的体验。

"互联网＋医疗健康"创新应用如满天繁星，即使用上全书的篇幅都难以囊括。本章节，重点介绍"三医联动一张网"惠民就医平台、VR 导诊、家庭病床居家服务终端、人工智能、可穿戴设备的研发、应用，有的还处于研究阶段，有的已经在互联网医院中应用，可能还不很成熟，现予推介，重在交流学习、启发思维。

第一节 "三医联动一张网"惠民就医平台

一、研究背景

深化医药卫生体制改革是党中央、国务院改善民生的重大举措,分级诊疗制度、现代医院管理制度、全民医保制度、药品供应保障制度、综合监管制度 5 项基本医疗卫生制度的建设与完善都离不开信息化支撑。医疗、医保、医药 3 个领域早期信息化建设多是根据业务需求立项,随着业务快速发展,旧系统迭代升级、新系统开发应用,形成各类信息"烟囱""孤岛",数据壁垒严重,部门、区域、行业之间的数据标准不一、共享困难、通道不畅,阻碍了"三医"改革的"全联""深动"。当前,国内一些地方开始探索"聚、通、用"的改革思路,打破数据壁垒、整合"三医"(卫生健康、医疗保障、药品监督)等部门信息资源、改进服务流程和优化资源配置,应用信息化手段助力医改向纵深发展,着力破解人民群众看病、就医、防病的难题。

就"三医联动一张网"项目而言,国内还没有成功的案例,目前仅海南省、福建省进行探索与实施。海南省"三医联动一张网"项目 2021 年 1 月启动,项目尚未正式验收(截至 2022 年 8 月),具体效果还有待于实践检验。福建省是全国深化医改先行先试省份、"互联网 + 医疗健康"示范省。2021 年 5 月,中共福建省委、省政府印发《关于进一步深化医药卫生体制改革的意见》明确要求:推进健康医疗大数据汇聚应用,强化卫生健康、医疗保障、药品监管等部门信息共享和业务协同,实现"三医联动一张网"。2022 年 2 月,福建省卫生健康委员会、公安厅、医疗保障局、药品监管局、通信管理局、数字福建建设领导小组办公室联合印发《福建省建设"三医一张网"工作方案》。总体来看,"三医联动一张网"组织协调、涉及利益层面繁杂,实施难度巨大,信息化平台建设仍处于探索中,仍需进一步可行性研究与顶层设计,以及更多成功案例的验证。

二、"三医联动一张网"概念

"三医联动一张网"是一个信息化建设的项目,也是信息化在深化医改方面的理念创新。针对医疗、医保、医药 3 个系统推进信息化建设与应用过程中存在的问题,以推进平台的数据统一、汇聚、应用为出发点,构建省域卫生健康、医疗保障、药品服务集成生态体系,创新线上服务、监管模式,持续推动"互联网 + 医疗健康"便民惠民服务向纵深发展,从而为贯彻落实"大卫生、大健康"理念,深化医药卫生体制改革提供信息化支撑,达到降低医保费用、控制医药成本、规范医疗行为的目的。

"三医联动"信息资源体系的建立来自医疗机构、医保及医药的数据,通过构建统一的数据存储服务、数据处理服务,形成综合大数据中心。大数据中心根据制定的统一数据汇聚标准以及数据汇聚流程,通过清洗、整理、分类,转换成标准化数据模式,实现医疗健康数据、医保数据、医药数据的集成与融合。同时,结合上层服务应用需求,构建数据模型,形成可利用数据,并通过开放平台向各类应用提供数据服务。因此,"三医联动一张网"可定义为"三医"大数据标准化的省级汇聚及其相关应用(图 7-1)。

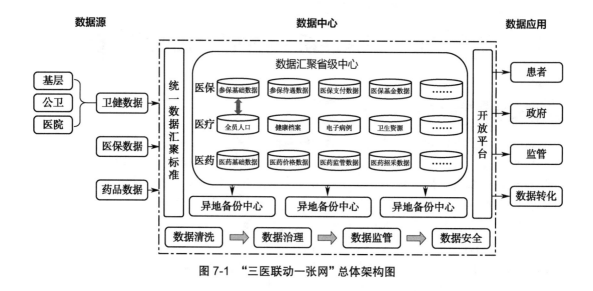

图 7-1 "三医联动一张网"总体架构图

三、"三医联动一张网"总体架构

基于惠民就医的视角,按照"信息互通共享、基础数据整合、身份认证整合、业务统一集成、服务门户整合"的总体思路,构建"三医联动"惠民就医平台,推动"三医"等部门常态化信息互通共享和业务协同,加快实现三医联动"一张网"、全方位支撑省域"三医联动"改革。这个总体架构可归纳为"188",即实现数据汇集"一张网""八统一""八惠民"的总体设计思路,持续推动"互联网+医疗健康"便民惠民服务向纵深发展,构建省域卫生健康服务生态体系。

1. "一张网" 即建设医疗、医保、医药互联互通信息共享平台,通过卫生健康、医疗保障、药品流通等涉及全民健康信息的互联互通信息共享交换平台建设,加强"三医"体系数据共享与业务联动,形成覆盖区域卫生业务协同的一张网,实现省域内卫生健康信息互联互通。

2. "八统一" 从数据、标准、业务入手,在全民健康信息平台上实现统一的标准化的信息服务生态体系,主要有:身份认证统一、医院入口统一、预约号池统一、服务流程(线上服务)统一、编码统一、数据查询统一、医保电子凭证统一以及线上政务服务统一。

3. "八惠民" 依托建设全民健康信息平台,完善居民电子健康档案,助力健康管理,构建综合门户、互联网诊疗、分级诊疗、信用就医、处方流转、"三医"信息一键查询、支付结算、综合监管等八大惠民就医服务体系,促进业务革新、数据融合共享和深度应用。

"三医"信息化整合涉及的利益与部门很多、系统繁杂,实施"三医联动一张网"难点在于部门利益调整、数据规范以及流程优化。在省级层面建立较高层次的领导、组织、协调机制是实施、实现"三医联动一张网"的关键。政府部门要协调卫生健康、医疗保障、药品监督主管部门,加快建立统一、权威、互联互通的全民健康信息平台,制定医疗卫生行业数据标准和接口标准,实现电子健康档案和电子病历的互联对接,完善各级卫生信息系统,推进公共卫生、医疗服务、医疗保障、药品供应保障和综合管理等领域业务平台的电子化建设,开展健康类可穿戴设备认证,规范个体健康数据采集。总之,互联网医院既是"三医联动一张网"项目的重要建设内容,又得益于该项目实施,为其拓展互联网医疗服务提供信息化、标准化的基础保障。

(黄守勤　杨秋波　郑加明)

案例分享

基于"三医联动一张网"理念

门诊就诊流程优化

一、门诊流程现状

传统的门诊就诊流程是:预约挂号——现场排队挂号(预约现场取号)——门诊护士站分诊签到——就诊——现场排队缴费——检查检验——客服中心取报告——返诊——现场排队缴费——药房——离院。

二、门诊流程改进

改进后的门诊就诊流程是:患者授权激活医保电子凭证,快速预约建档——患者携带手机就医,扫码医保电子凭证签到——医师诊间扫码患者医保电子凭证,查看患者的历史病例及检查(诊前提醒)——患者通过小程序授权医保个账诊间自动完成预缴充值——医师填写诊断、开具处方或者检查检验订单,并发起医保结算——患者结算成功,手机推送结算成功通知——患者进行检查检验,扫描医保电子凭证检查签到——医师开药、医保结算——患者小程序在线补缴结算成功,扫描医保电子凭证代替取药单取药——患者通过小程序查看医保结算明细、并可对医师进行服务评价——医师线上发起院后随访(图7-2)。

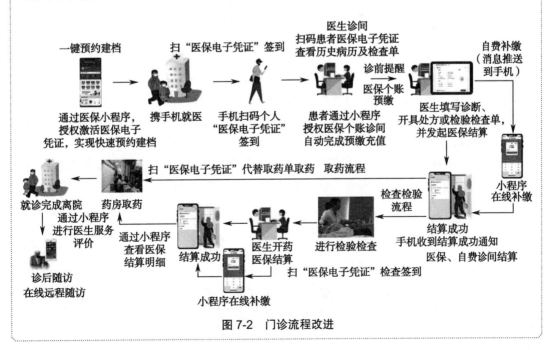

图7-2　门诊流程改进

三、门诊流程改进后对比

基于医保电子凭证的新流程,减少了患者在现场排队挂号(取号)、现场排队缴费、客服中心打印检验结果等环节,这些环节正是患者需要现场排队、长时间等候的重要原因。以"医保电子凭证"作为患者就医身份凭证,贯穿门诊及住院全流程,帮助患者实现手机预约、门诊就医、双向转诊、医保结算、检查签到、快捷取药、远程随访等便捷的就医体验(表7-1)。

表 7-1 流程优化前后对比

环节	传统流程	改进流程
挂号	患者现场排队挂号	患者无需现场排队,手机预约建档
	患者预约成功后到医院现场排队取号	无需现场取号
缴费	现场排队缴费	手机在线支付
	等候时间长	简便快捷
	收费大厅人流密集,人满为患	有效分流患者,减少人员聚集,有利于减少交叉感染
取报告	被动等待报告完成	系统主动提醒患者报告完成
	患者需到现场取报告	手机直接查阅报告结果
	报告保存不方便,容易丢失	报告电子化,方便保存、转发
医患互动	医生与患者交流基本是面对面	医生和患者可以在线互动交流
	患者对医院的评价、投诉基本通过电话和书面形式	患者可以在线反馈、即时评价和提出建议

第二节 虚拟现实导诊

虚拟现实(VR)是借助计算机及最新传感器技术创造的一种崭新的人机交互手段,提供使用者关于视觉、听觉、触觉等感官的模拟,让使用者有身临其境的沉浸感。VR技术在"互联网+医疗健康"方面的应用独具特色,将VR技术创新应用于互联网医院,可以将其独特的"沉浸感"优势转化为医疗服务效能,突破时空界限与物理限制,实现患者全方位、沉浸式、交互式诊疗体验,还可让患者自主了解诊疗信息,实现预约挂号、在线咨询。可以说,VR技术与医疗产业的融合,将给医疗产业带来无限想象力,开拓医疗服务边界。通过手机,市民即可享受院内VR实景导诊、VR跳转公众号预约挂号、VR跳转互联网医院在线咨询等服务。

(一)VR实景导航

体检中心怎么走?口腔中心在几楼?药房在什么地方?……对不少患者而言,众里寻医千百度,寻医的茫然常常让他们苦恼不已,VR导航实现了实景导航。患者通过医院微信公众号进入VR导诊服务。进入VR场景后(图7-3),患者可查看院区鸟瞰场景、路径引导场景、科室医师场景等,如查看医院康复体检中心、停车场、大门、医院上空、信息科、医保办、口腔中心等外景,同时查看到互联网医院线上咨询科室。VR 实景导航可为患者推荐最合理的路径指引。患者只需跟随手机界面显示的导航箭头,即可快速到达想要问诊的科室。VR 导航简单操作、实景再现,让"就医路痴"问题迎刃而解。

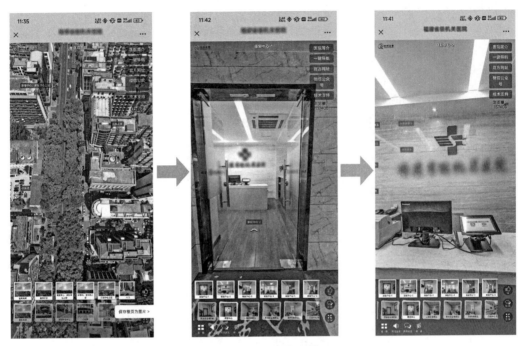

图 7-3　VR 导航实景

(二) VR 线上导诊

除了可作为精准的就医导航仪,VR 导诊服务还可以与互联网医院、公众号平台进行技术融合,实现诊疗功能拓展。当患者通过 VR 服务定位至具体科室的医师时,患者可在当前页面点击"在线咨询",跳转至该医师的互联网医院问诊页面,通过图文咨询、视频咨询等与医师一对一线上问诊(图 7-4)。

(三) 互联网诊疗无缝衔接

虚拟现实在互联网医院的创新应用丰富了医疗服务的内涵。VR 第三场景可定位到具体科室的医师,患者可通过此界面跳转进入互联网医院该医师问诊页面,举例:神经内科某某医师。点击"在线咨询",弹出互联网医院小程序,患者登录成功跳转至某某医师咨询页。患者不仅可以对接线上诊疗服务,亦可点击页面内的"预约挂号",跳转至医院公众号平台,选择相应时间后预约线下医师号源,实现线上线下信息系统的整合、联动,为患者提供连续、精准、有效的互联网诊疗服务。

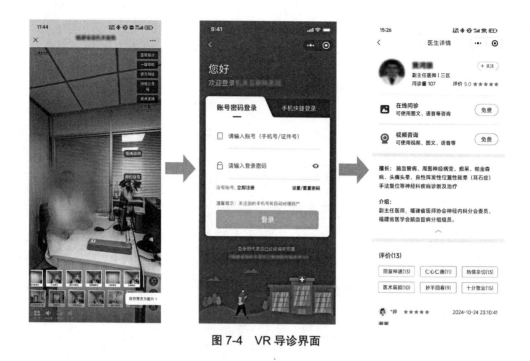

图 7-4　VR 导诊界面

（黄守勤　杨秋波）

第三节　家庭病床居家服务终端

一、家庭病床居家服务终端概述

家庭病床居家服务终端是与家庭病床远程巡诊（详见第三章第五节）配套使用的智能音箱及其服务系统（图 7-5）。

"健康小管家"是家庭病床居家服务终端的昵称，口号是"小壹小护，为您服务！"。"小壹小护"与"小医小护"谐音，设计思路源于医改金句——"人民的幸福生活，一个最重要的指标就是健康。健康是 1，其他的都是后边的 0，1 没有了什么都没有了"。

"健康小管家"借助互联网医院平台，将家庭病床服务与智能物联设备结合，以智能音箱为媒介将家庭病床服务带入千家万户，通过创新的应用模式将医疗服务延伸至患者居家环境，让患者在家庭病床建床期间可以一键呼叫护士、接受医师远程巡诊、推送匹配症状的精准健康宣教、接收平台每日费用信息、智能用药提醒、追踪药品配送信息等服务。

家庭病床责任医师、责任护士、药师以及客服人员可以通过线上病区管理服务，为建床的居民提供远程巡诊、制订查床计划、推送健康宣教、送药到家等互联网医院"住院"服务。

二、"健康小管家"功能设计

在患者端，为患者提供相关服务的应用入口，具备注册身份认证、床头信息卡、远程查房、用药提醒、居家护理、报告查询、巡诊打卡、联络家属、呼叫医院,可提供健康宣教、在线客服、公告公示等功能。

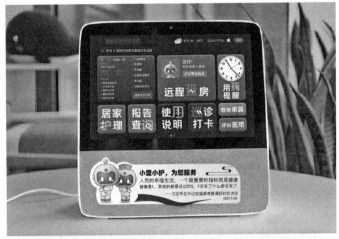

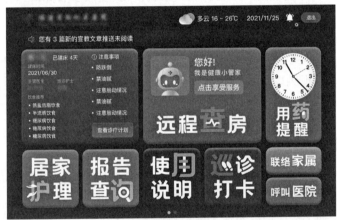

图 7-5 "家庭病床居家服务终端"实物及服务界面

1. 电子床头卡 平台设计了电子床头卡,与医院信息系统(HIS)对接,实时显示患者姓名、建床天数、建床时间、主管医师护士、饮食推荐、诊疗计划、注意事项等。平台采用智能音箱,较大的屏幕能让患者更直观了解医师传达的注意事项、巡诊计划等,尤其适合于建床的老年患者。

2. 远程查房 结合先进的人工智能、互联网及物联网技术,支持在线音、视频,支持与管床医师远程问诊,享受健康管家服务。平台集成了在线病区管理、远程巡诊计划、医嘱管理、配送管理、健康宣教等功能,有助于远程巡诊的开展。建床患者在"健康小管家"平台主页面点击【远程查房】,向医师、护士发起呼叫,随后等待医师发起问诊。医护收到问诊提醒,会向患者发起视频问诊,患者及其家属点击接听即可进行视频交流。

3. 用药提醒 灵活运用大数据挖掘、分析技术,通过分析和计算患者历史用药数据,根据用药知识库和医嘱智能提醒患者用药。利用文字或语音醒目提醒患者及时服用相应药物,可自定义提醒周期、多时段提醒、满足患者个性需求,从而提升患者用药安全。建床患者及其家属可在"健康小管家"平台主页面点击【用药提醒】,点击【新增计划】,设置开始时间以及服药周期,开启提醒通知;继续点击【新增药品】,记录药品名称及服药剂量、次数,点击完成即可获得用药智能提醒服务。

4. 居家护理 将健康教育嵌入"健康小管家"平台,通过图文、视频等多种形式向建床患者及其家属精准推送健康科普文章、视频等。建床患者及其家属在"健康小管家"平台主页面点击【居家护理】,点击上方菜单栏可以切换查看健康科普文章、健康演示文稿、健康音视频以及护士针对性推送的适合当前患者的宣教信息详情。

5. 报告查询 在"健康小管家"主页面点击【报告查询】,可以查看近期患者相关检查检验报告以及费用清单明细。

6. 巡诊打卡 为加强家庭病床的管理,有效维护家庭病床医患双方的合法权益,"健康小管家"平台设置了医护上门考勤打卡功能。医护上门巡诊时,先进入平台主页面点击【巡诊打卡】,在二级界面点击【上门打卡】进行人脸采集,采集成功即确认打卡,点击历史记录可查看医护上门打卡记录。

7. 使用说明 为方便家庭病床患者及其家属使用"健康小管家",平台的主页面设置了【使用说明】功能,点击即可查询健康小管家的使用说明,【使用说明】宜设置成可自动语音播放,方便家庭病床患者学习、使用。

8. 紧急呼叫 "健康小管家"设置紧急呼叫功能,通过平台点击一键呼叫,即可向医院和指定家属发起远程视频以及直接拨打预设电话,医护人员或家属可及时关注居家患者的健康状况及随时响应。

三、"健康小管家"服务创新

1. 拓展申请渠道 相比传统服务模式,"互联网＋家庭病床"基于家庭医生签约模式,以"线上申请、线下服务"为主,居民增加了线上建床申请服务的便捷渠道,核心医疗服务通过医疗机构人员定期上门巡诊以及线上远程巡诊等方式获得。

2. 亲属代办 针对家庭病床高龄老人等特殊人群,完善亲情账户体系,家属可为患者进行账户托管,查询每日医嘱、追踪配送单、接听收看巡诊视频。

3. 服务模式创新 可依托区域医联体、专科医联体,发挥综合医院资源优势,建立"专科、全科联合"的服务模式,促进优质医师团队资源下沉,指导家庭病床服务,提供会诊、转诊支持,提升基层医疗机构家庭病床服务能力。

四、"健康小管家"持续改进

"健康小管家"改进主要有两方面:①围绕流程、服务优化进一步完善软件系统的设计;②持续优化完善"健康小管家"系统的配套硬件。

(一) 软件方面

考虑到老年人行动相对迟缓等特点,重点对远程查房进行适老化设计优化。

1. 一般要设置医师来电未接一键回拨的功能,持续呼叫等待时间不宜按常规设置(30

秒),应适当延长至 1.5 分钟。

2. 视频连线时,屏幕视窗大小屏应可切换。

3. 未来,还可以考虑设置移动的视频头,便于卧床等行动不便患者的远程图像采集。

(二) 硬件方面

智能音箱的设计应考虑到家庭病床功能需求以及家庭病床患者的特点,重点对音箱的外观、尺寸等细节进行优化,在信息化设计上也应满足家庭患者的使用。

1. 移动把手 宜在智能音箱背部增加凹槽,作为移动音箱的把手,方便拿取。

2. 增加网口 在已有无线网络连接基础上,增加有线网络接口,让用户有更多选择,有线网络网速也更稳定。

3. 按钮设计 智能音箱的各个按钮如果过小、不够醒目,则不方便老年人点按,需将按钮增大,形状宜为四方形或圆形(长条形不适用),按钮建议设置在屏幕下方。

4. 断电恢复 关机或断电重启后恢复至家庭病床服务界面,无需手动操作。

5. 增加 4G/5G 模块 在家庭住所未开通网络连接的情况下,增加物联网卡功能,患者或家属直接付费使用。

6. 外观设计 适当调整智能音箱屏幕的倾斜度,方便患者坐姿时操作。音箱外观色调宜选择偏暖色调,喇叭孔位宜置于音箱下方,同时留出机构标识的位置。此外,在音箱合适位置印制产品使用简要说明及注意事项等。

五、"健康小管家"未来拓展

"健康小管家"可增加"体征监测"模块,运用物联网技术使健康小管家平台和各种智能体征采集设备互联,实时采集患者各类体征信息并汇聚、分析数据形成报告,供医患双方实时观测、跟踪患者的健康状态。"健康小管家"可以与相关检查检验设备通过无线、蓝牙等相连,利用屏幕以及后台查看建床患者主要的生命体征,监测信息包括体温、血糖、血压、血氧、心电、心率等。在特殊情况下,"健康小管家"可以变身为一台简易的家庭监护仪,既可以用作临终患者的生命体征监测与病情记录,也可以用作家庭医师现场实施诊疗计划的参考依据。

未来,"健康小管家"可以与重症监护设备以及实体医院内的重症医学科相衔接,建立远程重症监护区域,患者家里设置的远程医疗设备能够将其生命体征信息和其他医疗数据传输给实体医疗机构的重症监护团队,实时监测患者健康状况,降低再入院率。系统采用先进的分析方法对在医疗过程中收集的信息进行高级数据分析,制订辅助技术策略,进行模式识别和风险识别。重症监护医师在院内通过特大型视频监控器,不间断地收集每个居家重症患者的详细数据,通过安装在患者房间的双向音频和视频系统与患者沟通,为居家重症监护现场的医疗团队提供支持,指导家庭巡诊医护人员实施治疗,使得一些患者在家里也能够获得全天候的医疗监护服务。

(黄守勤 杨秋波)

第四节　人工智能、可穿戴设备应用

一、人工智能

人工智能（AI）对于现代人来说不是一个陌生的名词，医疗健康人工智能的许多应用场景已经走出实验室，来到了公众的身边。人工智能的迅速发展深刻改变着人类社会生活、改变着世界。未来，随着互联网、大数据、超级计算、传感网、脑科学等新型信息技术的发展及其在医疗健康领域的广泛应用，医疗健康领域人工智能应用将呈现出深度学习、跨界融合、人机协同、群智开放、自主操控等新特征，为公众提供更多个性化、多元化、高品质的医疗健康服务。

人工智能指计算机像人一样拥有智能能力，是一门融合计算机科学、统计学、脑神经学和社会科学的前沿综合学科，可代替人类实现识别、认知、分析和决策等多种功能。人工智能发展的一个很重要的分支便是机器学习，它的核心目的是让计算机拥有像人一样的学习能力。而深度学习是通过构建具有很多隐藏的机器学习模型和海量的训练数据，来学习更有用的特征，从而提升分类或预测的准确性。随着医疗信息化和生物技术的高速发展，医疗数据的类型和规模正以前所未有的速度快速增长，数据爆炸已让医疗卫生行业特别是互联网医院真正迈入大数据人工智能时代。

近年来，人工智能在医疗卫生领域内的应用主要有：

（一）医学影像辅助诊断

传统医疗场景中，培养优秀的医学影像专业医师所用时间长、投入成本大。人工读片时存在主观性太大、信息利用不足的问题，影像医师在判断过程中容易出现误判。有研究统计，医疗数据中有超过 90% 的数据来自医学影像，由于影像诊断过于依赖人的主观意识，容易发生误判、误读。人工智能通过大量学习医学影像，可以帮助医师进行病灶区域定位，减少漏诊、误诊。

人工智能技术在医学影像中的应用，主要是利用计算机视觉技术对医学影像进行快速读取和智能诊断。医学影像数据是医学数据的一个重要组成部分，人工智能技术能快速、准确地标记异常结构，从而提高影像分析的效率，为放射科医师提供参考。改进影像分析效率可以使放射科医师有更多的时间来关注需要更多解释和判断的内容审查，这有可能缓解放射科医师供应短缺的问题。

影像学检查是疾病早筛的重要环节，人工智能的引入有助提升医学影像学科工作效率，减轻医务人员工作负担，减少误诊漏诊现象的发生。现今，人工智能已经可以在肺结节、乳腺癌、眼底疾病、皮肤癌等疾病的辅助诊断方面取得了诸多成果。

（二）临床辅助诊疗

智能诊疗是人工智能在医疗领域十分重要、核心的应用场景，是将人工智能技术应用于疾病诊疗中，计算机可以帮助医师进行病理诊断、体检报告等的统计，通过大数据和深度挖掘等技术，对患者的医疗数据进行分析和挖掘，自动识别患者的临床变量和指标。计算机通过"学习"相关的专业知识,模拟医师的思维和诊断推理,进而给出可靠诊断和治疗方案。中国老年保健协会阿尔茨海默病分会联合阿里巴巴达摩院,2022 年推出全国首个阿尔茨海默病 AI 筛查小程序,已通过医学验证,手机上就可自助完成筛查,只需 10 分钟左右。专家表示,希望以此弥补基层医疗资源不足,推动阿尔茨海默病的大范围公益筛查。

临床决策支持系统是为医护人员在临床诊疗过程中提供决策支持的系统。目前国内外的临床决策支持系统多以临床诊疗指南为基础而建立的,这种做法可以使临床医师的诊治规范化,但也存在着临床诊疗的灵活性、差异化等问题。智能诊疗就是将人工智能技术用于辅助诊疗中,让计算机"学习"专业医师的医疗知识及临床经验,模拟医师的思维和诊断推理,从而给出可靠的诊断和治疗方案。IBM Watson 是目前人工智能在辅助诊疗中成功应用的案例之一,早在 2012 年,它就已经通过了美国的执业医师考试,并且能够为多家医院提供基于人工智能的医疗辅助服务。在多年来的发展进程中,Watson 已经能够提供肺癌、结肠癌、乳腺癌以及前列腺癌等多种癌症的诊断服务。它可以在极短的时间内阅读大量的医学论文、治疗方案以及医学专著等,获取丰富的医学知识,不断完善自身人工智能系统。

(三)智能健康管理

人工智能在互联网医院健康管理方面的应用主要有风险识别、虚拟护士、精神健康、在线问诊、健康干预以及基于精准医学的健康管理。通过人工智能的算法,人们不仅可对个人的健康状况进行精准化把握,还可通过大数据把握传染性和季节性疾病的发展状况,从而做出相应的应对措施,可为人类提供高质量、智能化与日常化的医疗护理服务。根据人工智能而建造的智能设备可以监测到人们的一些基本身体特征,如饮食、身体健康指数、睡眠等,对身体素质进行简单的评估,提供个性的健康管理方案,及时识别疾病发生的风险,提醒用户注意自己的身体健康安全。

随着人工智能的不断发展和应用,健康管理服务也有了新的突破,特别是以运动、心律、睡眠等检测为主的移动医疗设备的发展。利用智能仪器对人体、血压、心率、脂肪率等多种健康指标进行检测,将采集的健康数据上传到云数据库,形成个人健康档案,通过数据分析,制订个性化的健康管理方案。与此同时,通过了解用户的个人生活习惯,利用人工智能技术处理数据,对用户的整体状况做出评价,辅助健康管理者帮助用户计划每日的健康安排、健康干预等。同时,借助可穿戴设备和智能健康终端,对患者生命体征进行实时监控,预知险情并处理。

(四)虚拟助手

通过语音识别、自然语言处理等技术,一方面可基于机器学习用于智能分诊、诊断辅助和电子病历书写;另一方面可基于知识图谱用于智能辅助诊断和用药推荐。基于语音识别技术,可以记录医师和患者之间的互动过程,以及病情发展的电子化文档,包括病案首页、检查结果、住院记录、手术记录、医嘱等。语言识别技术为医师撰写医疗记录,给普通患者进行导诊带来很大方便,将患者的病情描述与标准的医疗指导相比较,采用语音识别、自然语言处理等技术,为使用者提供医疗咨询、自诊、导诊等服务。智能化语音输入可以解放医师的双手,帮助医师用语音输入完成资料查询、文献的精确性推送等工作,并根据医师口述的医嘱,将患者基本信息、病历、病史、检查指标、检查结果等内容构成结构化的电子病历,大大提高了医师的工作效率。

(五)医院智能管理

人工智能在医院管理应用上主要有:①优化医疗资源配置,根据医院的情况,制订实时的工作安排,优化医院的服务流程,最大限度利用现有医疗资源;②实现预测患者住院时长、住院费用、预后及转归,及预测随天气变化某科室/病种入院患者流量等;③通过大数据分析总结医院存在的问题,并给出解决方案,降低医疗风险及弥补医院管理漏洞,从而降低医院成本、增加医院的收入。

(六)医疗机器人

机器人在医疗领域的应用非常广泛,比如智能假肢、外骨骼和辅助设备等技术修复人类受损身体,医疗保健机器人辅助医护人员的工作等。目前,关于机器人在医疗界中的应用研究主要集中在外科手术机器人、康复机器人、护理机器人和服务机器人方面。用于医疗或辅助医疗的智能医疗机器人,根据它的用途不同,可分为临床医疗机器人、护理机器人、医用教学机器人以及服务于残障人士的机器人等。伴随着机器人在医疗领域中应用的日益广泛,以及各个诊疗阶段的广泛应用,医用机器人特别是外科手术机器人已成为机器人领域中的"高需求产品"。常规手术中,医生需要较长时间手持器械,保持高度紧张状态,手术机器人的广泛应用大大提高了医疗技术。外科机器人视野更宽,手术更精确,有助于患者伤口愈合,减少创伤、减少出血面积、缓解疼痛等。人们所熟悉的达·芬奇机器人由手术台和可远程控制的终端组成,手术台机器人有3个机械手臂,每个手臂各司其职且灵敏度远超于人类,可轻松进行微创手术等复杂困难的手术。手术机器人的终端控制界面可将整个手术二维影像过程高清还原成三维图像,由医师监控整个过程。

二、可穿戴设备

可穿戴设备即直接穿在身上,或是整合到用户的衣服或配件的一种便携式设备。可穿戴设备是一种可采集医疗级的各类生理体征参数的智能终端,监测数据可连接到互联网医疗平台,如远程心电、远程血压、远程血糖、居家睡眠等。可穿戴设备不仅是一种硬件设备,更需要通过软件支持以及数据交互、云端交互以实现其强大的功能。研发柔性可穿戴、生物兼容的生理监测系统,通过无线传感技术与可穿戴设备结合,可对医院内的药品、设备、患者、环境、医疗行为进行智能监控与管理。在医疗健康领域,可穿戴设备应用越来越广泛,不仅为慢性病管理带来丰富的应用,还可为孕产妇与新生儿提供健康监测与管理。

(一)脑部监测穿戴设备

为了弄明白橄榄球运动员是如何在比赛中伤到脑部的,具体又有哪些指标会受到影响,来自英国埃塞克斯大学(University of Essex)的研究团队与可穿戴技术公司合作开发了一款人工智能可穿戴设备,专门用于收集橄榄球运动员在比赛中的脑部数据。该人工智能设备使用功能性近红外光谱结合认知测试监测大脑活动情况,收集大脑氧合水平、一般血流差异等认知关键指标数据,并评估持续低水平撞击的位置和相应影响,从而判断使用者的脑部是否会在橄榄球运动中受到损伤,以及以何种方式受到损伤。

(二) 手表式的心电图监测仪

手表式的心电监测仪,患者戴着手表就可以记录当时的心电图情况。手表式心电监测达成相对容易。因为只要任意的两个肢体就可以构成一个导联。比如左手戴着手表,手表的底盘接触到手臂是一个电极,手表表面的金属片是一个电极,只要你把右手搭在手表表面,或者手表贴近自己的胸口皮肤也能构成一个导联,或者干脆单极也能构成一个导联。当然,手表心电图还达不到心电图的精度,但它却能突破时间的限制,从 72 小时,到 7 天,乃至1 个月,都可以 24 小时佩戴着它随时记录你的心电图情况。

(三) 可穿戴的除颤仪

自动体外除颤器在我国还未完全普及,这是一种简便的自动体外除颤仪。有些患者非常容易诱发恶性心律失常,针对此类高危患者医师会建议他植入一种叫 ICD 的仪器,它像起搏器一样,植入体内后可以监测人体心律的情况,当出现恶性心律失常的时候,它可以通过超速抑制或除颤来挽救人的生命。

当然,医疗健康领域的可穿戴设备远不止上述几种。人工智能、可穿戴设备带来经济社会建设发展的新机遇,也因其不确定性带来了不少新挑战。当可穿戴医疗设备连接上人工智能,辅以大数据分析,越来越多人的数据被采集,可能会引发数据安全和隐私泄露等一系列问题。科技创新、发展是一把双刃剑,医师当然希望能更了解患者情况,而患者也很可能不愿意把自己的健康状况公之于众。因此,在不断支持科技创新发展的同时,也要重视人工智能法律伦理的基础理论问题研究,让人们能够最大限度享受到人工智能应用带来的高质量服务和更便捷的生活。

(杨秋波　黄守勤)

第八章

互联网医院术语及英汉互译

　　本章梳理互联网医院、互联网诊疗、远程医疗相关的术语及其定义,并进行中英文对照,同时对互联网医院术语中英互译的形式、技巧、方法等进行探讨。

第一节　互联网医院基本术语

　　互联网医院是新兴业态,涉及临床诊疗、公共卫生、信息工程、执法监督等多个领域,新技术的引入与应用产生了不少新概念,需要用专业词汇来诠释这些新技术、新概念、新事物,许多新生词汇应运而生。当下,互联网医院缺乏一套基本术语定义明确、语义语境无歧义的术语体系,一些核心词汇缺少标准的定义和解释,学者的理解存在一定差异,影响了在互联网诊疗时信息提取、转换、存储、发布、交换等操作的一致性和可比性。各家医院信息系统互不兼容、术语定义不一致,使得医疗信息不能有效共享,互联网医院之间开展交互式联网较为困难,制约了互联网诊疗、互联网医院的快速、健康发展。有些新媒体在宣传、推广"互联网＋医疗健康"服务时,使用一些不科学的名词、术语,既造成概念混淆不清,也给学术交流、贸易交往带来诸多不便。因此,有必要加强互联网医院术语标准的研究与制订,提供一套统一的编码和术语集,推动诊疗信息、数据在不同医疗机构、不同软件系统和不同区域之间进行交换和共享。

一、互联网基本术语

　　除第一章第一节中介绍的网络、第五代移动通信技术、以太网、关系数据库、大数据、云计算、人工智能、区块链、机器学习外,涉及互联网技术的术语和定义十分广泛,以下是另外一些与互联网医院、互联网诊疗息息相关的基本术语:

　　1. 物联网(internet of things)　通信网和互联网的拓展应用和网络延伸,它利用感知技术与智能装置对物理世界进行感知与识别,通过网络传输互联,进行计算、处理和知识挖掘,实现人与物、物与物信息交互和无缝链接,达到对物理世界实时控制、精确管理和科学决策的目的。

　　2. 元宇宙(metaverse)　利用科技手段进行链接与创造的,与现实世界映射与交互的虚拟世界,具备新型社会体系的数字生活空间。元宇宙本质上是对现实世界的虚拟化、数字化过程,是基于扩展现实技术提供的沉浸式体验。

　　3. 数据安全(data security)　以数据为中心的安全,保护数据的可用性、完整性和机密性。

　　4. 数据脱敏(data desensitization)　对敏感信息进行数据变形处理,实现对敏感隐私信息的保护。

5. 态势感知（situation awareness） 认知一定时间和空间内的环境要素,理解其意义,并预测它们即将呈现的状态,以实现决策优势。

6. 虚拟现实（virtual reality,VR） 综合利用计算机图形系统和各种现实及控制等接口设备,在计算机上生成的,可交互的三维环境中提供沉浸感觉的技术。

7. 增强现实（augmented reality,AR） 通过将三维内容投射到某个介质上,呈现真实的人、场景与虚拟物体结合效果。它与虚拟现实最大的不同是其中多了现实世界的东西,现实与虚拟融合。

8. 按时间成本（cost per time,CPT） 这种方式的特点是按用户使用时长或使用周期计费,可以从根本上杜绝刷流量、激活作弊,是真实、有效的营销方式之一。

二、互联网医院、互联网诊疗相关术语

1. 互联网医院（internet hospital） 以实体医院为基础,经卫生健康行政主管部门审批设置,利用"互联网+"技术提供线上诊疗相关服务的医疗机构。

2. 互联网诊疗（internet-based diagnosis） 医疗机构注册的医生通过互联网医院开展部分常见病、慢性病复诊和"互联网+"家庭医生等服务。

3. 复诊（subsequent visit） 在《医疗机构执业许可证》登记的执业范围内,患者在一定时间内到相同专业科室对已被确诊的疾病(主要包括常见病和慢性病)进行再次就诊的活动。

4. 身份认证（identity authentication） 也称为"身份验证"或"身份鉴别",是指在计算机及计算机网络系统中确认操作者身份的过程,以确定该用户是否具有对某种资源的访问和使用权限,进而使计算机和网络系统的访问策略能够可靠、有效地执行,防止攻击者假冒合法用户获得资源的访问权限,保证系统和数据的安全,以及授权访问者的合法利益。

5. 实名认证（identity verification） 以直接或间接的方式,经身份证件签发机构提供的相关验证渠道,对用户资料真实性进行验证。

6. 电子认证服务（certificate authority,CA） 即CA认证,是指为电子签名相关各方提供真实性、可靠性验证的活动。其中,CA电子证书指的是CA认证机构为每个使用公开密钥的用户发放一个数字证书,用于识别验证用户的身份;CA电子签名指的是医师在开具电子处方时使用CA电子证书进行签名验证的过程,用于保证电子处方的安全性、真实性、可靠性和不可抵赖性。

7. 居民健康卡（resident health card） 是中华人民共和国居民拥有的,在医疗卫生服务活动中用于身份识别,满足健康信息存储,实现跨地区和跨机构就医、数据交换和费用结算的基础载体,是计算机识别的CPU卡。

8. 电子健康卡（electronic health card） 即居民健康卡的电子化,是基于电子健康档案、电子病历和三级信息平台,实现医疗卫生服务跨系统、跨机构、跨地域互联互通和信息共享所必须依赖的个人信息基础载体,使居民健康卡的线上应用延伸与服务形态创新,同时能实现对医院就诊卡、妇幼保健卡、计划免疫卡以及身份证、社保卡、银行卡等各类原有健康服

务介质的"兼容使用"和"注册管理"。

9. 医保电子凭证（electronic voucher for medical insurance） 全国医保信息平台为医保相关的参保人、经办人员、医护人员、定点医药机构、医药企业等颁发的统一标识信息。

10. 电子处方（electronic prescription） 采用信息技术，在诊疗活动中填写药物治疗信息，开具处方，并通过网络传输至药房，经药学专业技术人员审核、调配、核对，并作为药房或药店发药和医疗用药的医疗电子文书。

11. 处方流转（circulation of prescriptions） 电子处方在医疗、医药机构内及机构间发送、接收、互认的过程。

12. 线上质控（online quality control） 对互联网医院诊疗服务要素、过程和结果进行质量管理与控制。

13. 互联网医院监管平台（supervision platform of internet hospitals） 由省级卫生健康行政部门建立，对互联网医院及医师真实性、诊疗行为合规性、药品处方合理性和诊疗过程等进行实时监管与预警。

14. 在线支付结算（online payment and settlement） 患者在互联网医院就诊过程中产生的诊查费、远程医疗服务费、处方药品费、物流配送费等费用，通过在线支付方式结算，包含自费支付与医保结算。

15. 计算机辅助诊断（computer-aided diagnosis，CAD）或计算机辅助检测（computer-aided detection，CAD） 通过影像学、医学图像处理技术以及其他可能的生理、生化手段，结合计算机的分析计算，辅助发现病灶，提高诊断的准确率。现在常说的 CAD 技术主要是指基于医学影像学的计算机辅助技术，与计算机辅助检测的区别在于，后者重点是检测，计算机只需要对异常征象进行标注，在此基础上进行常见的影像处理，无须进行进一步诊断。即，计算机辅助诊断是计算机辅助检测的延伸和最终目的，相应地，计算机辅助检测是计算机辅助诊断的基础和必经阶段。

三、远程医疗相关术语

远程医疗与互联网以及互联网医院、互联网诊疗既有共同的术语系统，又有基于其自身特点的专用术语。

1. 远程医疗信息系统（telemedicine information system） 采用现代通信、电子和多媒体计算机技术，依托区域性信息平台或多个医疗机构之间的信息网络，实现医疗信息的远程采集、传输、处理、存储和查询，对异地患者实施咨询、会诊、监护、查房、协助诊断、指导检查、治疗、手术、教学、信息服务及其他特殊医疗活动的信息系统，实现各个医疗机构之间一对一、一对多、多对一的远程医疗服务。

2. 远程会诊（remote consultation） 医疗机构之间利用通信技术、计算机及网络技术，采用离线或在线交互方式，开展异地指导检查、协助诊断、指导治疗等医疗活动。

3. 远程诊断（remote diagnosis） 邀请方和受邀方建立对口支援或者形成医疗联合体等合作关系，由邀请方实施医学影像、病理、心电、超声等辅助检查，由受邀的上级医疗机构进行诊断，具体流程由邀请方和受邀方通过协议明确。

4. 远程心电诊断（remote electrocardiograph diagnosis） 由邀请方向受邀方提出申

请并提供患者临床资料和心电图资料,由受邀方出具诊断意见及报告,包含动态心电监护资料的远程诊断。

5. 远程影像诊断(remote medical image diagnosis) 由邀请方向受邀方提出申请并提供患者临床资料和影像资料,包括放射影像资料、超声影像资料以及视频资料,由受邀方出具诊断意见及报告。

6. 远程病理诊断(remote pathology diagnosis) 由邀请方向受邀方提出申请并提供患者临床资料和病理资料,由受邀方出具诊断意见及报告。

7. 远程重症监护(remote intensive care) 由邀请方向受邀方提出申请并提供重症患者临床资料,包括实时在线的监护信息、放射影像资料、超声影像资料以及视频资料等,由受邀方出具诊断意见及治疗指导意见。

8. 远程手术示教(remote surgery demonstration) 通过远程会诊技术和视频技术的应用,对临床诊断或者手术现场的手术示范画面影像进行全程实时记录和远程传输,使之用于远程手术教学。

9. 远程医学教育(distance medical education) 通过远程医疗信息系统,授课专家通过实时音视频和课件等方式为基层医师提供业务培训、教学以及技术支持。

10. 远程双向转诊(remote two-way referral) 医务人员根据患者病情治疗的需要,在各级医疗机构之间实现转诊的过程。邀请方不具备患者病情治疗所需的技术和设备时,可以通过远程医疗信息系统向受邀方提出转诊申请;或受邀方根据患者病情的治疗进展,认为无须继续在受邀方治疗,可以将患者转到基层医疗机构继续治疗。

11. 远程胎心监护(remote fetal heart monitoring) 利用远程胎心监护仪等可穿戴的智能设备,充分发挥5G互联网技术优势,借助智能手机和网络实现胎儿的生理信息及医学信息传送与分析,由人工智能及专业医师解读并给出建议的一种远程医疗服务。

12. 视频会议(video conference) 又称线上会议,位于两个或多个地点的参会人员,通过通信设备和网络,举行集语音、图像、数据为一体的交互式多媒体会议。

四、英语缩略语

互联网医院文本较多使用缩略语,使得行文更加简洁、严谨、规范,有利于业内交流与技术有效传播,这是互联网医院文本的一个重要特征。缩略语一般应符合行业规范以及国际通用标准。

以下是互联网医院文本中常见的部分缩略语:

HIS:医院信息系统(hospital information system)

LIS:检验信息系统(lab information system)

RIS:放射信息系统(radiology information system)

PACS:图像归档和通信系统(picture achiving and communication system)

PEIS:体检信息系统(physical examination information system)

EMR:电子病历(electronic medical record)

EHR:电子健康档案(electronic health record)

ID:患者身份标识(identity)

IP：互联网协议（internet protocol）

IPSec：IP 安全协议（internet protocol security）

LDAP：轻型目录访问协议（lightweight directory access protocol）

TCP/IP：传输控制协议 / 网际互联协议（transmission control protocol/internet protocol）

HTTPS：超文本传输安全协议（hypertext transfer protocol security）

H.264/AVC：高度压缩数字视频编解码器标准（high efficiency video coding/advanced video coding）

H.323：标准的音视频传输协议（audio video protocol）

B/S：浏览器 / 服务器模式（browser/server）

IHE：医疗信息集成标准（integrating the healthcare enterprise）

HL7：卫生信息交换标准（health level 7）

DICOM3.0：医学数字影像和通信标准 3.0（digital imaging and communications in medicine 3.0）

ICD：国际疾病分类（international classification of diseases）

DNS：域名服务器（domain name server）

ESB：企业服务总线（enterprise service bus）

ETL：提取转换加载（extract transform & load）

DIS：数据集成服务（data integration service）

GK：网守（gatekeeper）

GW：网关（gateway）

GDTP：通用数据传输平台（general data transfer platform）

HDMI：高清晰多媒体接口（high definition multimedia interface）

LED：发光二极管（light emitting diode）

PC：个人计算机（personal computer）

MAC：消息鉴别码（message authentication code）

MCU：多点控制单元（multipoint control unit）

QoS：服务质量（quality of service）

SIP：会话初始协议（session initiation protocol）

SMP：标准管理规程（standard management procedure）

SOA：面向服务架构（service oriented architecture）

SRTP：安全实时传输协议（secure real-time transport protocol）

TLS：传输层安全（transport layer security）

VGA：视频图形阵列（video graphics array）

VPN：虚拟专用网（virtual private network）

XML：可扩展标记语言（extensible markup language）

APP：应用软件（application）

OCR：光学字符识别（optical character recognition）

FAQ：常见问题解答（frequently asked questions）

（陈　沂　黄守勤　杨秋波）

第二节 互联网医院术语英汉互译

一、互联网医院术语渊源

（一）直接借用其他科技术语

科学技术的发展不仅为科技英语提供了极其丰富的词汇，也成为现代英语新词首要的、最广泛的来源。科技术语具有严密性、简明性、单义性、系统性、名词性及灵活性等特点，伴随科学技术快速发展的脚步，英语科技词汇产生速度快、数量多，呈现出专业性强、概念复杂、语义严格等诸多特征。计算机专业技术词汇（包括大量缩略语）多数译自英语，属于科技术语的范畴。互联网医院英语一部分术语直接来自或借用了其他如数学、物理等方面的科技术语，或在其他科技术语定义的基础上进行改造与引申。

（二）赋旧词以新义

在原先词汇基本语义的基础上，结合语言情境，对原有词汇的概念进行必要的延伸。如在其他领域适用的通用词汇，在互联网领域中使用时赋予了新的含义，这种新含义区别于普通含义却高于普通含义，比普通含义更加具体。例如，在计算机问世后，本指计算者的"computer"就指代"计算机"，本指记忆的"memory"具有了"内存"的含义，而老鼠"mouse"译为"鼠标"，本指天使的"angel"在计算机技术语言里却指"干扰反射"，等等。在翻译实践中，普通词汇专业化的特点往往对译者的准确理解造成障碍。译者如果不了解普通词汇在专业领域的含义，并与其通用语义区分，翻译过程中易拘泥于表面词义或单一语义，从而引发误译。因此，在科技术语翻译过程中，遇到来源于普通词汇的专业术语时，译者应该根据该词的基本含义进行分析、仔细甄别以确定正确的目的语表述，而不是臆测杜撰，以免一词多义或同义词混淆而导致译词误选。

（三）重构新术语

术语是专业领域的概念性名词，应用范围局限于某些专业，其词形固定，词性单一，不容易混淆。科技英语术语的语义具有明确的层次结构，简明扼要，相对固定，具有国际通用性。新构的术语以派生词、复合词、缩略语居多。

1. 加词缀组成的派生词　派生词主要依靠加词缀组成的，派生词缀的主要功能是限定词根的意思，或确定词根的方向，与词的表意有重要的联系。派生词缀一般又分为前缀、后缀，具有很强的构词能力和表达能力，并且简洁达意，不同的搭配产生不同的语义，形成意义明确固定的新术语，这是计算机术语构成的重要方式之一。

2. 自由词素构成复合词　复合词通常由两个或两个以上自由词素构成，主要有复合名词、复合形容词、复合动词等，计算机英语中常见的术语主要为复合名词和复合形容词两类。

（四）大量使用缩略语

由于缩略语书写方便、简洁、容易识别和记忆，在计算机术语中存在大量的词汇缩写和缩略形式。缩略语的使用可以帮助压缩科技文本的篇幅,加快专业人士的阅读速度。计算机术语缩略词多属于国际通用的软件、设备、技术或系统的名称。如 central processing unit 缩略成 CPU,artificial intelligence 缩略成 AI,5th generation 缩略成 5G,这些词一经被缩略,简洁易记,读起来朗朗上口。

二、互联网医院术语英汉互译的难点

(一) 文化差异

翻译活动是促成全球多元语言与文化差异进行交流的主要途径。中外关于"互联网 + 医疗健康"的定义、内涵、准入以及支付机制存在很大的差别。以美国为例,在其医疗语境中的"互联网 + 医疗服务"的概念均使用"telehealth"(远程医疗)与"telemedicine"(远程医学)。"telehealth"指无须身体接触,向患者提供护理和服务的电子、电信技术和服务,即一个地方的临床医师使用电信基础设施远距离向患者提供医疗服务。"telemedicine"的概念更加广泛,包含了远程临床服务和非临床服务,其中非临床服务如了解健康指数、提供预防性健康支持和医学教育等,远程医学可以通过不同的电信平台进行,包括纯音频或者综合视听。尽管有学者呼吁应严格区分两者,但美国远程医学协会(American Telemedicine Association)与美国医疗保险支付咨询委员会(Medicare Payment Advisory Commission,MedPAC)认为两者均指通过应用通信技术从一个地点到另一个地点交换医疗信息,以改善患者的临床健康状况,其大致包含远程初级卫生保健和会诊、远程监测、远程诊断三类。在我国,"互联网 + 医疗服务"分为以互联网诊疗、远程医疗为主要形式的"严肃医疗"以及不从事诊疗业务的医疗健康信息服务两大类,就准入而言提出了"互联网医院"的概念,在执业许可、诊疗范围、病种管理、医保支付上都与美国有较大的差异,除了远程医疗相关术语基本可以互通外,其他术语互译困难较大,无法互相精准匹配使用术语。如"internet hospital"(互联网医院)的术语名称在美国的医疗体制术语中几乎不存在。

(二) 传统词典更新滞后

互联网时代日新月异,新的词汇层出不穷,而传统词典(包括英语词典)的编撰一般要经历编纂细则、参考书目、体例规定、审读原则、修订方案等一系列流程,而且词典多收录有相当固定定义的词汇,这一特点使得传统词典无法满足讯息快速变化的翻译需求。译者有时很难从传统词典中查到所需的最新科技术语的对应词。传统词典中关于互联网的词汇一部分是直接从西方引入,并不符合中文表达习惯,一些新的名词缩写在词典中也并未收录。就中文术语英译而言,最大限度地忠实于中文本意,又便于国外受众理解的英文翻译,很难在传统汉英词典直接获取。

(三)"汉译英"比重上升

世界各国之间的经济、政治与文化交流需要突破语言差异的障碍。我国部分科技领域已实现了从跟跑到并跑、领跑的历史性跨越,中国正成为具有重要国际影响力的科技创新大国。在这种时代背景下,文化交往、术语翻译从原先由西方发达国家的"单向输入"转向了日益频繁的中西方"双向交流",互联网技术领域亦呈现出这样的特点,因此对其术语英汉互译,特别是对汉译英提出更多的新任务、新要求。

三、互联网医院术语英汉互译的方法

(一)遵循术语翻译的规律与标准

科技术语的翻译有其自身的规律与标准,英汉互译应优先参照科技术语权威规范原则及相关的国家标准和行业规范。

1. 科技术语的定名 全国科学技术名词审定委员会《科学技术名词审定原则及方法》(修订稿)提出科技术语定名原则包括单义性、科学性、系统性、简明性、民族性、国际性、约定俗成和协调一致原则。出现新术语时,术语定名要保证在一个特定领域一个特定术语表示一个概念(单义性),一个特定概念由一个优先术语表示,从而避免歧义,而多义词和同义词会引起歧义。GB/T 10112—2019《术语工作 原则与方法》指出术语学讨论的概念间相互关系,比如层级关系中,根据概念间的包含关系,可将概念区分为上位概念和下位概念,以及处于同一层面的并列概念,区分属(大概念)种(小概念)关系和整体 - 部分关系。专业领域往往采纳优先术语(preferred term)。

《学术出版规范科学技术名词》界定了"规范名词"(standard term)和"异名"(synonym)。"规范名词"指由国务院授权的机构审定公布、推荐使用的科学技术名词,简称规范词。"异名"指与规范名词指称同一概念的其他科学技术名词,包括全称(full term)、简称(simplified term)、又称(alternative term)、俗称(common term)和曾称(obsolete term)。使用的一般要求指出,应首选规范名词,不同机构审定公布的规范名词不一致,可选择使用,同一机构对同一概念的定名在不同的学科或专业领域不一致时,宜依据出版物所属学科或专业名词选择规范名词。尚未审定公布的科学技术名词,宜使用单义性强、流通广、符合中文语言习惯、贴近科学内涵或行业惯用的名词。同一出版物使用的科学技术名词应一致。

2. 术语翻译的共识 GB/T 19682—2005《翻译服务译文质量要求》提出基本翻译质量标准是忠实原文、术语一致和行文通顺,其中将术语不准确、不统一、不符合标准或惯例,或专用名词错译列为译文质量差错类型之一。翻译研究界也积累了一些术语翻译标准经验,即优先查阅并使用标准术语,缺少标准术语时,根据含义和定名原则翻译,根据科技译文交际功能,保证译文区分度(即普通词和技术词)。英语科技新词如出现多种翻译时,在意义含混情况下不必强行统一,可罗列各种表达,为可能的术语统一做准备,并且科技新词定名需要及时,打破学科界限,不同学科专家协商,包括一线领域专家、语言学和翻译学等方面的专家。因此,准确、简明、一致、规范应成为科技术语翻译质量的基本标准,其中准确即概念、语义准确,简明即简洁易懂,一致即考虑互文性、系统性和约定俗成,尽量一个学科领域只用一个术语表达,有多种译法要尽量统一整理列出各种译文,视情况统一或保留,选择优先术语,而规范要求即符合专业和行业规范。

(二)互联网医院术语翻译常用方法

互联网医院术语的翻译方法与技巧主要有翻译程序法、词典法、搜索法。程序法的翻译技巧又分为关键词梳理与澄清、筛选、假设、验证,通过有序的翻译程序,获取最准确的翻译内容。

1. 参照标准 互联网医院涉及两大术语体系,一是互联网术语标准化体系,二是医学术语标准化体系,这两个体系建设虽然已取得一定成果,但由于起步较晚,主要以国际标准的引进和翻译为主。互联网医院术语实现英汉互译的一个重要支撑,就是要加快互联网医院两大术语体系标准化建设,统一、规范术语标准的数据、词条、句法、语义、语用等,解决好数据源间术语异构问题,实现各系统底层数据的标准化、规范化。

(1) 译名尽可能与现行规范保持一致:互译过程中,译名的选择应参考国内外相关法规和标准,积极引用适宜的国际标准或国家标准。以最新出版的国内外标准和文献为基础和参考,尽可能与现有的最新版本的标准和文献保持一致。如以往国内常用的"带虫者""带菌者""病毒携带者"(carrier),现在为了和世界卫生组织的通用文件相一致,多修改为"无症状感染者 asymptomatic case"。定义互联网医院术语、数据等专用属性时,要与已颁布的其他卫生信息基本数据集中的数据元基本一致。

(2) 译名遵循"副"词服从"中心"词的原则:科技英语术语中,复合名词的修饰词大多出现在中心词的前面,因为修饰词有时不止一个,因此在分析和翻译时,一定要注意分析修饰词的指向,并根据英语复合词的结构规律采用顺译与根据词义调整词序相结合的翻译方法。中英文互译过程中,为防止科技术语使用标准不一、相互矛盾,应根据副科的定名服从主科定名的原则,尽量使主科术语译名与其他学科统一,不少计算机词汇译名就采用了无线电词典中的译名。

(3) 译名选择需与时俱进、动态调整:互联网术语更新迭代迅速,在译名、译法选择时要注意及时吸收近年来互联网医院建设、运营实践中新出现的外来术语或是国内业界新涌现出来并被接受的词汇(如智慧医学 smart medicine),体现最新发展水平,同时剔除一些已经过时、不具有互联网医疗行业特定表达意义的术语。同时,基于网络的互文性,可借助搜索引擎、数据库等搜索文本、图片和超链接等了解行业术语使用情况,根据准确、简明、一致、规范的总体标准选择合适的翻译策略,以获得明确、约定俗成并符合专业规范的翻译。

2. 类比翻译 由于互联网文本的严谨性和简洁性,加之有关技术发展,使词汇的更新出现一定的规律性,翻译时可以根据已有译法进行类比翻译。提高互联网专业词汇英汉翻译的规范统一性是互联网文本英汉翻译精确性的保障。同时,为确保专业表达的一致性,译者应该严格遵循行业标准或者采用国际通用词汇进行表达。

3. 检索翻译 翻译活动是一个不断查阅生词、不断累积词汇的过程。互联网信息时代,丰富的共享资源及语言研究资料为翻译活动提供了有益的帮助。词典法即查词典,翻译活动面临生词时,词典是解决生词困境的最佳选择,在丰富的互联网词典软件之下,许多生词可通过互联网词典来查询。一般的搜索法指通过浏览器搜索相关翻译资料,搜索法中的超级扩展法、高级学术搜索,以及搜索关键词等技术都是解决翻译困境的有效方法。

4. 语境分析 "语境"即语言使用的环境。术语具有多模态应用的特征,同一术语在文本、图片、图表、动画、语音、网页、音频、视频等不同模态中可能会有不同的存在。科技术语翻译往往要考虑多模态大数据语境,借助于具体的语境提供的各种线索做出合理的分析、推理、判断。翻译时要充分利用多模态大数据的资源,尽可能基于网络海量大数据进行翻译检索,在海量大数据多模态语境中查证,尽可能将术语概念与实物图片、图像、音视频、超媒体信息等相关资源对应,以获得最优翻译。

(陈 沂)

参考文献

[1] 中国政府网.国务院办公厅关于促进"互联网＋医疗健康"发展的意见[EB/OL].(2018-04-28)[2020-08-09].http://www.gov.cn/zhengce/content/2018-04/28/content_5286645.htm.

[2] 中国政府网.卫生健康委员会中医药局关于印发互联网诊疗管理办法(试行)等3个文件的通知[EB/0L].(2019-01-20)[2020-08-09].http://www.gov.cn/gongbao/content/2019/content_5358684.htm.

[3] 国家卫生健康委员会办公厅.国家卫生健康委员会办公厅关于进一步推动互联网医疗服务发展和规范管理的通知[EB/OL].(2020-04-18)[2020-11-10].http://www.nhc.gov.cn/yzygj/s3594q/202005/fddc84a0c623460c89091d92c57385fe.shtml.

[4] 健康界研究院.2020中国互联网医院发展研究报告[EB/OL].(2020-01-10)[2020-02-09].http://ihealth.dxy.cn/article/672915?trace=hot.

[5] 国家卫生健康委员会.医疗卫生机构网络安全管理办法[EB/OL].(2022-09-01)[2022-12-28].http://www.satcm.gov.cn/hudongjiaoliu/guanfangweixin/2022-09-01/27516.html.

[6] 方兴东,钟祥铭,彭筱军.草根的力量:"互联网"(Internet)概念演进历程及其中国命运——互联网思想史的梳理[J].新闻与传播研究,2019(8):43-61+127.

[7] 刘阳,陈光焰,刘谦.海南省三医联动信息平台设计与实践[J].中国卫生信息管理杂志,2021,18(06):743-747+753.

[8] 国家市场监督管理总局,中国国家标准化管理委员会.术语工作 原而与方法[EB/OL].(2019-08-03)[2024-08-30].https://std.samr.gov.cn/gb/search/gbDetailed?id=91890A0DASA080C6E05397BE0A065D.

[9] 张世红,琚文胜,沈韬,等.疫情形势下互联网医疗的发展展望[J].中国数字医学,2020,15(9):15-17+48.

[10] 吴昕霞,王晓添,李慧先,等.不同类型互联网医院运营情况的调查分析[J].中国数字医学,2021,16(4):18-21.

[11] PARK,JEONGYOUNG.Are state telehealth policies associated with the use of telehealth services among underserved populations?[J].Health Affairs(Project Hope),2018,37(12):2060-2068.

[12] 葛芳民,倪亦琪,方向明,等.二三级公立医院建设互联网医院现状研究[J].中国数字医学,2021,16(4):13-17.

[13] 郭建强.互联网医疗相关法律问题研究[J].法制与社会,2018(27):47-48.

[14] 古彦珏,魏东海,曹晓雯,等.互联网医院产生在中国的原因探析[J].中国卫生事业管理,2017,34(6):401-403.

[15] 吴琴琴,周莉,廖邦华,等.互联网医院与实体医院信息交互及业务流程管理研究[J].中国医院,2020,24(3):6-18.

[16] 郭冬,丁涛.互联网医院电子票据应用设计与实践[J].中国数字医学,2021,16(5):107-110.

[17] 张静,水黎明,江志琴,等.宁波云医院的SWOT分析和对策研究[J].中华全科医学,2017,15(2):338-342.

[18] 安健,刘国栋,刘勇,等.互联网医院风险管理的框架研究[J].中国医院管理,2020,40(9):61-63.

[19] 纪磊,刘智勇,袁玉堂,等.互联网医院发展态势分析与对策研究——乌镇互联网医院剖析[J].中国卫生信息管理杂志,2018,15(1):105-110.

[20] 朱劲松.互联网＋医疗模式:内涵与系统架构[J].中国医院管理,2016,36(1):38-40.

[21] 邢娟,谷瑞,勾天瑜,等.ROCCIPI框架下互联网医疗发展的问题识别与分析[J].中国医院管理,2017,37(6):52-54.

[22] 赵林度.远与近:远程医疗服务模式创新[M].北京:科学出版社,2016:115.

[23] 王雯,张梅奎,邱会芬,等.互联网医疗服务研究进展[J].解放军医院管理杂志,2018,25(12):1123-1126.

[24] 夏东杰,刘少霞,等.基于语义的互联网医院评论文本情感分析及应用[J].电脑知识与技术,2017,13(3):180-183.

[25] 方鹏骞,谢俏丽,胡天天,等.论互联网与医疗服务的关系[J].中国卫生政策研究,2016,9(1):65-68.

[26] 努兰别克·哈森别克,矫涌本,许培海,等.区域互联网医院建设与运营服务思考[J].中国卫生信息管理杂志,2021,18(2):218-222.

[27] 张梦倩,王艳辇,钱珍光,等.我国互联网医院发展模式分析 [J].卫生经济研究,2019,36(5):23-26.

[28] 朱海燕,张琳熠,杨骁俊,等.互联网医院模式下的医联体分级诊疗服务探索及初步实践 [J].中国卫生标准管理,2021,12(5):9-13.

[29] 周光华,徐向东,吴士勇.省域互联网医院监管平台需求分析及功能设计 [J].中国卫生信息管理杂志,2020,17(6):721-725.

[30] 吴昕颖,董怡红,毛洁.上海互联网医院发展现状分析 [J].中国卫生监督杂志,2021,28(3):261-266.

[31] 刘宁,陈敏.我国互联网医疗服务模式与应用现状分析 [J].中国卫生信息管理杂志,2016(5):455-460.

[32] 孔祥燕,应菊素,陈慧娟,等.基于信息化构建三级质控体系实现全面护理质量管理 [J/CD].中华肩肘外科电子杂志,2021,9(1):006-010.

[33] 张鹭鹭,王羽.医院管理学 [M].2 版.北京:人民卫生出版社,2014:129-130.

[34] 何光远,赵曙明,施杨,等.VUCA 环境下人力资源管理"四要素"理论模型分析 [J].财贸研究,2020,31(11):65-76.

[35] 杜学鹏,吴晓丹,贾宏明.互联网医院发展的问题识别与对策 [J].卫生经济研究,2021,38(1):22-25.

[36] 高玉兰.公立医院"互联网+"人力资源管理问题研究 [J].锦州医科大学学报(社会科学版),2019,17(1):43-45.

[37] 许培海,黄匡时.我国健康医疗大数据的现状、问题及对策 [J].中国数字医学,2017,15(2):24-26.

[38] 周莉,吴琴琴,廖邦华,等.互联网医院运行现状与发展思路 [J].中国医院管理,2019,39(11):58-60.

[39] 裴莹蕾,姚昱旱,王娅,等.大数据背景下政府主导型互联网医院运营模式研究——基于贵阳市的实践 [J].卫生经济研究,2021,38(8):41-44.

[40] 路娜娜,徐伟,杜雯雯.美国互联网医疗服务的医保支付政策及启示 [J].卫生经济研究,2020,37(10):37-41.

[41] 肖桂金,徐怀伏.美国 Medicare 支付互联网+医疗服务的政策分析与启示 [J].卫生软科学,2022,36(8):90-96.

[42] 马清海.试论科技翻译的标准和科术语的翻译原则 [J].中国翻译,1997(1):28-29.

[43] 广东省药学会.互联网医院处方流转平台规范化管理专家共识 [Z].(2020-04-13)[2020-04-13].http://www.sinopharmacy.com.cn/download/94.html.

[44] 单既桢,崔硕,郑攀.北京地区互联网医疗服务监管平台设计与实现 [J].中国数字医学,2021,16(4):22-25.

[45] 盛军.城市数字化转型:上海互联网医院智能监管创新 [J].上海信息化,2021(1):18-21.

[46] 朱剑清,周銎池,邱智渊,等.互联网诊疗中病案管理制度的建立 [J].中国病案,2022,23(3):3.

[47] 李芸,王惠英,马昕.从"甲骨文"到"互联网":病案管理启示录 [J].中国医院院长,2018(1):2.

[48] 俞天智,杨旭.公立医院自主建设互联网医院的实践与思考 [J].中国卫生质量管理,2021,28(9):9-12.

[49] 崔胜男,周炯,白雪,等.基于互联网诊疗流程的病案管理工作探讨 [J].中国卫生信息管理杂志,2022,1:74-78.

[50] 王骞.基于"互联网+"的医院病案管理新模式研究 [J].卫生软科学,2019,33(5):4.

[51] 李健民.术语翻译与术语标准化的相互助益之策 [J].中国科技术语,2011(2):27-31+40.

[52] 中华人民共和国国家质量监督检验检疫总局,中国国家标准化管理委员会.翻译服务译文质量要求(GB/T 19682—2005)[S].北京:中国标准出版社,2005.

[53] 刘青.中国术语学概论 [M].北京:商务印书馆,2015.

[54] 杨黄海,郑述谱.基于互联网专业术语翻译法 [M],哈尔滨:黑龙江大学出版社,2013.

[55] 朱永生.语境动态研究 [M].北京:北京大学出版社,2005.

[56] 何雪松,罗力.互联网医疗的应用现状和发展趋势 [J].中国卫生政策研究,2018(9):11.

[57] 黄守勤,杨秋波,郑加明."三医联动一张网"信息化建设内涵与外延研究 [J].中国卫生信息管理杂志,2022,19(6):830-834.

[58] 王晓波,李丹.中国互联网医院发展的现状及规制 [J].卫生经济研究,2020,37(11):23-25.

福建省互联网医院发展研究报告
（2022 年）

摘要

目的：在"大卫生、大健康"框架下，全面解析福建省互联网医院建设发展现状、面临的问题与未来发展方向，了解"互联网＋医疗健康"新业态发展需求，为制订互联网医院相关政策、加强互联网诊疗监管提供决策参考。

方法：采用文献回顾、头脑风暴、专家研讨、现场调研、统计分析等方法。基于福建省级机关医院互联网医院实地调研、深度研究的基础上，进一步对福建省内多家互联网医院展开实地调研，并通过问卷调查法收集、汇总、分析医疗保障、卫生健康行政主管部门及全省二级及以上医疗机构相关从业人员对互联网医院建设、运营的意见及建议，分析现状，提出对策。

结果：截至 2022 年 4 月，福建省累计建设互联网医院 43 家，其中开通线上医保结算 9 家，线上注册医师 6 403 人、注册药师 42 人，在线有效咨询 244 968 人次，有效诊疗量 18 643，处方 10 145 人次。

关于互联网医院认知的调查显示：超过一半的受访人员对互联网医院了解但不熟悉，看好互联网医院的未来发展，认为互联网医院的最主要优势是就医方便、快捷，而不能进行体格检查、不能保证结果的准确性则是其最大的不足，大多数医患双方使用互联网医院的习惯尚未养成。

关于互联网医院建设、运营的调查显示：逾八成医疗机构计划建设互联网医院，仅三成医疗机构建成并顺利运营互联网医院；人力、物力、财力投入不足是未建设互联网医院的主要原因，超过一半的医疗机构投入建设互联网医院的资金不足百万；大多数互联网医院缺乏有效运营、业务比较单一；超八成互联网医院使用率低，约七成日均问诊量低于 50 人次。

关于行业规范与政策扶持的调查显示：半数正在贯彻落实地方标准《公立机构互联网医院建设规范》；逾七成受访者认为很有必要出台药品第三方配送的相关政策及规范；近半数受访者认为复诊续方应可以做适当调整，支持探索新的收费政策，认为未来应将更多线上医疗服务纳入医保支付范围。

关于互联网医院监管的调查显示：受访者一致认为应该考虑将互联网诊疗纳入医疗质量控制体系、互联网医院应在其首页公布医疗机构执业许可证；超八成受访者认为监管平台的信息应公开、联动、共享。

结论：近年来，在数字经济新业态引擎的带动下，国家出台一系列利好政策，支持互联网医院可持续健康发展，擘画了就医新格局的美好图景，医疗机构互联网诊疗高质量发展进入新阶段。然而，建而不用、浅尝辄止困扰着当下互联网医院建设与发展，对互联网医院的认知层次偏低、前瞻性不足，互联网医疗行业规范、配套政策亟待完善，互联网诊疗监管力度有待进一步加大。建议将互联网医院纳入健康治理能力现代化建设范畴,与数字福建、健康福建战略深度融合,进一步建立协同机制、完善行业规范、拓展诊疗范围、完善价格政策、加强资金保障;要科学规划布局,明确各级各类互联网医院功能定位,加强复合型人才培养及使用,出台政策支持互联网医院发展;要加强对互联网诊疗全流程监管,厘清互联网诊疗各方的权利义务,创新互联网诊疗事前提醒功能,推进网络诚信体系建设;要加快树立一批互联网医院示范标杆,加强宣传引导,互相交流经验,发挥示范引领作用,推动互联网医院健康发展。

一、前言

福建是数字中国建设的实践起点,2021 年全省数字经济增加值达 2.3 万亿元、增长 15%,占地区生产总值比重约 47%。福建作为全国深化医改先行先试省份、"互联网 + 医疗健康"示范省,"三医联动"信息化建设取得了长足进展,连续承办四届数字中国建设峰会数字健康分论坛和全民健康信息化成果展,取得了良好的社会、经济效益。

福建省重视发展"互联网 + 医疗健康"服务,出台政策大力支持互联网医院建设、拓展互联网诊疗服务,鼓励依托互联网医院开展在线咨询、慢性病复诊、续方等,并将合理的互联网诊疗项目纳入医保支付范围。在传染病疫情防控期间,福建省大批公立互联网医院入场,逐步从外围工具走向医疗核心,成为推进分级诊疗、优化医疗资源配置、完善全流程全周期健康管理的有力载体。当前,互联网医院的发展面临诸多问题和挑战,互联网医院在区域间、医院间均存在发展不平衡、业务模式比较单一、线上线下服务整合不足及患者使用率较低等问题。

为此,福建省医疗保障研究院组织课题组,开展福建省互联网医院发展研究,从全省互联网医院发展现状、卫健医保部门对互联网医院的认知以及互联网医院建设运营、监督管理、行业规范与政策扶持等方面入手,探索如何更好地促进互联网医院的健康发展。

二、研究方法

组建有医疗、医保、信息等专业人员参加的课题小组,采用文献回顾、头脑风暴、专家研讨、现场调研、统计分析等方法,重点开展实地调研,并通过问卷调查法收集汇总医疗保障、卫生健康相关管理部门及全省二级及以上医疗机构相关从业人员对互联网医院建设、运营的建议及意见,汇总、分析相关数据,提出对策。

三、研究结果

(一)调查基本情况

发放问卷 297 份,收回 297 份,回收率 100%,均为有效答卷。其中,卫生健康系统(含医疗机构)收回 153 份、医疗保障管理机构收回 144 份。受访者主要来自卫生健康、医疗保障系统的相关人员,在工作年限上"10 年(含)至 15 年""15 年及以上"占大多数,占 62.21% (182/297)。

在卫生健康系统中,受访者主要来自公立医疗机构(94.63%)、民营医疗机构(1.34%)、地方卫生健康委(4.03%),其中三级医疗机构占 47.65%、二级医疗机构占 47.65%;受访者的职位包括院领导、信息部门管理者、临床科室主任等,其中 2.68% 为医院领导,接近七成 (69.13%) 为信息部门管理者。

在医疗保障系统中,受访者主要为科员 (100%),其中来自医保基金待遇部门占 27.08%、价格部门占 2.08%、稽核部门占 15.28%,其他部门占 55.56%。

(二)建设运营情况

据福建省互联网医院监管平台统计数据,截至 2022 年 4 月,全省累计建设互联网医院 43 家。按地域分布,覆盖省属及全省 9 地市、平潭综合实验区,其中省级医院 9 家、厦门市 9 家、福州市 7 家;按所依托实体医院级别划分,三级医院 35 家、二级医院 8 家,其中妇幼、眼科等专家医院 5 家;按公立与社会资本办医划分,公立医院举办 35 家,社会资本举办 8 家。自省级互联网医院监管平台上线以来,已注册医师 6 403 人,注册药师 42 人,在线有效咨询 244 968 人次,有效诊疗量 18 643,处方 10 145 人次。截至 2022 年 6 月底,福建省内互联网医院开通线上医保结算的有 9 家,结算 12 185 笔,合计金额 2 635 880.10 元。

(三)关于互联网医院认知的调查

1. 超过一半的受访人员对互联网医院了解但不熟悉。

调查显示,53.58% 的受访者对互联网医院了解但不熟悉,约 33.45% 的受访者较为熟悉并且经常关注互联网医院的发展,并有 5.12% 的受访者直接参与互联网医院的监管,仅有 7.85% 的受访者完全不了解。说明大多数受访者对互联网医院均有一定了解,但熟悉程度有限,还需进一步提高互联网医院的普及(附图 1)。

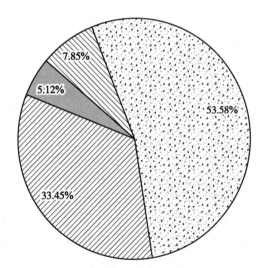

完全不了解　了解但不熟悉　熟悉并经常关注　参与监管

附图 1　受访者对互联网医院的认知

2. 就医方便、快捷是互联网医院的最主要优势。

调查显示,超过一半的受访者认为"就医方便、快捷"是互联网医院的主要优势,52.22% 的受访者认为互联网医院可以"减少患者的排队时间,提高患者的就医体验";另外,51.19%

的受访者认为互联网医院可以有效地"减少患者到医院的就诊次数,防止人员聚集",有利于常态化疫情防控;同时,就医时间灵活(47.10%)、支付方便(32.76%)、就医成本低(31.74%)也是互联网诊疗的优势;这也是说明"方便"是互联网诊疗吸引患者的最主要优势(附图2)。

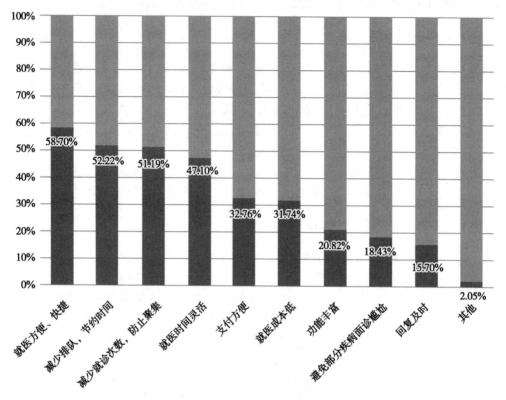

附图2　互联网诊疗的优势

3. 不能进行体格检查、不能保证结果的准确性是互联网医院最大的不足。

调查显示,78.16%的受访者认为"不能进行体格检查、不能保证结果的准确性"是互联网医院的最大不足之处;其次,66.89%的受访者认为"诊疗范围受限,交流不足可能误诊、漏诊"是互联网诊疗第二大劣势。相反,之前业内普遍关注的"无法与医生面对面直接交流""不能保证患者隐私和信息安全"这两项选择相对较低,分别为28.33%、25.60%。这从一个侧面反映了互联网医院可持续发展的关键还在于医疗质量与医疗安全,同时也是当前线上诊疗仅允许慢性病复诊续方的主要原因。提示互联网医院从业者要从质量、安全两方面入手强化管理,医护人员在网上诊疗活动中应尽量全面详细了解患者的身体状况和病情、症状以及必要的检验、检查结果,在此基础上进行复诊,提出相关诊疗意见,提供续方服务,并按规定做好记录(附图3)。

4. 超半数受访者看好互联网医院的未来发展。

调查显示,56.31%的受访者认为"互联网医院未来的发展很有前景,也将会改变人类未来的医疗行为",40.61%的受访者认为"会有改变但帮助有限";仅有0.34%的受访者认为"没什么用处"。虽然,互联网医院目前在政策配套、就诊范围、技术保障、信息安全等方面还存在有不完善的地方,但是大部分受访者对其未来发展的前景还是很有信心的,普遍看好互联网医院的发展前景,相信互联网技术的广泛应用会给诊疗行为带来革命性的变化(附图4)。

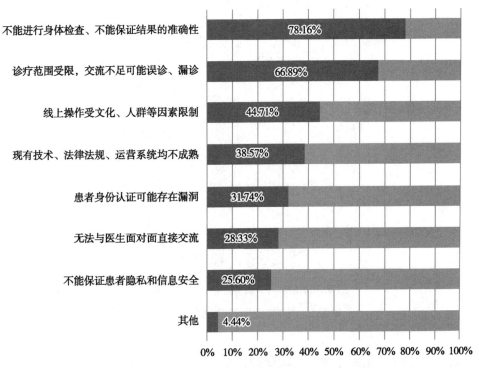

附图3　互联网诊疗的劣势

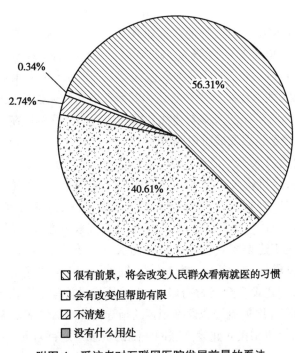

很有前景,将会改变人民群众看病就医的习惯
会有改变但帮助有限
不清楚
没有什么用处

附图4　受访者对互联网医院发展前景的看法

5. 互联网医院使用习惯尚未养成。

调查显示,近一半(47.78%)的受访者从未使用过互联网医院,偶尔使用的约为41.30%,仅 10.92% 的受访者表示经常使用互联网医院(附图 5)。

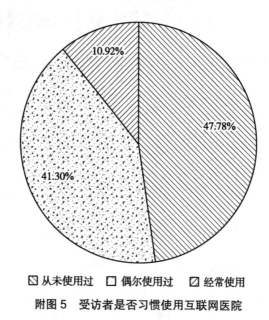

附图 5　受访者是否习惯使用互联网医院

(四) 关于互联网医院建设、运营的调查

1. 逾八成医疗机构计划建设互联网医院,仅三成医疗机构建成并顺利运营互联网医院。

调查显示,在未建成互联网医院的医疗机构中,有 79.35% 机构表示未来将计划开展互联网诊疗业务;仅有 20.65% 表示没有计划开展。由此可见,大部分医疗机构看好互联网医院的发展前景,将互联网医院建设纳入医院规划,作为医院未来业务拓展的重点领域(附图 6)。此外,64.34% 的医疗机构受访者认为其所在的医院未建成互联网医院,仅 35.66% 的医疗机构受访者认为其所在的医院有建成并顺利运营的互联网医院。可以看出目前的互联网医院建设规模还处于新兴发展阶段(附图 7)。

2. 人力、物力、财力投入不足是未建设互联网医院的主要原因。

调查显示,各个医疗机构没有建设互联网医院的原因是多方面的,在调查问卷所列的12 个因素中,近六成(58.7%)的受访者选择人力资源配置不足和基础信息化水平限制,位列未建互联网医院原因的第一、第二位,这可能也是医院较少建设互联网医院(仅占 18.6%)的主要原因,互联网医院建设需要较高的信息化水平以及具备信息、医疗管理的复合型人才,这成为医疗机构发展线上业务的"拦路虎"。同时,48.91% 的受访者认为未建设互联网医院的原因为可投入的建设资金能力有限;认为受硬件设施配套所限的约占 45.65%,认为缺少标准化的互联网医疗服务流程和诊疗规范的指导占 43.48%(附图 8)。

3. 超过一半的医疗机构投入建设互联网医院的资金不足百万元。

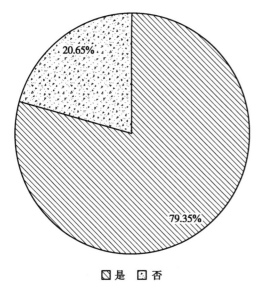

☑ 是　☑ 否

附图 6　医疗机构建设互联网医院的意愿

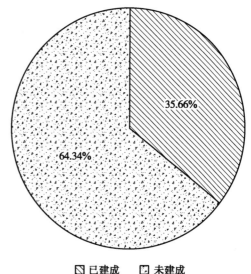

☑ 已建成　☑ 未建成

附图 7　受访医疗机构是否建成互联网医院

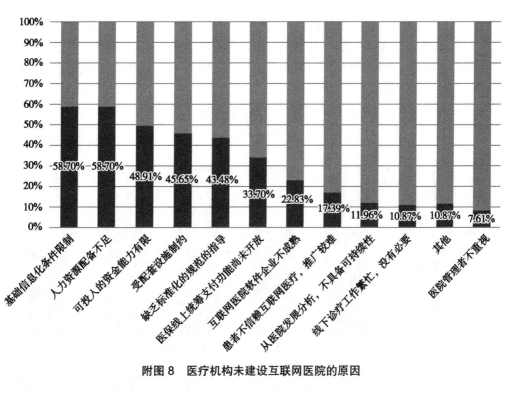

附图 8　医疗机构未建设互联网医院的原因

调查显示,在已建成互联网医院的医疗机构中,超过一半的医疗机构用于投入建设互联网医院的资金数额不足百万元;34.27% 的医疗机构投入 100 万 ~300 万元;8.39% 的医疗机构投入 300 万 ~500 万元;约 1.40% 的医疗机构投入 500 万 ~1 000 万元;4.20% 的医疗机构投入 1 000 万元以上(附图 9)。

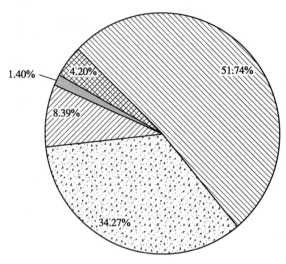

| ▨ 小于等于100万 | ▢ 100万~300万 | ▨ 300万~500万 | ▨ 500万~1 000万 | ▨ 1 000万以上 |

附图9　医疗机构建设互联网医院的资金投入

4. 大多数互联网医院缺乏有效运营、业务比较单一。

调查显示，已建成互联网医院的医疗机构中：在制度管理方面，只有43.36%受访者所在的医院建立有标准化、规范化的互联网诊疗服务流程和规范；在人事管理方面，仅29.37%受访者所在的医院在互联网诊疗工作中配置有专职医护人员；在宣传运营方面，仅28.67%的受访者所在的医院有成立负责互联网医院的运营、管理、推广等业务的专门团队。由此可见，大部分互联网医院还缺乏相应的管理规范，尚未完全建立职责清晰、独立有效的运营管理团队（附图10）。

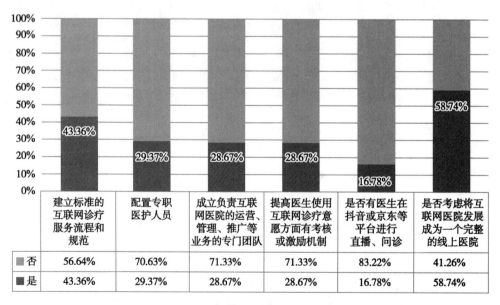

	建立标准的互联网诊疗服务流程和规范	配置专职医护人员	成立负责互联网医院的运营、管理、推广等业务的专门团队	提高医生使用互联网诊疗意愿方面有考核或激励机制	是否有医生在抖音或京东等平台进行直播、问诊	是否考虑将互联网医院发展成为一个完整的线上医院
■否	56.64%	70.63%	71.33%	71.33%	83.22%	41.26%
■是	43.36%	29.37%	28.67%	28.67%	16.78%	58.74%

■是　■否

附图10　互联网医院运营管理情况调查

调查显示,当前大部分互联网医院业务比较单一,"挂、缴、查"及在线问诊是当下互联网医院提供的主要功能,局限于提供线上"预约挂号、充值缴费、检验报告查询、费用查询、咨询问诊"等服务。86.71% 的医疗机构实现在线预约挂号,85.31% 实现在线缴费,66.43% 实现检验报告查询,73.43% 实现费用清单查询,67.83% 实现医疗服务信息查询,50.35% 实现在线问诊,36.36% 实现电子处方查询、48.25% 实现健康教育,36.36% 实现病历复印、邮寄,32.87% 实现远程会诊,32.17% 实现慢性病复诊、续方,超过 30% 实现随访管理和检查检验开单、预约(附图 11)。

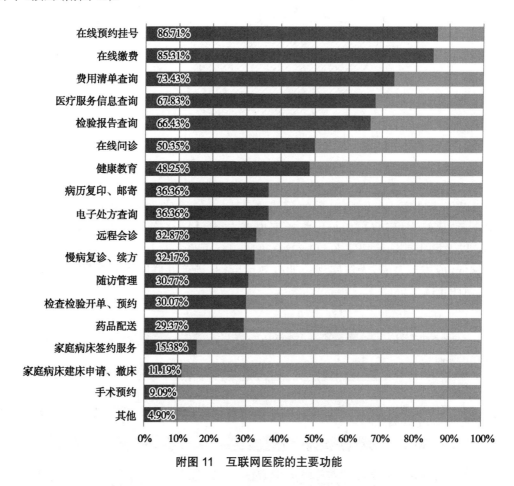

附图 11　互联网医院的主要功能

5. 超八成互联网医院使用率低,约七成日均问诊量低于 50 人次。

调查显示,在已建成互联网医院的医疗机构中,使用率普遍偏低,超过七成的受访者所在的医疗机构建设的互联网医院 2021 年日均访问量不足 50 人次;日均访问量介于 50~100 人次的约为 15.38%,介于 100~200 人次的占 5.59%,200~300 人次的约占 3.50%,仅 4.90% 的受访者所在的医疗机构建设的互联网医院日均问诊量在 300 人次以上。上述受访者超过八成(86.01%)也认为其所在单位的互联网医院遭遇使用率不高的问题,这与全国互联网医院调查显示大部分互联网医院"建而不用"的现状是相一致的,与线下实体医院较多的日均门诊量形成鲜明反差(附图 12)。

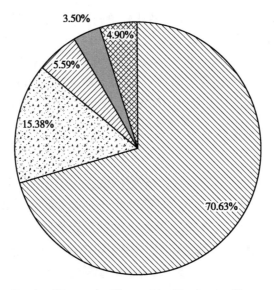

小于等于50　50~100　100~200　200~300　300人次以上

附图 12　互联网医院的访问量

　　进一步分析其原因,位居前列的是患者不知道使用(69.93%)、网上诊疗项目有限(58.04%)、医保无法报销(44.76%)、患者不愿意使用(42.66%)、药品配送服务不够完善(38.46%)以及网上就诊流程复杂(32.87%)等原因。可见多数互联网医院患者就诊较少,诊疗量偏低,成本效益差,无法实现长期有效运营,是当前互联网医院发展规模偏小的主要原因(附图 13)。

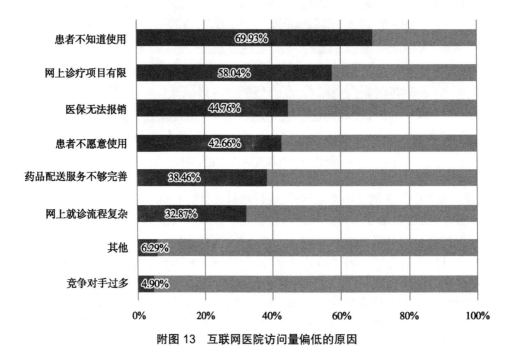

附图 13　互联网医院访问量偏低的原因

(五) 关于行业规范与政策扶持的调查

1. 半数受访者正在贯彻落实地方标准《公立机构互联网医院建设规范》。

调查显示,约半数(48.81%)受访者认为《公立机构互联网医院建设规范》对规范互联网医院很有必要,目前正在贯彻落实。19.80%的受访者支持"今后只有符合标准的互联网医院才有可能获得执业许可"。也有15.36%表示还未收到该规范文件(附图14)。

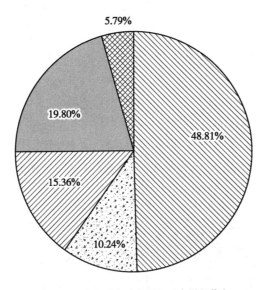

附图14 《公立机构互联网医院建设规范》贯彻落实情况

2. 逾七成受访者认为很有必要出台药品第三方配送的相关政策及规范。

在针对行政管理(卫生健康、医疗保障)的调查显示,接近七成的受访者认为很有必要出台关于药品第三方配送的项目政策及规范,表明行政主管部门对药品配送安全予以较多的关注(附图15)。

3. 近半数受访者认为复诊续方应可适当调整。

目前,互联网诊疗仅限于开展"复诊续方",业务类型单一,且线上线下尚未形成一体化,表现为只能线下处方的简单复制,这是导致互联网诊疗业务量匮乏的主要原因。对此,调查显示,近一半的受访者(46.08%)认为复诊续方在原则上应与首诊一致,但具体药物可以根据病情做必要的增减;30.38%认为应允许在首诊处方的基础上做适量的减法,减少药物或剂量。上述两者合计76.46%,这表明多数互联网医院管理者希望修订"复诊续方"只能简单复制的管理规定,在不违反慢性病复诊原则的前提下,续方的具体药物选择、用量等可以根据患者病情实际进行必要的适当调整(附图16)。

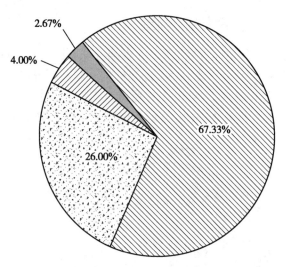

2.67%

4.00%

67.33%

26.00%

☒ 很有必要　☒ 有必要，但现在时机不成熟　☒ 没有必要　■ 其他

附图 15　出台药品第三方配送的相关政策及规范必要性的调查

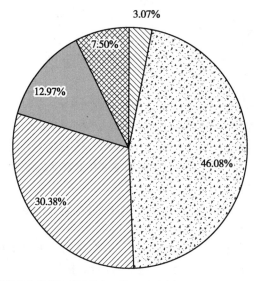

3.07%

7.50%

12.97%

46.08%

30.38%

☒ 复诊续方只能与首诊处方一样，不可改变

☒ 复诊续方原则应与首诊一致，具体药物可以根据病情做必要的增减

☒ 复诊续方可以在首诊处方的基础上做减法，即允许减少药物或剂量

■ 应允许开立检验、检查申请单

☒ 其他

附图 16　改进"复诊续方"的调查

4. 超半数受访者支持探索新的收费政策。

通过对医疗行政主管单位(卫生健康、医疗保障)的调查,50.67% 的受访者认为随着互联网医院的发展,互联网诊疗日益丰富,应该探索新的收费政策,以适应互联网新时代;35.33% 的受访者认为目前互联网医院主要解决慢性病复诊,按普通门诊诊察类项目价格收费比较合理;9.33% 的受访者认为现行政策不利于互联网诊疗发展,体现不了医务人员价值,要实行与线下实体医疗机构相同的收费标准;收费政策是制约互联网诊疗发展的重要因素,应该根据实际情况循序渐进,逐步开放,并根据不同发展阶段适时调整政策(附图 17)。

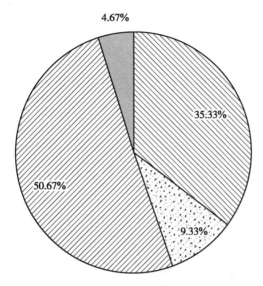

附图 17　受访者对互联网医院收费政策的看法

5. 互联网医院线上医保结算应逐步开放,超五成用户认为未来应将更多线上医疗服务纳入医保支付范围。

对医疗保障部门的调查表明,半数以上的受访者认为线上医保结算应向全省互联网医院逐步开放,25.69% 的受访者认为对互联网医院开放线上医保结算要慎重,9.03% 的受访者认为医保资金紧张,不可能全面开放线上医保结算,仅有 9.72% 的受访者同意只要获得医疗机构执业许可的互联网医院都应开放(附图 18)。

关于线上医疗服务项目纳入医保支付范围,53.47% 的受访者认为未来会有更多的线上医疗服务项目纳入医保支付范围,25.69% 的受访者认为医保支付范围主要还是慢性病复诊为主;15.97% 认为线上医疗服务项目纳入医保支付范围很难说(附图 19)。

(六) 关于互联网医院监管的调查

1. 应加强对互联网医院的质控与监督。

对卫生健康部门的调查表明,受访者一致认为应该考虑将互联网诊疗纳入医疗质量控制体系、互联网医院应在其首页公布医疗机构执业许可证,均占 100%。同时 66.67% 的受访者认为应将"互联网医院质控的相关内容"纳入医疗机构评审、评价中,并开展互联网医院的相关数据监测分析;对于现阶段互联网诊疗活动过程中发生医疗事故或引发医疗纠纷的风险,66.67% 的受访者认为"现阶段诊疗活动有限、量不大、风险比较小",33.33% 的受访者认为"风险可控、与线下诊疗风险差不多"（附图20）。

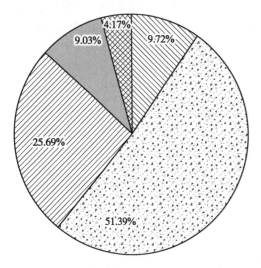

只要获得医疗机构执业许可的互联网医院都应开放

初期开展试点，逐步开放

对互联网医院开放线上医保结算要慎重

医保资金紧张，不可能全面开放线上医保结算

其他

附图18　受访者对全面开放互联网医院
线上医保结算的看法

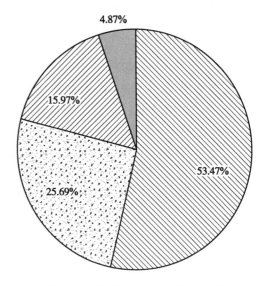

这是必然趋势，会有更多线上项目纳入

主要还是慢病复诊为主

很难说

其他

附图19　受访者对线上医疗服务项目纳入
医保支付范围的看法

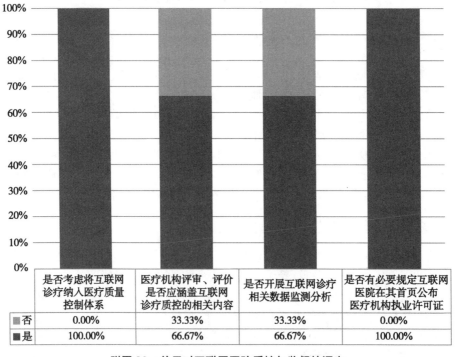

	是否考虑将互联网诊疗纳入医疗质量控制体系	医疗机构评审、评价是否应涵盖互联网诊疗质控的相关内容	是否开展互联网诊疗相关数据监测分析	是否有必要规定互联网医院在其首页公布医疗机构执业许可证
否	0.00%	33.33%	33.33%	0.00%
是	100.00%	66.67%	66.67%	100.00%

附图20　关于对互联网医院质控与监督的调查

2. 超八成受访者认为信息应公开、联动、共享。

《互联网诊疗监管细则(试行)》(国卫办医发〔2022〕2 号)规定"省级卫生健康主管部门应当建立省级互联网医疗服务监管平台,对开展互联网诊疗活动的医疗机构进行监管"。对于省级互联网医疗服务监管平台信息共享的看法,调查显示,31.33% 的受访者认为应及时整理分析,分门别类公开,实现共享;21.28% 的受访者认为可以有选择地向社会公开;34.73% 的受访者认为互联网医疗服务监管平台信息应在"医疗、医保、医药"之间共享,提示深化医药卫生体制改革要注意"三医联动"的数据汇聚、信息共享(附图 21)。

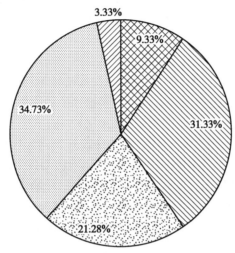

☒ 内部信息,卫健监管人员掌握即可,不宜公开
☐ 应及时整理分析,分门别类公开,实现共享
☐ 有选择部分向社会公开
▨ 互联网医疗服务监管平台信息应在"医疗、医保、药监"之间共享
▧ 其他

附图 21　受访者对互联网医疗服务监管平台信息共享的看法

四、讨论与分析

(一) 对互联网医院的认知层次偏低、前瞻性不足

调查显示,无论是医疗保障、卫生健康等行政管理部门,还是医疗机构的相关人员,大多数均认为互联网医院未来存在很大的发展前景,将会改变人类医疗行为;普遍认可互联网医院就医方便、快捷,在减少患者到医院就诊次数、减少人员聚集、预防交叉感染等方面优势突出。然而,对于互联网医院的了解程度,即使是从事医疗相关的从业人员大多数也仅仅是停留了解层面,真正熟悉并深入研究的也不足 20%。与互联网医院、互联网诊疗关系最密切的人群尚且如此,遑论普通群众。总体来说,当下对互联网医院的认知层次偏低、前瞻性不足,表现在:

1. 对互联网医院作为医疗行业新兴业态的认识不足。

互联网诊疗以互联网为载体,将其优势引入诊疗服务,有效整合医疗资源,改善患者就

医体验,还将可能成为新的经济增长点。随着人工智能、大数据、区块链等新技术在互联网医院中的深化应用,互联网诊疗必将呈现出多样化、多元化的发展态势。但相关行政主管部门、医疗卫生机构对这一趋势的认识不足,理论研究与实践探索不够,一些大型公立医院线下诊疗业务繁忙,建设互联网医院的积极性不够,满足于"有就可以"的现状。

2. 对互联网医院在分级诊疗建设中的巨大作用认识不足。

分级诊疗是新一轮医药卫生体制改革重点推行的制度。互联网医院突破了实体医院的地理区域界限,用统一标准、统一流程、统一界面对慢性病患者进行统一管理,推动实现"基层首诊、双向转诊、上下联动、急慢分治"。其中,总医院型互联网医院可将有限的医护人力资源集中于一个平台上,若融入基层卫生健康信息化建设,将有效缓解村卫生所人力资源、医疗业务量"双不足"的问题。

3. 对互联网医院"严肃医疗"的本质定位认识不足。

互联网医院起家于互联网信息技术企业的创新与业务拓展,经历"平台论""工具论"之后,业内逐步形成共识,其本质上是医疗机构。《互联网诊疗监管细则(试行)》强调实体医疗机构在互联网诊疗中的核心位置,对互联网医院"严肃医疗"的本质定位进一步予以明确,要求互联网诊疗与实体医疗机构诊疗"同质化",也就是说互联网诊疗也应坚持医疗卫生健康服务的公益属性。这与互联网企业最初举办互联网医院以"实现盈利"为目的有所出入,应引起社会层面、管理层面、从业层面对互联网医院、互联网诊疗的反思,审慎对待资本要素对互联网诊疗的驱动。诸如对"能否在互联网诊疗平台上推销健康相关产品(如奶粉、保健品、医疗器械)等形式实行流量变现"的看法,以及单纯谋求投资回报的做法可能并不适用于互联网医院的运维。

(二)建而不用、浅尝辄止困扰着当下互联网医院建设与发展

公立医疗机构 2020 年前较少涉足互联网医院,此后快速介入,公立互联网医院数量激增,到 2020 年 12 月 31 日,全国批复设置互联网医院 1 004 家,平均每个省(自治区、直辖市)约 33 家。福建省与全国相比,互联网医院数量高于全国的平均水平,在有效持续运营上与全国状况类似,大多数互联网医院处于建而不用或浅尝辄止的"僵尸状态"。此次调查,超七成的受访者所在医疗机构建设的互联网医院 2021 年日均访问量不足 50 人次,与线下实体医院繁忙的门诊形成鲜明的反差。分析原因,主要有以下几个方面:

1. 互联网医院功能定位不够明晰。

互联网医院经历数量快速增长之后,如何避免严重的"千院一面"、实现有效运营维护成为当下一个亟待解决的问题。国家医疗卫生服务体系规划对各级各类实体医疗机构均有明确的功能定位,互联网医院虽然依托于实体医疗机构,但其提供的服务项目,却反映不出线下实体医院的功能定位。从福建调查来看,三级医院建设互联网医院的偏多,有的服务内容与县域二级医院、基层医疗卫生机构相似,有的则是从打破实体医院的边界、扩大医院的市场范围来考虑,建设互联网医院的动机是从基层吸引更多患者,这与三级医院的功能定位相背离。线上互联网医院的体系也需要有明确的整体规划,首先,要详细评估是否有必要建设互联网医院?其次,要明确什么级别的医院应该有互联网医院、不同等级的互联网医院功能定位如何?再次,如果建,应该建成什么样子?只有明确了互联网医院的发展定位和目标,才能保证后续的工作开展顺利推进。这需要从政府层面加强顶层规划,业主层面加强可

行性研究、科学设计实施,避免互联网医院总体发展无序、重复建设,甚至资源闲置。

2. 医患双方互联网诊疗的习惯尚未养成。

互联网医院的建设发展基于医师临床业务拓展,有赖于患者的刚性问诊需求。面对新的医疗形态,患者对互联网诊疗是陌生的,存在未知的、不确定的因素,习惯的养成也需要循序渐进、日积月累,从需求出发引导医务人员上线接诊、群众上线就医的习惯逐步养成。此外,线上就医习惯养成还有赖于相对统一的互联网医院服务流程、服务界面、服务标准。互联网医院建设如果标准、规范不统一,服务项目"五花八门",服务界面各不相同,A 医院的就医体验无法在 B 医院重复,在互联网医院间看病就医需要重新适应,无法强化人民群众线上就医的记忆,不利于良好习惯的养成。值得注意的是,本次研究受访者多为卫生健康、医疗保障的业内人员,竟然只有 10.92% 人员经常使用互联网医院,这可能与这一人群拥有较为丰富的线下医疗资源、无须求助于线上诊疗有关,但从一个侧面提示,作为医患的重要一方,医务人员在诊疗活动中占有主导地位,如果他们不了解、不使用互联网医院,就无法及时发现线上诊疗过程中存在的问题,互联网医院平台建设完善以及互联网诊疗质量持续改进也可能沦为一句空话。

3. 互联网医院建设运营的复合型人才紧缺。

调查显示,大部分互联网医院投入不足,运营无法达到收支平衡,人、财、物方面的投入与快速发展的"互联网＋医疗健康"不匹配,大多互联网医院重建轻管,对硬件投入、软件开发投入较多精力与资金,但对未来的运营、使用、提升缺乏有效的激励机制,建设运营过分依赖于信息专业人员,而企业举办互联网医院临床医师招聘困难、成本居高不下等。《2020 中国互联网医院发展研究报告》也提示,国内多数互联网医院面临人员配置不足的问题,医院内同时懂得互联网技术、运营、管理的专业人员普遍欠缺。现有的政策环境难以吸引优秀人才,信息化队伍普遍按照事业编制人员管理,在晋升、培养等方面缺乏相应的激励配套政策,地位和待遇较低,互联网医院、健康医疗大数据研究方面的人才短缺已成为互联网医院发展的瓶颈。

4. 互联网医院服务内容较为单一。

运营效益不佳是当前互联网医院遇到的"成长的烦恼"。互联网医院目前能实现的线上服务项目,包括医疗服务信息查询、在线预约挂号、在线缴费、费用清单查询、在线问诊、远程会诊、手术预约、电子处方查询、慢性病复诊续方、健康教育、随访管理、家庭医生签约服务、药品配送、病历复印邮寄、检查检验开单预约、检查检验报告查询、家庭病床服务等 17 项,其中使用频率较高的依然局限在线上医学咨询、"预约挂号、充值缴费、检验报告查询、费用查询"等服务,诊疗的核心业务类型限于部分慢性疾病复诊、续方,这些一定程度限制了医护人员开展线上诊疗的主观能动性。

(三) 互联网诊疗行业规范、配套政策亟待完善

1. 互联网医疗行业规范建设尚属探索阶段 调查显示,福建省前期关于互联网医院的研究中,以互联网诊疗平台的建设以及信息技术内容居多,互联网医院概念、诊疗科目、业务界限等不够明确,未形成相对完善的理论框架与规范体系。2022 年 3 月,由福建省市场监督管理局颁布地方标准《公立医疗机构互联网医院建设规范》(DB35/T 2046—2021),旨在引导、规范福建省互联网医院建设,但在建设、运维实践中,地方标准对各方面

的约束力比较有限。

2. 互联网诊疗价格、医保支付政策不尽合理　我国医疗保险体量巨大,医保支付直接关系患者的切身利益,也影响着互联网医院的建设与发展。由于医保体量巨大,线上医保监管是全新的事物,为防止医保"被钻空子",各地对开通医保在线结算多持谨慎态度。多年来,业界均呼吁加速开放在线医保结算,进一步理顺线上诊疗服务价格、医保支付等政策。

3. 互联网医院内控管理一系列制度有待完善　互联网医院内控管理制度能否直接移植线下实体医院?如果能移植,是否可以直接采取"拿来主义";如果不能移植,两者又有哪些差异,哪些需要重新制订?这些都是互联网医院管理中遇到的现实问题。互联网医院管理者除了关注信息安全、平台运维外,至少要注意以下几个问题:①医疗质量控制,需要设计研发互联网医院质控端,组建互联网医疗质控团队,编制互联网医疗质控手册,与监管平台告警联动,及时修正质控问题;②绩效考核体系,要按照互联网的特点,研究完善医院的相关绩效考核、成本核算指标体系,完善解决方案,为决策提供更有力的支持;③线上成本控制,随着线上诊疗需求的不断增加,需要更有效控制诊疗成本,增强市场议价能力,降低信息建设维护成本,提高医院成本效率,并降低第三方配送费用,让利给患者;④医疗纠纷处置,同线下医疗一样,互联网医疗同样会存在医疗纠纷,应考虑建设院内监管平台,互联网诊疗、远程医疗服务在内的所有通过互联网的在线医疗服务都将在平台上得到监管。

（四）互联网诊疗监管力度有待进一步加强

互联网医疗有别于传统医疗,互联网医院在创新线上诊疗服务、优化线上线下就医流程、改变患者传统就医习惯的同时,伴随着许多不确定因素和管理风险,带来了医疗质量监督管理的新问题,迫切需要政府部门、医疗机构和企业协同治理,实现良性互动、持续改进。国家卫生健康委员会、国家中医药管理局出台《互联网诊疗监管细则(试行)》,进一步明确了对开展互联网诊疗活动的医疗机构、医务人员、业务活动以及医疗质量、患者安全、网络安全、信息反馈渠道、不良事件报告、发布内容等监管要求,鼓励人工智能、大数据等新技术在具体业务工作中的合理应用,要求各省要建立省级监管平台,各医疗机构要主动与省级监管平台对接。这些都对省级监管平台、监管队伍建设以及监管能力提升提出了新的挑战,省级卫生健康主管部门需要立足本地区实际情况,加快制定实施细则,推进监管落实。

五、对策与建议

（一）将互联网医院纳入健康治理能力现代化建设

健康需求变化决定了改革的时机。第七次全国人口普查数据显示,福建省 65 岁及以上人口为 461.00 万人,占 11.10%,老年人口比重上升,人口老龄化程度进一步加深,医疗服务面临着老龄化、慢性病等挑战,呈现出"高频医疗 + 持续护理 + 持续用药""联合用药 + 养护照护"并进的需求态势。从互联网科技发展来看,我国有 10.5 亿手机用户,手机购物、学习、社交已经成为民众生活的重要方式。互联网医院、互联网诊疗契合这种健康需求的新变化,为实现可及性、规范化的慢性病管理、健康服务提供了一条全新的解决途径。在国家治理能力现代化大框架下,主动把卫生健康的数字化建设纳入数字中国建设工程,将互联网医院建设作为实现卫生健康治理能力现代化的制度性安排,推动"互联网＋医疗健康"与数字福建、健康福建战略深度融合,引领全省卫生健康事业发展提高效率、提升效能、提增效益。党委政府要领导卫生健康、医疗保障、药品监督等部门协同改革与治理,制订完善省域互联网医院建设规划,进一步加大投入力度,扶持相关医疗机构、互联网企业创新发展。要完善不同类型互联网医院的功能定位,建立"以健康为中心"的数字健康维护体系,推动互联网医疗的可持续健康发展。

(二) 进一步建立完善行业规范和配套政策

1. 制订、出台行业标准 要组织相关部门、医院管理者、软件厂商积极探索创新互联网医院建设,制订完善互联网医院建设的行业标准、管理规范,指导互联网医院新建或改造升级等相关工作。

2. 拓展互联网诊疗范围 积极推动互联网技术、人工智能、大数据等医疗领域的创新应用,在充分评估诊疗风险、确保质量安全的前提下,逐步拓展互联网医院业务范围、服务内容。对续方行为,在不改变首诊诊断的基础上,允许医生根据病情对处方进行必要的调整。

3. 完善价格政策 开展互联网医院成本核算,丰富互联网医疗服务价格项目,结合地域特色,建立健全灵敏有度的价格动态调整机制,匹配医务人员的劳动成果,激发医务人员上线提供诊疗服务的积极性。

4. 建立协同机制 互联网医院的建设运营涉及卫生健康、医疗保障、药品监督以及网络安全等各个部门,要加强医疗、医保、医药制度政策之间的统筹协调和综合配套。

5. 加强资金保障 坚持"政府主导、多渠道投入"原则,建立多层次、多渠道投融资体系,灵活运用市场机制推进互联网新技术在医疗领域的应用发展等。建设单位要在人力、物力、财力方面加大对互联网医院建设的投入。互联网医院探索发展过程中,财政需要在资金以及人才引进等方面给予支持,定期评估经费、人才、技术等投入是否满足互联网医院的运营需求,并进行合理分配,从而保证互联网医院各环节有序进行。

(三) 引导互联网医院规范建设、科学运营

1. 科学布局互联网医院 坚持以健康需求和解决人民群众主要健康问题为导向,以调整布局结构、提升能级为主线,适度有序发展,强化薄弱环节,科学合理确定各级各类互联网医院的数量、规模及布局,形成各有侧重、特色突出、差异发展的互联网医院格局。

2. 明确各级互联网医院功能定位 三级医院应侧重建设出院随访型互联网医院,形成医疗全流程服务闭环及配合国家分级诊疗推进、推进患者诊疗流程线上线下一体化管理;城市二级医院应侧重建设门诊复诊型互联网医院,把更多精力放在慢性病患者管理及服务上;而县医院则侧重建设总医院型互联网医院,将乡村一体化纳入总医院型互联网医院建设。

3. 加强复合型人才培养及使用 尤其是加强对医疗、医保、物价、计算机等方面复合型人才的培养,完善使用激励机制。

4. 鼓励"互联网＋"创新应用 在坚守监管和安全底线的基础上,明确互联网诊疗发展的重点领域和支撑体系,鼓励将互联网、物联网、人工智能等手段创新应用于居民健康服务的过程中。

5. 注重互联网诊疗习惯养成 通过线上线下相结合的方式,推动用户使用习惯的养

成,通过线上服务线下、线下反哺线上,推进互联网医院建设。

(四) 加强对互联网诊疗全流程监管

1. 加强内部质控、外部监管信息平台建设 按照国家互联网诊疗监管细则的要求,完善各项功能。加强对互联网医院的实时监管,重点关注互联网医院的人员资质、诊疗行为、电子处方、患者隐私保护等内容,从服务质量、服务数量、服务成效等多个维度对互联网医院进行考核评估。

2. 厘清互联网诊疗各方的权利义务 完善互联网诊疗行业准入、资质认定、隐私保护、信息安全、服务范围、消费维权等政策,明确医疗机构与互联网企业的职责和义务,对医师从业资格严格审查,保护患者合法权益,让患者体验优质、安全、高效的互联网医疗。

3. 创新互联网诊疗事前提醒功能 按照《医疗保障基金智能审核和监控知识库、规则库管理办法(试行)》,按照"贴近临床、实事求是、先易后难"的原则科学设置、建设互联网诊疗监管规则库,按红(医师必须修改医嘱,合规后才能通过)、黄(提请医师注意,医师自主判断是否通过)两档设置提醒强度,同时根据规则使用活跃度、响应精准性(软件后台开发此项功能)等进行动态调整。

4. 推进网络诚信体系的建设 推行在线知情同意,防范与化解医疗风险,建立医疗责任的分担机制,逐步完善立法,规范和引导互联网医疗行业,推动高质量发展。

(五) 加快建设一批互联网医院示范标杆

1. 加强互联网医院建设规范化管理 推广《公立医疗机构互联网医院建设规范》(DB35/T 2046—2021),实现"统建统用,以用带传",避免出现数据不连贯、信息不互通、流程不一致等情况。各互联网医院建设单位要增加投入,打磨互联网医院平台颗粒,打通在线诊疗、辅助诊断、处方药品、医保支付等诊疗各环节,引入或组建专业建设、运营团队,推进线上线下医疗业务的深度融合。

2. 向线上释放更多优质医疗资源 定期在互联网医院上释放专家名医在线坐诊号源,吸引群众了解使用互联网医院,协同媒体力量,通过信息化手段与实体结合,进行线上线下的互联网医院宣传。

3. 建设互联网示范医院 通过评选、树立一批互联网医院的先进典型,加强宣传引导,互相交流经验,发挥示范标杆作用,推动互联网医院健康发展。

六、结语

近年来,在数字经济新业态引擎的带动下,国家出台政策支持并规范互联网医院发展,医疗机构互联网诊疗进入高质量发展的新阶段。本研究对医疗保障、卫生健康主管部门以及医疗机构的相关人员进行调查、访谈,研究所获取的调查信息、所进行的讨论分析较全面地代表了业界对互联网医院、互联网诊疗的声音,对于了解省域互联网医院建设发展现状、明确未来发展方向以及政策修订完善,进一步推动省域互联网医院可持续发展具有重要的意义。本研究的调查对象尚未涵盖互联网医院的服务对象以及互联网企业从业人员,他们的需求与意见建议无疑也是很重要的,将在后续的研究中进一步予以完善。

12检